INTRACARDIAC ECHOCARDIOGRAPHY
A Handbook for Electrophysiologists

心腔内超声
实用电生理手册

INTRACARDIAC ECHOCARDIOGRAPHY
A Handbook for Electrophysiologists

心腔内超声
实用电生理手册

原　著　MANSOUR RAZMINIA, MD
　　　　PAUL C. ZEI, MD, PhD

主　译　段江波　吴寸草　何金山

主　审　李学斌

审校人员名单

张海澄　王　龙　李　鼎　王立群
苑翠珍　晁　峰　周　旭　杨丹丹
隗　祎　彭林枫　周晶亮

cardiotext　北京大学医学出版社

XINQIANGNEI CHAOSHENG SHIYONG DIANSHENGLI SHOUCE

图书在版编目（CIP）数据

心腔内超声实用电生理手册/（美）曼苏尔·雷兹米尼尔（MANSOUR RAZMINIA），（美）保罗·泽伊（PAUL C. ZEI）原著；段江波，吴寸草，何金山主译 . —北京：北京大学医学出版社，2023.11
书名原文：INTRACARDIAC ECHOCARDIOGRAPHY
A Handbook for Electrophysiologists
ISBN 978-7-5659-3004-1

Ⅰ.①心… Ⅱ.①曼… ②保… ③段… ④吴… ⑤何… Ⅲ.①超声心动图 – 手册 Ⅳ.① R540.4-62

中国国家版本馆 CIP 数据核字（2023）第 192897 号

北京市版权局著作权合同登记号：图字：01-2022-2951

心腔内超声实用电生理手册

主　　译：段江波　吴寸草　何金山
出版发行：北京大学医学出版社
地　　址：（100191）北京市海淀区学院路 38 号　北京大学医学部院内
电　　话：发行部 010-82802230；图书邮购 010-82802495
网　　址：http://www.pumpress.com.cn
E-m a i l：booksale@bjmu.edu.cn
印　　刷：北京信彩瑞禾印刷厂
经　　销：新华书店
责任编辑：高　瑾　　责任校对：靳新强　　责任印制：李　啸
开　　本：889 mm×1194 mm　1/16　印张：11.5　字数：330 千字
版　　次：2023 年 11 月第 1 版　2023 年 11 月第 1 次印刷
书　　号：ISBN 978-7-5659-3004-1
定　　价：128.00 元
版权所有，违者必究
（凡属质量问题请与本社发行部联系退换）

原著名单

Editors

Mansour Razminia, MD
Director, Cardiac Electrophysiology, Amita St. Joseph Hospital, Elgin, Illinois

Paul C. Zei, MD, PhD, FHRS, FACC
Director, Comprehensive Atrial Fibrillation Program, Cardiac Arrhythmia Service, Brigham and Women's Hospital, Harvard Medical School, Boston, Massachusetts

Contributors

Daniel Alyesh, MD, FACC
Section of Cardiac Electrophysiology, South Denver Cardiology, Denver, Colorado

Samuel J. Asirvatham, MD
James M. and Lee S. Vann Professorship in Cardiovascular Medicine; Director, Electrophysiology Laboratories; Director, Cardiac Electrophysiology Training Program, Department of Cardiovascular Diseases, Mayo Clinic, Rochester, Minnesota

Mandeep Bhargava, MD
Section of Cardiac Electrophysiology, Department of Cardiovascular Medicine, Heart and Vascular Institute, Cleveland Clinic, Cleveland, Ohio

Georgios Christopoulos, MD
Fellow, Clinical Cardiac Electrophysiology, Department of Cardiovascular Medicine, Mayo Clinic, Rochester, Minnesota

Sorin C. Danciu, MD, MS, FACC
Chief, Section of Cardiovascular Disease, Department of Internal Medicine; Director, Noninvasive Cardiology, Advocate Illinois Masonic Medical Center; Lead Physician, Imaging Section, Advocate Heart Institute; Assistant Professor, University of Illinois at Chicago, Chicago, Illinois

Andre d'Avila, MD, PhD
Cardiac Arrhythmia Service, Beth Israel Deaconess Medical Center, Boston, Massachusetts

Akanibo Da-Wariboko, MD
Houston Methodist Hospital, Department of Cardiology; Methodist DeBakey Cardiology Associates, Houston, Texas

Hany Demo, MD, FACC, FHRS
Director, Cardiac Electrophysiology, Swedish Hospital–Northshore University Healthsystem, Chicago, Illinois

Oliver D'Silva, MD
Department of Cardiovascular Diseases, Advocate Illinois Masonic Medical Center, Chicago, Illinois

Ashkan Ehdaie, MD, FHRS
Assistant Professor of Medicine; Associate Program Director, Clinical Cardiac Electrophysiology Fellowship, Department of Cardiology, Clinical Cardiac Electrophysiology, Cedars-Sinai Smidt Heart Institute, Los Angeles, California

Jayender Jagadeesan, PhD
Associate Professor, Department of Radiology, Brigham and Women's Hospital, Harvard Medical School, Boston, Massachusetts

Divya Korpu, MD
Department of Cardiovascular Diseases, Advocate
Illinois Masonic Medical Center, Chicago, Illinois

Joshua D. Kurtz, MD, FACC, FAAP
Assistant Professor of Pediatrics, Division of Pediatric
Cardiology, University of Louisville; Congenital
Interventional Cardiologist, Norton Children's Hospital,
Louisville, Kentucky

Gustavo X. Morales, MD
The Arrhythmia Institute at Grandview,
Birmingham, Alabama

Charles Ogdon, MD
Department of Cardiovascular Disease, Advocate Illinois
Masonic Medical Center, Chicago, Illinois

Jose Osorio, MD
Director, Electrophysiology and Cardiology;
Medical Director, Grandview Medical Research Group,
Grandview Medical Center, Birmingham, Alabama

Nicholas Palmeri, MD
Beth Israel Deaconess Medical Center, Boston,
Massachusetts

Apoor Patel, MD
Houston Methodist Hospital, Department of
Cardiology, Methodist DeBakey Cardiology Associates,
Houston, Texas

Pierre C. Qian, MBBS, PhD
Department of Cardiology, Westmead Hospital, Sydney,
Australia

Pouyan Razminia, MD
Department of Medicine, HCA Healthcare, Mercer
University School of Medicine, Orange Park Medical
Center, Orange Park, Florida

John F. Rhodes, Jr., MD
Adult Congenital Invasive Cardiology, Medical
University of South Carolina, Charleston, South
Carolina

Eduardo B. Saad, MD, PhD
Cardiac Arrhythmia and Pacing Center for Atrial
Fibrillation, Hospital Pró-Cardíaco and Hospital
Samaritano Botafogo, Rio de Janeiro, Brazil

Mouhannad M. Sadek, MD
Arrhythmia Service, Division of Cardiology,
University of Ottawa Heart Institute, Ottawa, Canada

Mohammad Salehizadeh, PhD
Postdoctoral Research Fellow, Department of Radiology,
Brigham and Women's Hospital,
Harvard Medical School, Boston, Massachusetts

Walid Saliba, MD
Section of Cardiac Electrophysiology, Department of
Cardiovascular Medicine, Heart and Vascular Institute,
Cleveland Clinic, Cleveland, Ohio

Robert D. Schaller, DO
The Section of Cardiac Electrophysiology,
Cardiovascular Division, Department of Medicine,
Hospital of the University of Pennsylvania, Philadelphia,
Pennsylvania

Saurabh Shah, MD, FHRS
Cardiac Electrophysiologist, Advocate Aurora Health
Care, Chicago, Illinois

Konstantinos C. Siontis, MD
Assistant Professor of Medicine, Cardiac
Electrophysiology, Department of Cardiovascular
Medicine, Mayo Clinic, Rochester, Minnesota

Sri Sundaram, MD, FHRS
Cardiac Electrophysiology, South Denver Cardiology;
National Co-Chair of Electrophysiology, Common
Spirit Health, Denver, Colorado

Usha B. Tedrow, MD, MS
Cardiovascular Division, Department of Medicine,
Brigham and Women's Hospital, Boston, Massachusetts

Miguel Valderrábano, MD
Houston Methodist Hospital, Department of
Cardiology; Methodist DeBakey Cardiology Associates,
Houston, Texas

Cameron Willoughby, DO
McLaren Macomb Medical Center, Mount Clemens,
Michigan

中文版序言

又是一年金秋至，如秋风送爽，本书也为电生理领域送来了崭新的视角。可以说，心腔内超声是继三维电生理时代后的又一场新变革。

犹记得 30 年前，彼时国内有创电生理领域刚刚起步，大部分中心是在胃肠机的 X 线下奋战射频消融手术。心脏二维投影下的手术，解剖理解尚存欠缺，手术时长动辄 8 小时以上。心律失常的治疗病种仍局限在室上性心动过速、房性心动过速等领域。二维时代过度的 X 射线暴露使许多先驱电生理医师罹患白内障、粒细胞减少甚至恶性肿瘤等等，也让许多年轻的医师对这个领域望而却步。

但电生理领域的从业者从来不乏勇气、创新和坚韧。三维电解剖标测技术的出现如秋风扫落叶般，通过三维系统可提供三维解剖重建，将治疗疾病的范围扩大。射频消融术不再局限于治疗室上性心动过速、典型心房扑动、局灶房性心动过速等，对心房颤动、室性心律失常的机制也迎来了划时代的理解认知，并大大减少了术者及患者的 X 线曝光量。至此，三维标测将心律失常介入治疗带入一个崭新的辉煌年代。

事实上，我们从不止步于此。尽心竭力地为患者诊治是医生的慈悲，而孜孜不倦地探索以减少医生和导管室工作人员的 X 线暴露更是医生的智慧。心腔内超声（ICE）如同一盏明灯照亮了电生理医师的眼睛，窥探到了生命跳动的奥秘，实现了心脏生理、解剖、病理与治疗干预的完美结合。这是一个温和的时代，年轻的医师们欣欣雀跃地踏进这个领域，为其注入新的活力。

2018 年中，我委派团队的段江波医生去 Razminia 教授中心参观学习 ICE，随即开启了我们团队的 ICE 工作，同年度我们还邀请了数位国外有经验的 ICE 专家来华交流学习，很快摸索建立起了一整套 ICE 手术流程。2020 年，段江波、何金山和吴寸草三位杰出的青年电生理医师率先翻译了本书的前身——《心律失常的零 X 线或极低 X 线导管消融治疗》，受到了业界广泛关注，为我国广大的电生理医师提供了第一本学习心腔内超声的实用专业手册。

时隔 3 年，通过不断地临床实践，对心腔内超声和心内解剖的理解和运用也进入了新的阶段。在这本精彩的著作中，Razminia 教授和 Paul Zei 教授为我们呈现了一系列实际案例，汇编了详细的操作指南和影像图谱，全方位展示了如何将心腔内超声成像融入到电生理实践的各个环节，将术者身上沉重的铅衣脱落，让电生理学领域摆脱束缚，展示出全新的生命力。目前本中心对于电生理手术如心房颤动、室性心动过速等配合心腔内超声的使用已是驾轻就熟，并开始尝试在心腔内超声指导下进行电极导线拔除术，且得到了初步的心得体会。但国内大部分中心对于心腔内超声的理解运用仍停留在房间隔穿刺和监测心包积液的工具层面。本书原著一经推出，这些年轻术者们亦是如获至宝，再次快马扬鞭不懈探索，用最精准、最简明易懂的语言传递出这份沉甸甸的馈赠。

本书从最基础的成像理论与解剖结构讲起，并在每一章节针对各个常见心律失常疾病的每步操作进行了翔实的指导，是一步近乎"手把手"的操作指南。更重要的是，本书传达出了重要的精神，即不应将心腔内超声的使用视为单一图像的工具，而应将其视为深入理解解剖结构和关系的手段，使其不再停留在术中的某一特定位置，用细微的动态调整获得新的见解与天地。

本书是无数医生、患者和医疗团队的努力和才智的结晶，也是对电生理学医师不懈努力的赞誉。愿这本书为电生理学领域带来新的色彩，激发读者对这一领域的热情和探索欲望。愿开卷有益！

李学斌
2023 年秋

原著序

当今的心脏电生理领域完美体现了心脏生理学、解剖学和介入诊治学方面的综合进展。虽然早在 600 万年前，人类的祖先就开始出现在地球上，但当今的绝大多数电生理诊治技术，都是在最近的 20 ～ 30 年才发展起来的。在经皮介入领域，此前 X 线透视一直是术中指导解剖定位的主导影像工具。我清楚地记得在我进行电生理专业培训期间，每台手术的标准 X 线透视时间为 30 ～ 60 分钟。那时导管头端的轻微弯曲，是确保导管头端与心肌贴靠的最佳方法。日复一日穿着沉重的铅防护设备，以及对长期辐射暴露负面效应的恐惧，使得介入医生身心俱疲。铅防护罩和悬挂铅衣的出现减轻了身体的负重，但也确实承认、强调了 X 线是安全有效完成手术的必备影像工具，正因此左侧手术被认为比右侧手术的风险更高。随后，心腔内超声（ICE）被引入房间隔穿刺流程，但早期的 ICE 仅作为确认房间隔穿刺位置、筛查早期心脏压塞的辅助影像工具。

近 15 年后，我开展的绝大多数电生理手术，都是在零射线下完成的，再也不需要沉重的铅防护设备，也无需再受到挤满手术空间的双平面影像增强设备的干扰。虽然近些年，三维电解剖标测系统发展迅速，但对我个人来说，常规使用 ICE，实现动态、实时的心脏解剖、导管位置的显示，彻底革命性地改变了我的手术方式。一切的开始，源自同 Mansour Razminia 教授在芝加哥大学的一次手术合作。Mansour Razminia 教授不仅逐步展示了 ICE 指导的零射线房间隔穿刺，而且完美呈现了仅需简单地旋转、打弯 ICE 导管，即可快速、清晰地显示每一处心脏解剖结构，这彻底改变了我的工作与生活。

在这部精彩的著作中，Razminia 教授和 Zei 教授呈现了众多实用的、栩栩如生的 ICE 图像，涵盖了导管消融、电极导线拔除、左心耳封堵，几乎所有的电生理领域手术。

更为重要的是，使我们认识到 ICE 不仅仅是一个单纯的影像工具，更是一个帮助电生理医生深入理解心脏解剖的学习手段。在术中，我们应该尝试动态操作 ICE 导管，它将丰富您对心脏解剖的理解，如果在术中仅是将 ICE 导管放在固定的位置，实际上是浪费了学习的机会。通过每一个细微的操作，ICE 都会教给您一些新的东西。更重要的是，它会实时告诉您手术台上患者的情况。随着技术的改进，ICE 导管的成本-效益比将得到改善，以便全世界范围内都可以常规使用 ICE，感受到 ICE 给手术带来的便利。以我的拙见，ICE 的问世并被整合进电生理手术流程中，是现代电生理临床实践最伟大的进步，因为人体解剖学在未来数百万年里不太可能发生变化。世界上优秀的电生理医生都是出色的心脏解剖学家。让 ICE 成为您的老师，成为您的向导，让它提升您对人类心脏的认知和欣赏。祝您阅读愉快！

——**Roderick Tung，MD**

致　谢

致我的父母、我的妻子 Soraya、我的孩子 Hana 和 Daniel，没有他们的关爱和支持，这一切都不可能实现。

致我的导师和挚友 Richard F. Kehoe 博士，他不仅教会了我心脏电生理学，还帮助我成为一个更好的人。

Mansour Razminia

就个人而言，这本书献给我深爱的家人，我的妻子 Eva，我的孩子 Clementine、Maja、Violet。是他们的爱和支持让我一直坚持到现在。

此外，我还要感谢所有为心律失常患者恢复健康而不懈努力的医生、工程师、科学家、护理人员。我希望这本教科书所传授的知识，能帮助我们更好地照顾患者。

Paul C. Zei

原著前言

亲爱的读者：

心脏电生理学（EP）一直是一个快速发展的领域。各种新技术、新工具不断地被引入，始终在致力于改善电生理手术的安全性和患者的预后。过去几年出现的新技术中，心腔内超声（ICE）是最耀眼夺目的一个。ICE 可以实时、精确、可靠地显示心内、外结构，以及放置在心内的导管位置，堪称革命性的进步。ICE 使术者看到此前不可视的心腔内解剖细节，并且它是目前唯一可用的动态、实时成像方式，被电生理学家广泛使用。最近几年，随着 ICE 技术理论的不断改进，出现了不少如何在电生理术中使用 ICE 的教科书。

我们发现，对于大多数电生理学家来说，ICE 的功能并没有得到充分的发挥。除了辅助房间隔穿刺之外，ICE 的其他优势都被大家忽视了。我们猜测造成这种现象的主要原因为：①缺乏对 ICE 广泛用途的认识，本质上 ICE 可以显示电生理术中任何我们想看的心脏结构；②缺乏操作 ICE 导管获取目标影像的信心和技能。我们期望这本实用教程，以符合当今电生理学临床实践的方式，使大家掌握 ICE 在电生理手术中的应用。诚然，尝试通过教科书来传授一种手术操作技能，是具有一定挑战性的。因此，我们以目前电生理手术流程为主线，来组织和撰写这本教程，并提供了丰富的教学图像和演示视频。

我们尽可能地提供了一个全面、实用的 ICE 学习指南。在具体内容设置上，一方面我们努力寻求总结不同平台 ICE 使用的共性，以便提供更广泛的适用信息；另一方面，我们也在特定的手术中，突出强调了不同平台 ICE 的技术优势。在本书的首章，我们介绍了超声的基本原理以及 ICE 导管的基础操作。紧接着，我们介绍了各种技术背景下，ICE 指导的房间隔穿刺。然后，是本书的核心内容：如何在当今所有的心脏电生理疾病谱中使用 ICE，包括标测、消融手术、装置植入手术等。我们希望有足够的洞察力和远见，以便所提供的信息能够很容易地适应必然会出现的新技术、新方法和新手术。为此，我们在最后一章讨论了 ICE 的未来，包括目前正在研发的新技术和处于萌芽中的新技术。

最后，有关心脏超声的基本原理，以及经胸和经食管超声心动图的临床实践要点，均已在其他成熟的著作中有所阐述。如果需要了解某些具体信息，我们建议进一步阅读相关参考文献。本书中，我们的首要目标是将重点放在 ICE 上，尤其是 ICE 在电生理手术中的实际应用。

心脏电生理学同其他医学领域一样，也是一个需要终身学习的过程。我们必须在整个职业生涯中，不断地去适应新的诊疗模式。因此，本书将帮助读者在这一过程中不断努力，不断地改进我们的手术技术，力求提高每一位患者的疗效和远期预后。

——Paul C. Zei，Mansour Razminia

目　录

Razminia 教授视频精彩呈现

 视频 1　如何操作 ICE：从基础到进阶 ［31：56］。

 视频 9　如何应用 ICE 进行右心室和右心室流出道起源室性期前收缩消融 ［14：07］。

 视频 2　如何应用 ICE 进行房间隔穿刺 ［32：21］。

 视频 10　如何应用 ICE 辅助导管在冠状动脉窦内进行消融 ［05：23］。

 视频 3　如何将 ICE 送入左心房 ［06：45］。

 视频 11　如何将导管逆行经主动脉送入左心室 ［03：31］。

 视频 4　如何应用 ICE 进行室上性心动过速消融 ［16：19］。

 视频 12　如何应用 ICE 进行左心室顶部室性期前收缩消融 ［04：10］。

 视频 5　如何应用 ICE 进行心房扑动和房性心动过速消融 ［20：17］。

 视频 13　如何应用 ICE 进行主动脉瓣-二尖瓣交界部起源室性期前收缩和二尖瓣起源室性期前收缩消融 ［03：02］。

 视频 6　如何应用 ICE 辅助放置食管温度监测装置 ［04：28］。

 视频 14　如何应用 ICE 进行乳头肌起源室性期前收缩消融 ［14：17］。

 视频 7　如何应用 ICE 进行心房颤动冷冻消融 ［08：57］。

 视频 8　如何应用 ICE 进行心房颤动射频消融 ［30：38］。

第1章

心腔内超声的基本原理

Charles Ogdon，MD；Divya Korpu，MD；Sorin C. Danciu，MD，MS

介绍

超声心动图在心脏病学实践中的应用可追溯到 20 世纪中期，后期迅速发展。超声心动技术已经从最初的"M 型超声"扩展到二维超声心动图、彩色血流多普勒动力学技术、三维处理和各种有创成像技术。临床超声心动图的优点包括易于使用、诊断准确（因此广泛应用），以及成本高效益。此外，经食管超声心动图（TEE）和心腔内超声（ICE）等有创检查方式为介入治疗提供了新的技术支持。

在过去的几十年里，经皮介入治疗的数量呈指数级增长。由于传统的放射线透视和 TEE 的使用存在明显的局限性，电生理专家已采用 ICE 作为主要的术中成像方式。ICE 使用导管尖端换能器从心脏内部产生超声图像，于 20 世纪 80 年代首次使用[1]。它可以改善心腔内结构的可视化，具有高分辨率且可实时成像。此外，它可以在手术的同一操作流程中完成，不需要再单独进行全身麻醉下有创操作，并最大限度地缩短了透视时间。鉴于这些优势，ICE 已被应用于心律失常消融、左心耳封堵、房间隔缺损闭合术和经皮瓣膜介入治疗。在讨论 ICE 的详细临床应用之前，对超声物理和超声心动图成像技术有一个基本的了解是很重要的。

超声波的基本知识

ICE 的物理原理与传统的超声心动图相似。声波传播振动，用频率（Hz）、速度（m/s）、波长（mm）和振幅（dB）来描述（**图 1.1**）。术语"超声"指的是高于人类可听阈值的频率（即 > 20 kHz）[2]。超声波由压电晶体换能器产生。这些波穿过不同密度的人体组织后，反射至换能器成为回声波被放大和经过图像处理。通过测量回声波的延迟，可以判断组织结构的位置和深度。

波长与频率是间接相关的，可以用公式来计算：

$\lambda = c/f$，其中 c 为软组织中的声速（约 1540 m/s）[2]。

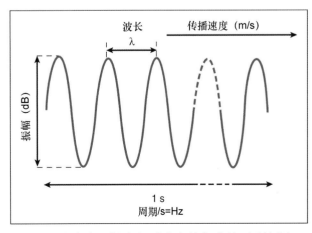

图 1.1 超声波示意图（经参考文献［2］许可后转载）。

要考虑在增强的图像分辨率（高频、短波长）和图像深度（低频、长波长）之间平衡，理解这个关系很重要。超声波与生物组织之间的相互作用基于声阻抗、反射、折射、散射和衰减等多种因素，这些因素对整体图像的质量和形成有很大的影响（**图 1.2**）[2]。

声阻抗

与特定组织的密度（p）和该组织内的速度（c）直接相关，其中 $Z = pc$。这种声阻抗的概念是超声心动图成像的基础，基于不同声阻抗的相邻组织的可视化反射[2]。

反射

光束垂直于组织，允许最大的反射，这是二维超声图像形成的基础。

折射

基于声阻抗，声波会发生偏转，从而产生图像伪影。

散射

超声信号与细微结构（即红细胞）相互作用后向不同方向放射。多普勒超声心动图就是基于这一原理，通过测量频率的变化来实现的。

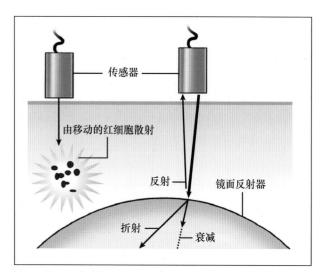

图 1.2　超声波与组织相互作用示意图（经参考文献［2］许可后转载）。

衰减

由于能量被组织吸收而丧失的超声信号。与频率直接相关。

ICE 的成像技术

二维（2D）超声心动图

二维超声心动图产生声波脉冲，通过多个扫描线实时接收。通过并行处理，最多可同时显示 4 条扫描线以提高帧频。这是 ICE 用于实时显示心腔内结构和解剖的主要方式。

三维（3D）超声心动图

通过使用复杂的多阵列换能器，三维超声心动图可以显示所有 3 个空间维度。结构可以在任何方向上实时显示，但其模态受时间分辨率的限制。

多普勒超声心动图

多普勒超声心动图的原理是，从移动的红细胞返回的超声波会引起频率的细微变化，从而可以量化血流速度。通过频谱分析，这些频率可以用于测量血流的方向和速度。这种多普勒信号可以用几种不同的方式显示，每种方式都有自己的优点和缺点。

连续波多普勒

在连续波多普勒中，超声信号由两个单独的换能器晶体发送和接收，从而测量血液流动的最高速度。它在速度的定位方面存在局限性。

脉冲波多普勒

单个换能器晶体发送周期性脉冲，并在下一次脉冲之前等待返回。这种方式允许特定的速度定位，但由于无法显示高速度而受到限制。

彩色血流多普勒

彩色血流多普勒测量 2 个脉冲之间的位移变化，以确定朝向换能器（红色）或远离换能器（蓝色）的血流。这是评价瓣膜血流动力学的基本技术，受频谱混叠和较低帧频的限制。

心腔内超声系统的类型

一种 ICE 是将单一的旋转压电晶体安装在 6～10 Fr 导管的顶端的机械或旋转系统，它形成一个 360° 垂直于导管长轴的横截面图像（**图 1.3**）。它的超声频率更高（10～20 MHz），这限制了组织穿透的深度，使得它可以用于 5 cm 内的近场成像。由于其刚度的限制[3-4]，它主要用于评估冠状动脉/管腔直径、病变长度和斑块形成，并帮助确定冠状动脉支架的正确放置和释放。在电生理学中，这些导管用于直接观察左心房解剖，辅助房间隔穿刺，验证消融过程中导管尖端与组织接触，并监测血栓形成或狭窄的早期迹象。

而另一种相控阵 ICE 导管使用安装在 8～10 Fr 导管尖端的 64 压电元件线性阵列换能器，产生一个垂直于导管长轴的 90° 扇形图像（**图 1.4**）。它的工作频率较低（5～10 MHz），这提供了一个高达 15 cm 的组织穿透深度。该导管系统可在前、后、右、左方向偏转，并具有全彩色血流多普勒功能[3-4]。相对于旋转/机械系统，相控阵导管系统具有较高的组织穿透性、可操控性和获得彩色血流多普勒成像的能力，是电生理研究的首选。

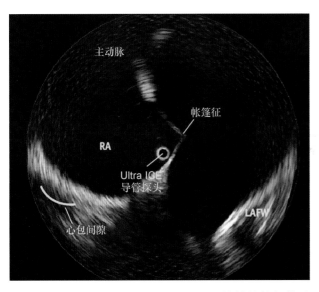

图 1.3　Boston Scientific 公司的 Ultra ICE 旋转导管提供垂直于导管长轴的 360° 全景视图。它位于右心房靠近卵圆窝的位置，以帮助房间隔穿刺。RA，右心房；LAFW，左心房游离壁。

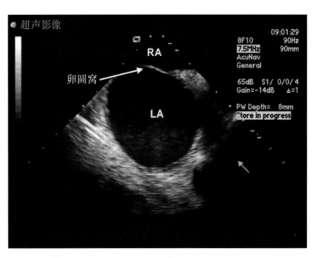

图 1.4　使用 CARTOSOUND 模块的 Biosense Webster's SOUNDSTAR 导管，生成垂直于导管长轴的 90° 扇形图像。导管放置于右心房，转打背弯，便于观察卵圆窝，以辅助房间隔穿刺。SOUNDSTAR 和 CARTOSOUND 模块是 Biosense Webster 的产品。RA，右心房；LA，左心房（图片由强生公司提供）。

技术

相控阵导管通过股静脉、锁骨下静脉或颈内静脉入路送入并推进（**表 1.1**，**图 1.5** 至 **图 1.7**）。导管可以在不使用透视的情况下推进到右心房以获得一个"主切面"（home view）。在血管系统或心脏腔内推进导管时，一个基本规则是始终保持导管前方有一个无回声区，如果有阻力就不要推进。如果在导管顶端遇到锐角，应将导管稍微向后打弯（逆时针旋转导管旋钮），以保持同轴定位。如果导管顶端有钝角，则应使导管稍微前屈（顺时针旋转导管旋钮）（图 1.5 至图 1.7）[3]。

临床应用

ICE 已经成为美国大多数电生理中心心房颤动（房颤）消融的基石。与 TEE 相比，主要术者可以在镇静状态下安全进行 ICE 操作，无需气管插管。ICE 可以实时显示心脏结构，尤其是那些不能通过透视显示的结构，如上腔静脉、下腔静脉、房间隔、冠状窦口、肺静脉、乳头肌和解剖变异以指导导管操作，以及识别血栓形成、肺静脉狭窄和心包积液等并发症。ICE 具有更好的安全性、减少放射

表 1.1　市售 ICE 导管[3]

设备名称	公司	特点
UltraICE	Boston Scientific	9 Fr，不可调旋转电机驱动，只有灰阶图
AcuNav	Siemens，Biosense Webster	侧视，64 压电元件，相控阵，4 向可调弯，8 和 10 Fr，灰阶，彩色血流多普勒，组织多普勒
ViewFlex Xtra	Abbott/St. Jude Medical	侧视，64 压电元件，相控阵，4 向可调弯，8 Fr，灰阶，彩色血流多普勒
EP Med ViewFlex	Abbott/St. Jude Medical	运行侧视，ViewMate 扫描仪上的 64 压电元件导管，10 Fr 导入器，2 向可调弯，彩色血流多普勒，灰度，组织多普勒，8 MHz 至 2 MHz
SOUNDSTAR	Biosense Webster	8 Fr 或 10 Fr 集成超声阵列，尖端采用 CARTO 磁传感器，可集成 ICE 和 3D 图形

图 1.5　西门子公司的 AcuNav 是一种 64 压电元件相控阵 ICE 导管系统，具有 4 向可调弯性。导管可以在前、后、右或左方向打弯，并可以在手术过程中锁定以保持探头在所需位置（图片由 Siemens Medical Solutions，USA 提供）。

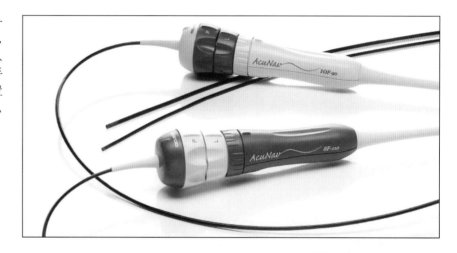

图 1.6　Abbott/St. Jude Medical 的 ViewFlex Xtra 是 64 压电元件相控阵 ICE 导管，具有 120°、4 向尖端可调弯、单手自锁导向性。ViewFlex 是雅培及其相关公司的商标（转载已获雅培许可，2021 年，版权所有）。

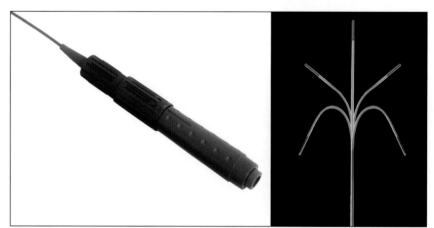

图 1.7　Biosense Webster 的 SOUND-STAR 3D 建模超声导管，可在 CARTO 上创建解剖 3D 模型。它有 4 向可调弯，可以在前、后、右或左方向打弯。SOUNDSTAR 是 Biosense Webster，Inc. 的产品（图片由强生公司提供）。

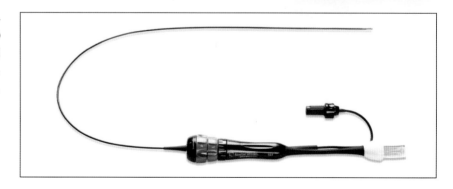

暴露时间。然而，主要的限制是成本和需要特定的操作技能。目前，ICE 被认为是以下手术的替代或补充指导工具，包括：

◆ 心律失常消融

◆ 经房间隔导管操作

◆ 心力衰竭患者房间隔造瘘

◆ 房间隔或室间隔缺损封堵

◆ 电极拔除

◆ 评估器械相关心内膜炎和心内血栓

◆ 左心耳封堵术

◆ 经皮瓣膜置换术和瓣膜成形术

◆ 心内膜活检

◆ 先天性心脏病患者复杂解剖结构的评价

ICE 检查由术者与训练有素的Ⅲ级超声心动图医师协同进行操作和解读。达到Ⅲ级的能力是指需要对心脏解剖有深入的了解，熟悉 ICE 探头的操作、图像采集，并可正确解读所获得的图像。ICE 的培训应在常规使用该方法的大体量中心的专家医生的直接监督下进行。2019 年美国心脏病学会（ACC）/美国心脏协会（AHA）/美国超声心动图学会（ASE）超声心动图高级培训声明推荐至少在监督下完成 10 例心腔内超声才能达到Ⅲ级资质[5]。

结论

鉴于 ICE 具有以下优点：①实时、高分辨地显示心脏结构，②进一步提高手术安全的同时减少 X 线透视时间和手术时间，使得它在不久的将来，必将在杂交导管室以及心脏结构介入手术、电生理手术中发挥重要作用。ICE 实时图像与三维电解剖图的整合、ICE 与 MRI/CT 影像的整合，以及三维实时成像的发展，都将是这一前景广阔的诊断工具未来的发展方向。

参考文献

1. Glassman E, Kronzon I. Transvenous intracardiac echo-cardiography. *Am J Cardiol*. 1981 Jun;47(6):1255–1259. doi:10.1016/0002-9149(81)90255-1. PMID: 7234699.

2. Catherine M. Otto. *Textbook of Clinical Echocardiography*, 6th Ed. Elsevier; 2018.

3. Enriquez A, Saenz LC, Rosso R, Silvestry FE, Callans D, Marchlinski FE, Garcia F. Use of intracardiac echo-diography in interventional cardiology: Working with the anatomy rather than fighting it. *Circulation*. 2018;137: 2278–2294.
doi:10.1161/CIRCULATIONAHA.117.031343

4. Vitulano N, Pazzano V, Pelargonio G, Narducci ML. Technology update: Intracardiac echocardiography—a review of the literature. *Med Devices (Auckl)*. 2015;8: 231–239.
doi:10.2147/MDER.S49567

5. Wiegers SE, Ryan T, Arrighi JA, et al. 2019 ACC/AHA/ASE advanced training statement on echocardiography (revision of the 2003 ACC/AHA clinical competence statement on echocardiography): A report of the ACC Competency Management Committee. *Catheter Cardiovasc Interv*. 2019;94(3):481–505.
doi:10.1002/ccd.28313

第 2 章

心脏解剖

Georgios Christopoulos，MD；Konstantinos C. Siontis，MD；Samuel J. Asirvatham，MD

介绍

心腔内超声（ICE）已成为许多有创电生理（EP）手术的重要工具[1-3]。目前 ICE 的应用包括但不限于：辅助经房间隔穿刺、左心耳封堵、心房或心室标测 / 消融，以及术中监测心脏并发症（如心包积液）[4-5]。目前，大多数的 ICE 系统包括一个安装在 8 Fr 或 10 Fr 可调弯探头顶端的 64 元件相控阵换能器[6]。现在可以生成二维或三维（2D 或 3D）图像，并可与 3D 电解剖建模系统（CARTOSOUND 软件，Biosense Webster）集成。在大多数手术中，ICE 导管通过右侧或左侧股静脉入路进入右心房（RA），在特殊情况下也可以通过颈内静脉或锁骨下静脉进入心房[7]。大多数心腔内结构易于从右心房评估，但进入右心室（RV）对心室腔内结构（如乳头肌）和左心房（LA）结构［如左心耳或华法林嵴（Coumadin ridge）］的评估是有用的。少见情况下，需进入肺动脉（PA）、冠状窦（CS）或左心房以更好地显示左心房结构。

标准切面

了解解剖相互关系对于获得和理解正常心脏的标准 ICE 视图是很重要的。当从股静脉入路成像时，导管在右心房中顺时针旋转可逐步显示前、侧、后结构。超声束最初朝向三尖瓣和右心室，作为主（参考）（home）视图（主切面）（图 2.1，A）。在该切面中，图像右侧显示主动脉瓣的斜轴。从这个位置，可以看到主动脉瓣长轴、近端主动脉和右心室流出道（RVOT）。主动脉窦（Valsalva 窦，SoV）中的无冠窦离换能器最近，右 SoV 位于相反方向，为最前侧 SoV。进一步的顺时针旋转显示二尖瓣和左心房。如成像深度足够，也可以显示左肺静脉和左心耳（LAA）；继续顺时针旋转可显示右肺静脉。左上肺静脉（LSPV）比左下肺静脉（LIPV）更靠前、更靠上。因此，当同时观察到左侧上、下肺静脉时，超声束从前-上方（图 2.1，B 右侧）到后-下方（图 2.1，B 中部）对 LA 进行切面显示，同时获得食管和位于更后方的降主动脉的斜切面（图 2.1，B 右侧）。进一步顺时针旋转可以评估房间隔，这是经房间隔穿刺的典型位置，同时显示降主动脉长轴、后视图（图 2.1 C）。继续顺时针旋转将首先显示后下方的右下肺静脉（RIPV），最后是右上肺静脉（RSPV），右上肺静脉在所有肺静脉位于最前上方，最靠近间隔。

为了全面评估心脏结构，ICE 导管被送入右心室。ICE 探头向前打弯，然后在屏幕上保持三尖瓣"打开"的情况下轻轻地向前推送。当 ICE 导管在 RVOT 中使用类似于右心房视图的渐进顺时

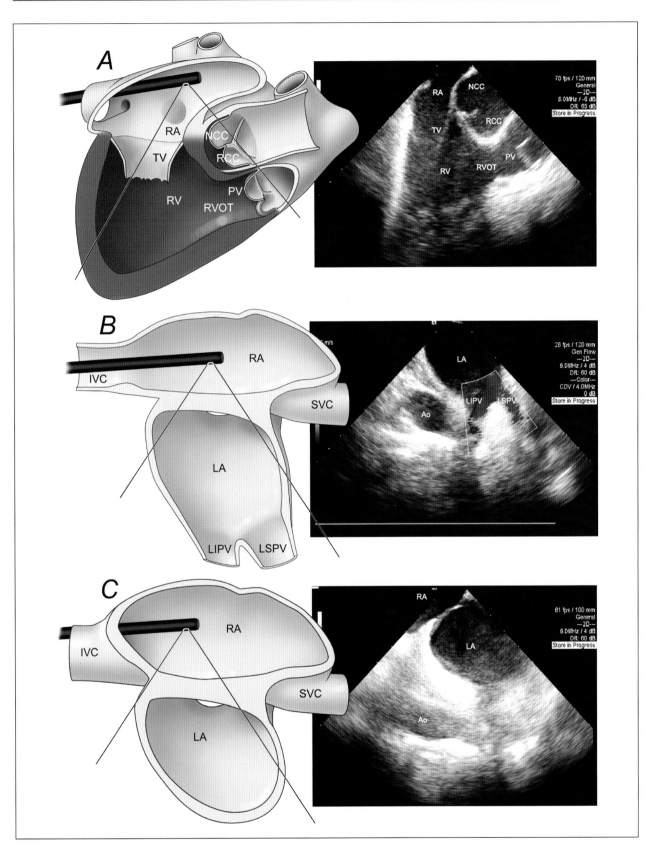

图 2.1　右心房标准切面。主切面（home view）图像右侧为三尖瓣和主动脉瓣（**图 A**），进一步顺时针旋转后，可以显示左心房和肺静脉（**图 B**）、房间隔（**图 C**）。Ao，主动脉；IVC，下腔静脉；LA，左心房；LIPV，左下肺静脉；LSPV，左上肺静脉；NCC，Valsalva 窦中的无冠窦；PV，肺静脉；RA，右心房；RCC，右冠窦；RV，右心室；RVOT，右心室流出道；SVC，上腔静脉；TV，三尖瓣。

针旋转时，可以获得大多数基于右心室的切面。由于 RVOT 的角度与 RA 相比更大，因此位于 RVOT 的 ICE 导管，可以更好地成像更靠前、更靠左的心脏结构，并提供更好的左心室短轴图像。首先，超声束指向右心室心尖部（RVA），可以观察到右心室下壁和游离壁部分、右心室乳头肌和节制束（**图 2.2 A** 和**图 2.3**）。顺时针方向依次旋转，首先显示室间隔（图 2.2 B），接着是左心室结构，包括后乳头肌、左心室心尖部（LVA）和前乳头肌。由于后乳头肌比前乳头肌更靠近间隔（图 2.2 D，**图 2.4**），故首先出现后乳头肌（图 2.2 C）。从这个位置，推送 ICE 导管可以看到左心室心尖部结构，进一步顺时针旋转可以看到二尖瓣短轴（图 2.2 E）、主动脉瓣二尖瓣连接处（AMC）、主动脉瓣短轴、左心房和左心耳（图 2.2 F）。从这个切面经常可以显示左右冠状动脉的开口。此外，包括左心耳和左上肺静脉在内的左心房结构可以在主动脉根部后方进行观察。最后，进一步的顺时针旋转将显示升主动脉长轴，最终，在回到初始位置之前显示右心室的外侧部分。

房间隔穿刺

安全获得经房间隔到左心房的入路是 EP 手术的关键部分，包括左心房消融、左心耳封堵和室性心律失常消融[8-9]。经房间隔穿刺时，应从右心房用超声心动图显示房间隔和卵圆窝。房间隔和卵圆窝区域的解剖可以在四腔心切面中得到最好的显示（**图 2.5**）。需要强调的是，真正的房间隔仅限于右心房可见的有限部分区域，这与薄的卵圆窝相对应。在卵圆窝上方，房间隔上缘是由心外膜脂肪保护的心房顶的内陷。房间隔穿刺位点偏上通常会导致穿孔，此时针从右心房穿出，经过心包间隙进入左心房。在多数情况下，心外膜脂肪可以封闭穿孔，但在一些情况下穿刺点靠上可能导致心包积液和心脏压塞。在房间隔下缘，卵圆窝过渡到房室间隔，这是二尖瓣插入间隔和三尖瓣插入间隔之间的间隔部分，三尖瓣更靠近心尖。穿刺房室间隔可导致与 Gerbode 缺损类似的右心房和左心室之间的异常交通。房间隔前部毗邻主动脉根部。沿 ICE 前向

切面显示主动脉根部任一部分的视图进行穿刺会增加意外穿刺主动脉的风险，应避免。同样，沿显示右下肺静脉的后向视图穿刺增加房间隔穿刺针经房间隔上缘穿出右心房进入心包间隙的风险。此外，理想的位置应显示卵圆窝和左心房侧壁之间存在安全距离，以便在穿过房间隔前可以看到房间隔穿刺针和鞘管。一旦显示了最佳的 ICE 切面，将房间隔穿刺针从初始的上腔静脉位置逐渐下撤，直到用 ICE 显示其针尖在卵圆窝内[10]。

根据不同的手术方式，ICE 对于选择卵圆窝穿刺的最佳位置是很重要的。对于大多数以肺静脉为基础的手术，最佳的穿刺切面是以显示左肺静脉进行定位。对于冷冻球囊肺静脉隔离手术，在卵圆窝的下侧进行穿刺可能具有解剖学上的优势，以便使冷冻球囊装置在右下肺静脉时保持最佳同轴。另一方面，对于左心耳、二尖瓣和左心室相关介入治疗，靠前穿刺有利于导管操作。

房间隔解剖变异会增加房间隔穿刺的难度，包括脂肪瘤性肥厚、钙化、房间隔膨出瘤、卵圆孔未闭和房间隔缺损修复术后等。如果存在脂肪瘤或钙化的房间隔，应使用 ICE 引导房间隔穿刺针到达最薄或未被病变累及的部位，通常在房间隔下方和后方，但某些情况下也可在上方。在房间隔膨出瘤患者中，房间隔穿刺针定位后，ICE 通常见到房间隔朝向左心房的显著膨隆。在这种情况下，使用 ICE 可以确保帐篷征区域与左心房后壁或肺静脉之间的安全距离。在有房间隔缺损封堵装置的患者中进行房间隔穿刺是具有挑战性的，但仍是可能成功的，心包或涤纶补片更易成功，Gore-Tex 补片的成功率较低[11-12]。在使用 Amplatzer 封堵器的情况下，用 ICE 定位房间隔的后下方（或其他较薄的）部分[13]。

左心耳封堵

使用 ICE 进行左心耳封堵手术涉及排除左心耳血栓、确定封堵器大小、确保恰当的器械释放，以及监测术中并发症[14]。从右心房可以对左心耳进行成像；然而，房间隔较厚的患者，可能会影响影像学的准确性。在这种情况下，可以从左心耳邻近的解剖结构获得更好的成像机会，包括右室流出道

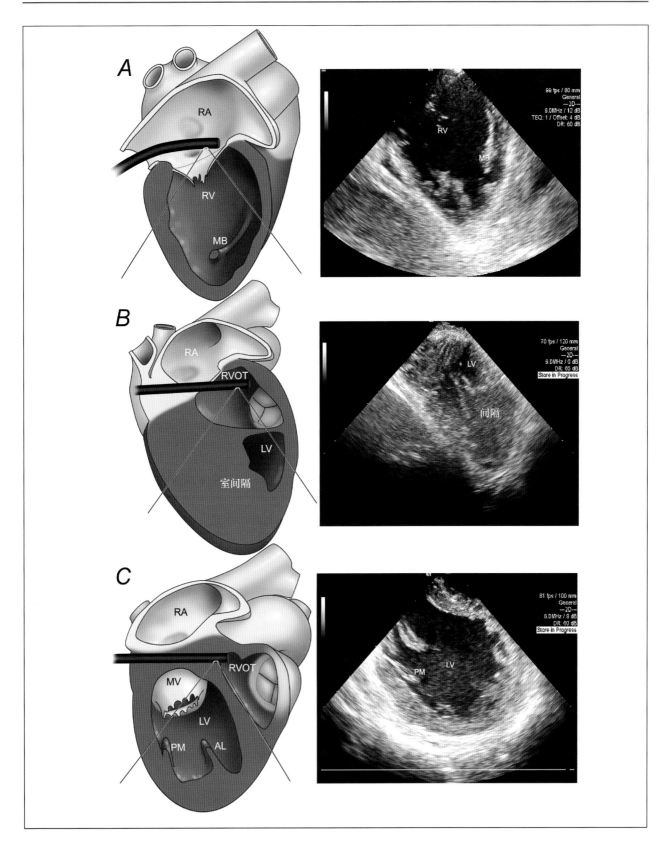

图 2.2 右心室标准切面。首先评估右心室心尖部（**图 A**），顺时针旋转依次显示室间隔（**图 B**），左心室长轴（**图 C**）。从这个位置可以看到左心室短轴（**图 D**）、二尖瓣短轴（**图 E**），以及主动脉窦（Valsalva 窦）（**图 F**）。AL，前外侧乳头肌；IVC，下腔静脉；L，左冠窦；LA，左心房；LAA，左心耳；LV，左心室；MB，节制束；MV，二尖瓣；N，无冠窦；R，右冠窦；RA，右心房；RV，右心室；RVOT，右心室流出道；PM，后内侧乳头肌；TV，三尖瓣。

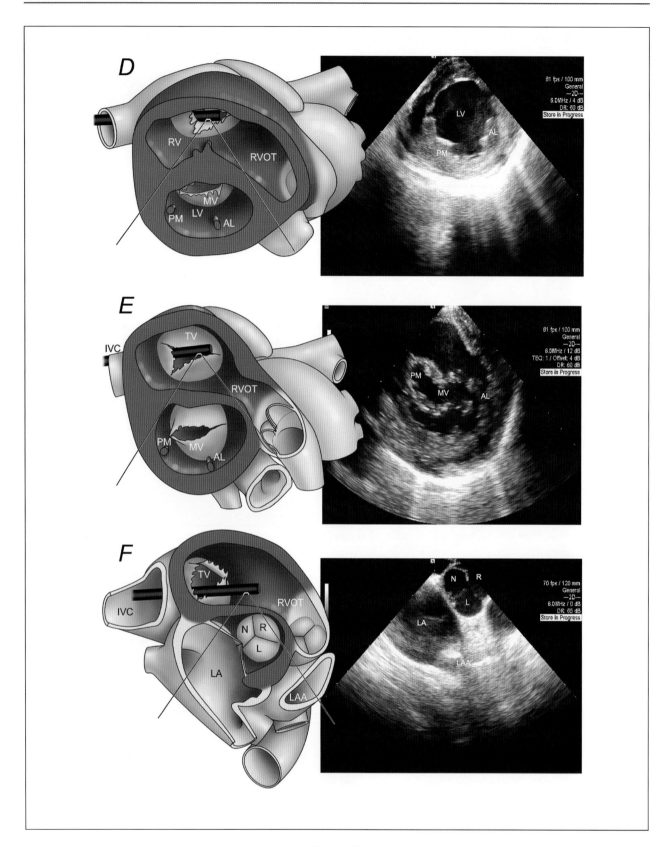

图 2.2 续

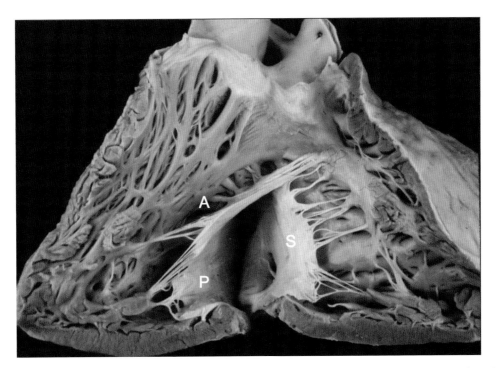

图 2.3 解剖标本显示右心室肌小梁，包括三尖瓣的隔瓣（S）、前瓣（A）和后瓣（P）（图片由梅奥诊所病理学教授 William D. Edwards 博士提供）。

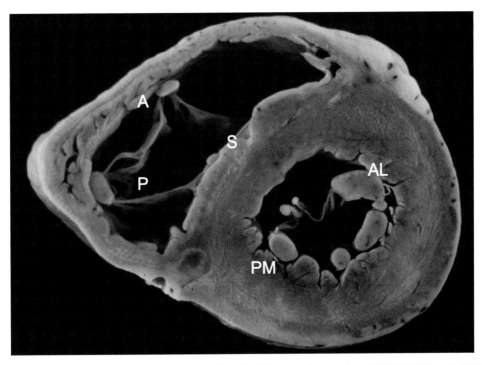

图 2.4 乳头肌水平的左心室短轴切面。注意后乳头肌更靠近室间隔，ICE 探头从右心室顺时针旋转，比前乳头肌更早显示。A，三尖瓣前瓣；AL，前外侧乳头肌；P，三尖瓣后瓣；PM，后内侧乳头肌；S，三尖瓣隔瓣（图片由梅奥诊所病理学教授 William D. Edwards 博士提供）。

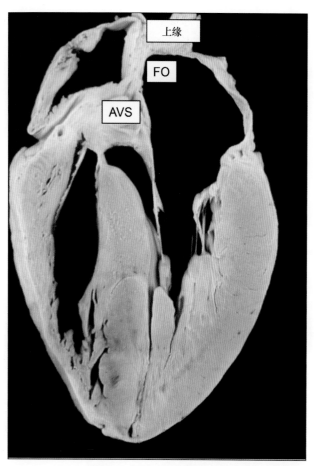

图 2.5　房间隔解剖。注意真正的房间隔仅局限于卵圆窝（FO）。卵圆窝上方被上缘和心外膜脂肪包绕，下方被房室间隔（AVS）包绕（图片由梅奥诊所病理学教授 William D. Edwards 提供）。

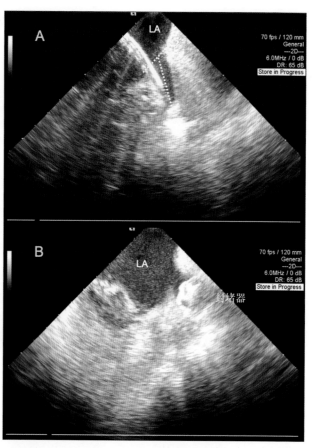

图 2.6　左心耳封堵。置入前进行基线测量以确定封堵器的尺寸（图 A），置入后可以显示封堵器位置稳定（图 B）。LA，左心房。

和肺动脉瓣上、冠状窦内或直接进入左心房。将 ICE 导管送入右心室流出道或肺动脉瓣上可以获得左心耳长轴的详细图像，从而排除血栓[15-16]。同样的，将 ICE 导管送入冠状窦的中/外侧部分可以评估短轴 LAA；然而，应谨慎操作 ICE，以减少冠状窦穿孔的风险。通过房间隔穿刺将 ICE 导管送入左心房后，可以获得左心耳的高清图像。从这个位置，可以准确排除血栓，并可以指导左心耳封堵装置的释放[17]。指导左心耳封堵器的恰当测量是：①左心耳开口直径定义为从肺静脉嵴部到左心房-左心耳交界处的距离；②着陆区直径定义为沿垂直于左心耳颈轴方向、在开口内侧 10 mm 处测得的左心耳壁间距离；③ LAA 的最大长度（长轴），以确保它能够容纳封堵装置（图 2.6）。选择的装置尺寸应大于开口和着陆区，以确保足够的接触和压缩。在释放之后，彩色多普勒可以识别装置周围漏[18]，

确定装置恰当释放，并测量排空速度。

肺静脉隔离

ICE 在房颤导管消融术中的多个方面具有重要的作用，并不仅限于前文所述的房间隔穿刺[19-20]。

在手术开始时，ICE 可以帮助识别常见的左肺静脉共干或其他异常，并可用于测量静脉口直径，以选择适当大小的环形导管。在大面积环形消融过程中，ICE 可用于监测导管的贴靠、方向和消融损伤的形成[21-22]。特别是在左心耳-左上肺静脉嵴部消融时特别有用，因为在该处导管的稳定性比较差。ICE 可用于确认食管的位置，并使消融导管头端与其维持安全距离[23]。在冷冻球囊消融过程中，可以通过 ICE 的彩色多普勒技术来监测肺静脉口是否封堵完全，如存在彩色血流泄漏，可在 ICE 指导下调整球囊的封堵角度来解决[24]。此外，可在基

线和球囊消融后评估肺静脉流量。ICE 还可以帮助确保消融在前庭而不是在肺静脉内进行，以降低肺静脉狭窄的风险。

三尖瓣峡部消融术

具有挑战性的三尖瓣峡部（CTI）解剖常常导致典型心房扑动（房扑）消融手术时间延长或不成功。在一项随机试验中，与透视引导下的 CTI 消融相比，ICE 引导下的 CTI 消融可缩短手术时间、减少放射线使用，并增加双向阻滞率[25]。ICE 带来的额外优势在于它能够识别对消融构成重大挑战的解剖变异，包括突出的欧氏嵴、较厚的梳状肌或较深的欧氏嵴凹陷[26-27]。欧氏嵴是右心房侧壁上界嵴的自然延续，并过渡到房间隔上的 Todaro 腱。它形成了下腔静脉（IVC）和更靠前的右心房结构之间的物理边界，包括冠状窦开口和 Koch 三角（**图 2.7**）。在欧氏嵴突出的情况下，操作者可以选择加大消融导管打弯或在右心房中形成一个环，使消融垂直于组织，并使导管深入嵴的三尖瓣部分。对于显著的欧氏嵴凹陷（pouch），消融最好在更外侧的平面进行；对于较厚的梳状肌，消融可以在更内侧进行。在 CTI 消融过程中，ICE 可以验证导管是否充分贴靠和定位，心房组织回声密度的变化可

以确认消融损伤的形成。对于有三尖瓣置换术或缩环成形术病史的患者可能尤其存在难度，在这种情况下，ICE 可以确保导管的准确位置并确保 CTI 消融线连接至人工瓣膜或环的边缘（**图 2.8**）。

室性心律失常消融

ICE 可通过下述几方面优化室性心律失常的消融：①确保导管与组织的贴靠，形成足够的损伤病变，同时最大限度地减少周围组织损伤；②判断心肌瘢痕；③将解剖数据整合至电解剖标测系统（CARTOSOUND）；④分辨不容易被平面透视识别的结构（如节制束、乳头肌等）的解剖细节[4, 28]。在希氏束旁消融时，特别强调避免对敏感结构的意外损伤，在这种情况下，ICE 可以识别希氏束附近的解剖标志（如室间隔与三尖瓣前叶的交界处，主动脉瓣上下 Valsalva 窦右冠窦与无冠窦的交界处），以防止房室传导阻滞的发生。利用 CARTOSOUND 系统可将 ICE 获得的解剖信息整合到 CARTO 电解剖模型中[29]。这可以通过使用改良的 ICE 导管（SOUNDSTAR）实现，该导管尖端有一个电磁定位传感器。二维超声心动图图像所定义的心内膜边界可以通过手动或自动的方式进行追踪，并将信息转发到 CARTOSOUND 系统，该系统创建一个 3D

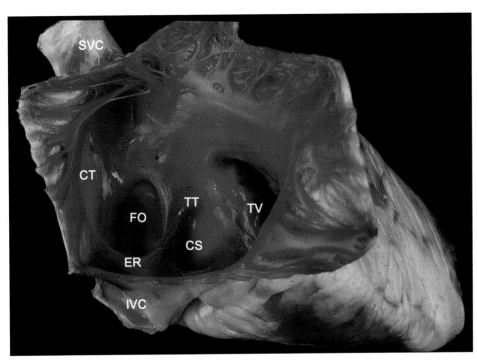

图 2.7 突出的欧氏嵴（ER）及相关解剖。相关的结构包括 FO、CS 和 TV。CS，冠状窦；CT，界嵴；FO，卵圆窝；IVC，下腔静脉；SVC，上腔静脉；TT，Todaro 腱；TV，三尖瓣（图片由梅奥诊所病理学教授 William D. Edwards 博士提供）。

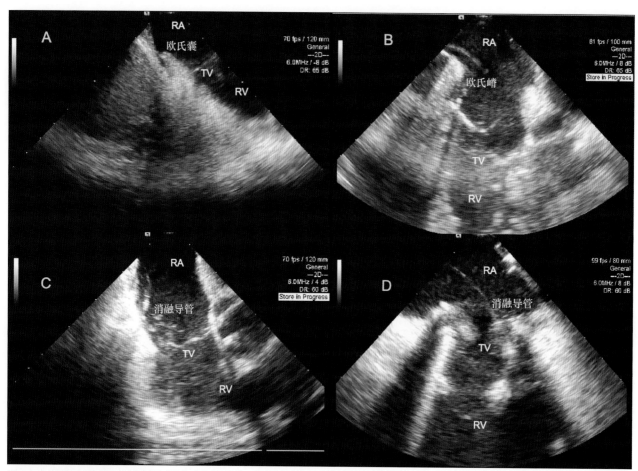

图 2.8 心腔内超声在三尖瓣峡部消融中的应用。消融前可发现多种解剖变异或挑战，包括显著的欧氏囊（**图 A**）或突出的欧氏嵴（**图 B**）。消融过程中可显示导管与组织充分贴靠（**图 C**）。**图 D** 显示 Ebstein 畸形和既往三尖瓣置换术后患者在人工瓣膜附近进行峡部消融。RA，右心房；RV，右心室；TV，三尖瓣。

解剖模型，在该模型上可以整合电解剖信息（图 2.9）。此外，在消融于 X 线下不易识别的心室结构时 ICE 是一种重要的辅助手段，这些结构包括腱索、乳头肌、右心室节制束和主动脉窦（Valsalva 窦）等[30]。通过 ICE 通常可以识别冠状动脉开口，并可辅助判断与消融导管的潜在安全距离（＞5 mm）。另外，消融导管头端相对于主动脉窦的某些位置，同样可以辅助判断安全距离。例如，短轴切面，导管头端位于左-右冠状动脉窦的交界处，或长轴切面，导管头端位于冠状动脉窦的底部，则可确保能量释放距离冠状动脉至少 10 mm。但需要注意的是，只有在消融前进行术中冠状动脉造影，才能获得消融导管与潜在高危动脉距离的更明确信息。

在电生理学中的其他应用

ICE 可应用于几乎所有电生理消融手术，包括

房性心动过速或心房扑动消融以及旁路消融[31-32]。接受消融的先天性心脏病（先心病）患者会受益于在术中加入 ICE，因为透视不能很好地确定解剖结构和导管位置[33]。在 Ebstein 畸形合并 Wolff-Parkinson-White 综合征患者中，ICE 可以帮助识别真实的瓣环平面，引导旁路的定位和寻找靶点。此外，ICE 还可帮助少见部位旁路的消融，包括连接 LAA、冠状窦憩室或主动脉瓣-二尖瓣连接处的心外膜通路。对于主动脉后位局灶性房性心动过速的患者，ICE 可以根据解剖标志和在右心室流出道主动脉瓣短轴切面上与无冠窦的相关关系以显示准确的导管位置。

未来发展方向与结论

随着心脏电生理手术的发展，近场成像已成为 X 线显像技术的重要补充，有助于减少射线的暴

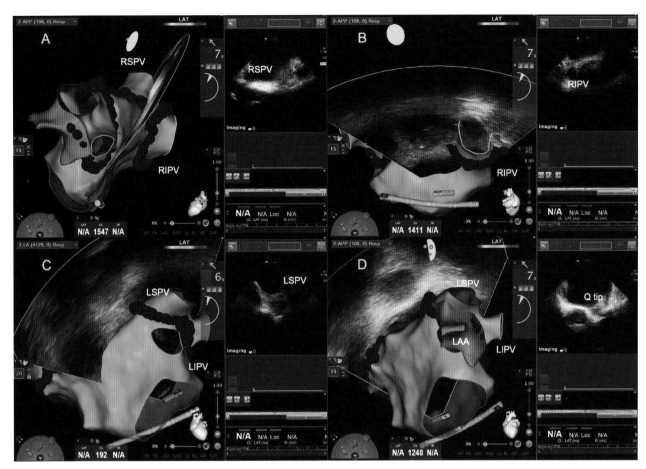

图 2.9　使用 CARTOSOUND 模块从冠状窦对左心房成像。电解剖 CARTO 模型显示右上肺静脉（**图 A**）、右下肺静脉（**图 B**）、左上肺静脉（**图 C**）和左心耳（**图 D**）的成像。LAA，左心耳；LIPV，左下肺静脉；LSPV，左上肺静脉；RSPV，右上肺静脉；RIPV，右下肺静脉。

露，提高消融损伤的效果和效率，并在术中及时发现并发症。ICE 可以清晰地显示电生理术中经常遇到的复杂解剖关系，从而帮助指导标测和消融，尤其适用于解决具有挑战性的病例。

参考文献

1. Razminia M, Willoughby MC, Demo H, et al. Fluoroless catheter ablation of cardiac arrhythmias: A 5-year experience. *Pacing Clin Electrophysiol*. 2017;40:425–433.

2. Ren JF, Marchlinski FE, Callans DJ, Herrmann HC. Clinical use of acunav diagnostic ultrasound catheter imaging during left heart radiofrequency ablation and transcatheter closure procedures. *J Am Soc Echocardiogr*. 2002;15:1301–1308.

3. 3. Dello Russo A, Casella M, Pelargonio G, et al. Intracardiac echocardiography in electrophysiology. *Minerva Cardioangiol*. 2010;58:333–342.

4. 4. Enriquez A, Saenz LC, Rosso R, Silvestry FE, Callans D, Marchlinski FE, Garcia F. Use of intracardiac echocardiography in interventional cardiology: Working with the anatomy rather than fighting it. *Circulation*. 2018;137:2278–2294.

5. 5. Chu E, Kalman JM, Kwasman MA, et al. Intracardiac echocardiography during radiofrequency catheter ablation of cardiac arrhythmias in humans. *J Am Coll Cardiol*. 1994;24:1351–1357.

6. Bruce CJ, Friedman PA. Intracardiac echocardiography. *Eur J Echocardiogr*. 2001;2:234–244.

7. Ren JF, Schwartzman D, Callans DJ, Brode SE, Gottlieb CD, Marchlinski FE. Intracardiac echocardiography (9 mhz) in humans: Methods, imaging views and clinical utility. *Ultrasound Med Biol*. 1999;25:1077–1086.

8. Daoud EG, Kalbfleisch SJ, Hummel JD. Intracardiac echocardiography to guide transseptal left heart catheterization for radiofrequency catheter ablation. *J Cardiovasc Electrophysiol*. 1999;10:358–363.

9. Epstein LM, Smith T, TenHoff H. Nonfluoroscopic transseptal catheterization: Safety and efficacy of intracar-

diac echocardiographic guidance. *J Cardiovasc Electrophysiol.* 1998;9:625-630.

10. Johnson SB, Seward JB, Packer DL. Phased-array intracardiac echocardiography for guiding transseptal catheter placement: Utility and learning curve. *Pacing Clin Electrophysiol.* 2002;25:402–407.

11. Santangeli P, Di Biase L, Burkhardt JD, et al. Transseptal access and atrial fibrillation ablation guided by intracardiac echocardiography in patients with atrial septal closure devices. *Heart Rhythm.* 2011;8:1669–1675.

12. Lakkireddy D, Rangisetty U, Prasad S, et al. Intracardiac echo-guided radiofrequency catheter ablation of atrial fibrillation in patients with atrial septal defect or patent foramen ovale repair: A feasibility, safety, and efficacy study. *J Cardiovasc Electrophysiol.* 2008;19:1137–1142.

13. Berger F, Ewert P, Björnstad PG, et al. Transcatheter closure as standard treatment for most interatrial defects: Experience in 200 patients treated with the Amplatzer septal occluder. *Cardiol Young.* 1999;9:468–473.

14. Berti S, Paradossi U, Meucci F, et al. Periprocedural intracardiac echocardiography for left atrial appendage closure: A dual-center experience. *JACC Cardiovasc Interv.* 2014;7:1036–1044.

15. Ren JF, Marchlinski FE, Supple GE, et al. Intracardiac echocardiographic diagnosis of thrombus formation in the left atrial appendage: A complementary role to transesophageal echocardiography. *Echocardiography.* 2013;30:72–80.

16. Ho IC, Neuzil P, Mraz T, et al. Use of intracardiac echocardiography to guide implantation of a left atrial appendage occlusion device (plaato). *Heart Rhythm.* 2007;4:567–571.

17. Kim DY, Shin SY, Kim JS, Kim SH, Kim YH, Lim HE. Feasibility of intracardiac echocardiography imaging from the left superior pulmonary vein for left atrial appendage occlusion. *Int J Cardiovasc Imaging.* 2018;34: 1571–1579.

18. Ren JF, Callans DJ, Marchlinski FE. Intracardiac echocardiographic imaging of the left atrial appendage and detection of a peridevice leak after device occlusion. *JACC Cardiovasc Interv.* 2015;8:124–126.

19. Marrouche NF, Martin DO, Wazni O, et al. Phased-array intracardiac echocardiography monitoring during pulmonary vein isolation in patients with atrial fibrillation: Impact on outcome and complications. *Circulation.* 2003;107:2710–2716.

20. Mangrum JM, Mounsey JP, Kok LC, DiMarco JP, Haines DE. Intracardiac echocardiography-guided, anatomically based radiofrequency ablation of focal atrial fibrillation originating from pulmonary veins. *J Am Coll Cardiol.* 2002;39:1964–1972.

21. Roithinger FX, Steiner PR, Goseki Y, et al. Low-power radiofrequency application and intracardiac echocardiography for creation of continuous left atrial linear lesions. *J Cardiovasc Electrophysiol.* 1999;10:680–691.

22. Lim KT, Jaïs P, Haïssaguerre M. Randomized comparison between open irrigation technology and intracardiac-echo-guided energy delivery for pulmonary vein antrum isolation: Procedural parameters, outcomes, and the effect on esophageal injury. *J Cardiovasc Electrophysiol.* 2007;18: 589–591.

23. Helms A, West JJ, Patel A, Mounsey JP, DiMarco JP, Mangrum JM, Ferguson JD. Real-time rotational ice imaging of the relationship of the ablation catheter tip and the esophagus during atrial fibrillation ablation. *J Cardiovasc Electrophysiol.* 2009;20:130–137.

24. Schmidt M, Daccarett M, Marschang H, Ritscher G, Turschner O, Brachmann J, Rittger H. Intracardiac echocardiography improves procedural efficiency during cryoballoon ablation for atrial fibrillation: A pilot study. *J Cardiovasc Electrophysiol.* 2010;21:1202–1207.

25. Bencsik G, Pap R, Makai A, Klausz G, Chadaide S, Traykov V, Forster T, Sághy L. Randomized trial of intracardiac echocardiography during cavotricuspid isthmus ablation. *J Cardiovasc Electrophysiol.* 2012; 23:996–1000.

26. Morton JB, Sanders P, Davidson NC, Sparks PB, Vohra JK, Kalman JM. Phased-array intracardiac echocardiography for defining cavotricuspid isthmus anatomy during radiofrequency ablation of typical atrial flutter. *J Cardiovasc Electrophysiol.* 2003;14:591–597.

27. Christopoulos G, Siontis KC, Kucuk U, Asirvatham SJ. Cavotricuspid isthmus ablation for atrial flutter: Anatomic challenges and troubleshooting. *Heart Rhythm Case Rep.* 2020;6:115–120.

28. Jongbloed MR, Bax JJ, van der Burg AE, Van der Wall EE, Schalij MJ. Radiofrequency catheter ablation of ventricular tachycardia guided by intracardiac echocardiography. *Eur J Echocardiogr.* 2004;5:34–40.

29. Schwartzman D, Zhong H. On the use of CARTOSOUND for left atrial navigation. *J Cardiovasc Electrophysiol.* 2010; 21:656–664.

30. Enriquez A, Supple GE, Marchlinski FE, Garcia FC. How to map and ablate papillary muscle ventricular arrhythmias. *Heart Rhythm.* 2017;14:1721–1728.

31. Kalman JM, Olgin JE, Karch MR, Hamdan M, Lee RJ, Lesh MD. "Cristal tachycardias": Origin of right atrial tachycardias from the crista terminalis identified by intracardiac echocardiography. *J Am Coll Cardiol.* 1998;31: 451–459.

32. Fisher WG, Pelini MA, Bacon ME. Adjunctive intracardiac echocardiography to guide slow pathway ablation in human atrioventricular nodal reentrant tachycardia: Anatomic insights. *Circulation.* 1997;96:3021–3029.

33. Peichl P, Kautzner J, Gebauer R. Ablation of atrial tachycardias after correction of complex congenital heart diseases: Utility of intracardiac echocardiography. *Europace.* 2009;11:48–53.

第 3 章

如何操作 ICE：从基础到进阶

Cameron Willoughby，DO

介绍

心腔内超声（ICE）实现导管和心脏结构的实时可视化，监测术中并发症，并直接显示无法通过透视或 3D 解剖标测识别的结构。ICE 还可以通过局部水肿形成和组织−导管贴靠来监测消融进展，尽管它不能测量贴靠压力。本章讲述了使用相控阵 ICE 获得所有心脏结构视图的技术。

适应 ICE 所需要的学习曲线通常较短。对心脏解剖和心脏结构的空间关系有准确的认识，有助于通过 ICE 快速准确地识别心脏结构。在手术过程中有一个准确的三维心脏模型作为参考是有益的。如果是新手或经验有限，可以尝试首先在简单消融过程中结合 ICE。此外，在手术的暂停期间（如拮抗抗凝等待期、组织水肿消退等待期，或评价手术结果时）可尝试操作导管和辨认心脏结构。

主切面（home view）

最基本的 ICE 切面是 home view。这可以通过将 ICE 导管在中立位送入右心房中部获得（**图 3.1** 和 ▶ 视频 3.1）。可见结构有：右心房（RA）、三尖瓣峡部（CTI）、三尖瓣前后瓣叶、右心室（RV）、右心室流出道（RVOT）。在本文中，除非另有说明，ICE 导管的移动将以主切面 "home view" 作

参照。如果发现在操作中无法判断方位，最好重置并返回 home view。

视频 **3.1** home view。ICE 位于中立位。右心房位于显示屏的上半部分，三尖瓣和右心室位于下半部分。主动脉瓣长轴在 2 点钟方向，右心室流出道在 4 ～ 5 点钟方向［00:06］。

导管操作

我们默认 ICE 显示屏幕均为标准设置，即屏幕显示信息由左向右、由上至下两个纬度确定，其中上是位于切面屏幕顶部中央的导管尖端。用钟面来描述一个结构在屏幕上的位置，12 点是屏幕的顶部中央，6 点是屏幕的底部中央（**图 3.2**）。

导管有四个基本操作：①前进 / 后撤；②前 / 后打弯；③旋转导管；④右 / 左打弯。在这些方向上的任何一个轻微的移动都可能使目标结构显示得更清晰。

前送导管，原屏幕右侧 3 点钟方向的解剖结构将来到屏幕的中央；后撤导管，原屏幕左侧 9 点钟方向的解剖结构将来到屏幕的中央。

导管前向打弯，将使 ICE 导管头端靠近屏幕中

图 3.1　主切面。ICE 导管置于中立位。右心房位于屏幕的上半部分。三尖瓣和右心室位于下半部分。主动脉瓣（AV）长轴在 1～2 点钟方向，右心室流出道在 4～5 点钟方向。

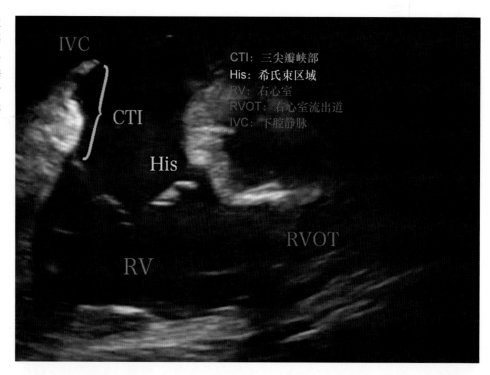

CTI：三尖瓣峡部
His：希氏束区域
RV：右心室
RVOT：右心室流出道
IVC：下腔静脉

图 3.2　时钟面板。在主切面的图像上叠加一个钟面，三尖瓣峡部位于 10 到 11 点钟方向。主动脉瓣长轴在 1 到 2 点钟方向，右心室流出道在 4 到 5 点钟方向。

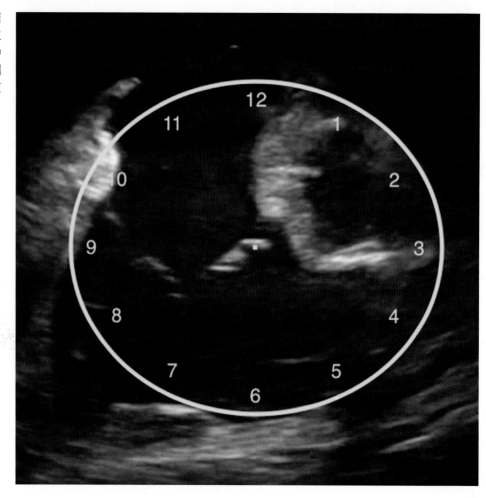

心显示的解剖结构，进而使该解剖结构的成像位置朝 3 点钟方向移动；导管背向打弯，将使 ICE 导管头端远离屏幕中心显示的解剖结构，进而使该解剖结构的成像位置朝 9 点钟方向移动。

　　顺时针旋转导管，通常由前向后扫描，使后侧的结构显示在屏幕中心，例如冠状窦口和左心房；逆时针旋转导管，由后向前依次扫描，使前侧的结构显示在屏幕中心，例如主动脉和右心室流出道。顺时针 / 逆时针旋转导管是一个常规的必要操作，大多数情况下为了聚焦目标区域的解剖结构，常常需要轻微顺 / 逆时针旋转导管以实现，尤其是当 ICE 导管需要进入某一心腔时。

　　导管向右打弯，使导管的头端朝右偏离起始位置；反之亦然，导管向左打弯，使其头端朝左偏离起始位置。导管左右打弯的微调，可进一步提高目标结构的清晰度，尤其是通过房间隔评估房间隔和左心房解剖结构时。

　　ICE 的应用价值还在于，可引导术者将消融导管顺利放置在目标位置。首先，应用 ICE 定位目标解剖结构，然后再定位消融导管的位置。当屏幕清楚显示消融导管时，再操作 ICE 导管回到目标解剖结构的切面，应用同样的操作手法使消融导管到达目标位置。例如，您想将位于左心房后壁的消融导管放置到华法林嵴上。首先用 ICE 导管找到华法林嵴，之后顺时针旋转找到消融导管；逆时针旋转再次找到华法林嵴并对消融导管应用相同的逆时针旋转操作将其放置到华法林嵴上。通常，只需要顺 / 逆时针旋转操作，但常常需要多次重复上述步骤才能指导消融导管精准到位。

无 X 线送入 ICE 导管

　　作为标准操作，我们常规通过左侧股静脉入路送入 ICE 导管。由于该血管常走行迂曲，我们通常使用 35 cm 的长鞘将 ICE 导管直接送入下腔静脉。如果导管的前缘（显示屏幕右侧大约在 3 点钟位置）存在无回声区，则可顺利地沿着相应的血管或心脏结构送入 ICE 导管（**图 3.3**）。当 ICE 导管从下腔静脉进入右心房时，常会误入肝静脉，判断

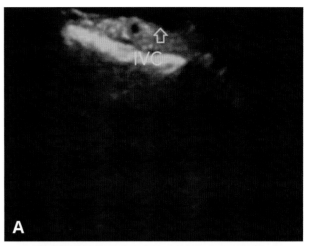

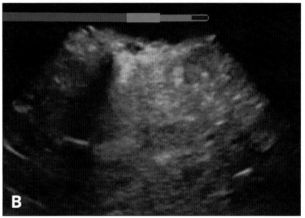

图 3.3　送入 ICE 导管。**A.** 箭头所示水平方向的无回声区为下腔静脉。**B.** ICE 导管通过下腔静脉的示意图。IVC，下腔静脉。

的标准为：当显示屏幕上全都是肝组织时，则提示 ICE 导管进入了肝静脉。这时通常需要回撤导管，重新调整导管方向进入右心房。如果送入 ICE 导管仍有困难，可将另一个导管（例如冠状窦导管）从同一血管入路送入，根据心腔内电图证实该导管进入心腔，再通过顺 / 逆时针旋转调整 ICE 导管，定位此前已放入心腔的导管，然后沿着该导管的走行将 ICE 导管送入心腔（**图 3.4**）。如果使用短的血管鞘送入 ICE 导管，静脉血管的分叉处常通过困难。可以通过前向打弯 ICE 导管，使其头端到达血管分叉处，轻微顺 / 逆时针旋转导管，使其分叉交界区清晰可见，当 3 点钟方向出现无回声区时，即可前送 ICE 导管（**图 3.5**）。当 ICE 导管从下腔静脉进入右心房困难时，也可应用上述方法来解决（**图 3.6**）。

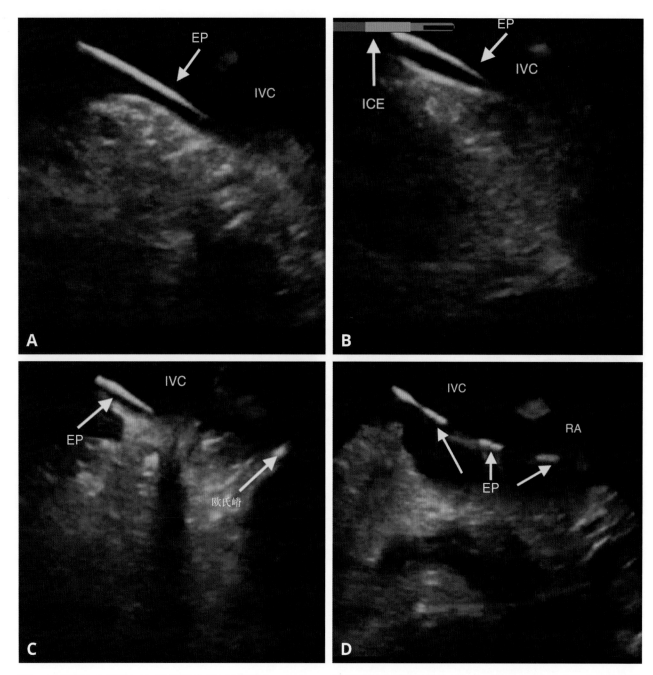

图 3.4 应用电生理（EP）导管导引 ICE 导管送入。**A.** 在 3D 模型和腔内电图的引导下将 EP 导管送入右心房，在下腔静脉内可见该导管。**B.** ICE 导管在持续可见 EP 导管的情况下向前推进。**C.** 当 ICE 导管接近下腔静脉–右心房交界处时，仍可见 EP 导管。**D.** 当 ICE 导管向右心房推进时，在右心房中可以看到 EP 导管远端电极。ICE，ICE 导管；IVC，下腔静脉，RA，右心房。

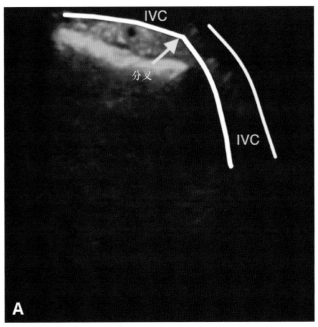

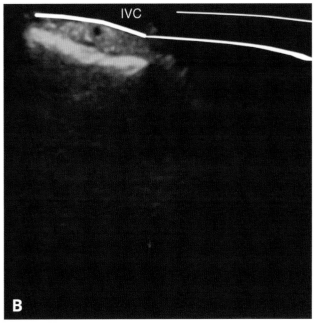

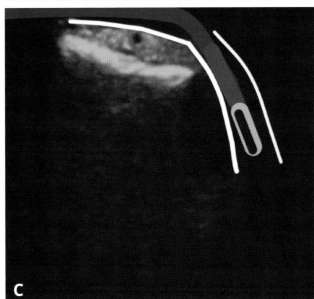

图 3.5　*血管分叉*。**A.** 下腔静脉呈锐角，ICE 导管无法自由进入。**B.** 将 ICE 导管前向打弯，使血管转折处位于屏幕 3 点钟位置，以顺利送入 ICE 导管。**C.** ICE 导管的路径示意图。一旦 ICE 导管通过转折处，应松开前向打弯，恢复中立位。IVC，下腔静脉。

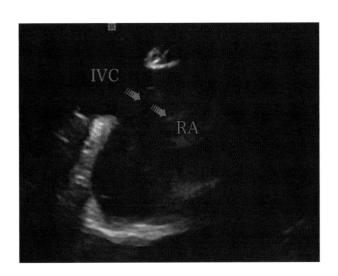

图 3.6　*下腔静脉-右心房交界*。下腔静脉-右心房交界处的孔状结构可能使得 ICE 导管通过困难，常通过前向打弯 ICE 导管来解决。IVC，下腔静脉；RA，右心房。

心脏结构

右心房

从 home view 切面，将 ICE 导管轻微前向打弯、并后撤可清楚显示三尖瓣峡部，进而通过顺时针（后侧 / 间隔侧）和逆时针（前侧 / 侧壁）旋转导管，可观察整个三尖瓣峡部情况，明确有无凹陷、隆起等解剖障碍，精确定位峡部的边缘，从而确定最佳的消融径线。

从 home view 切面顺时针旋转 ICE 导管，即可在屏幕的 6 点钟方向显示冠状窦口，1 ～ 3 点钟方向显示卵圆孔和房间隔下缘（**图 3.7**）。当冠状窦口较大时，在该切面将 ICE 导管前向打弯，同时轻微顺 / 逆时针旋转可将其送入冠状窦。这样，可更好地观察左心房的解剖结构。

从 home view 切面轻微逆时针旋转 ICE 导管至主动脉瓣长轴切面，可显示 Koch 三角区域，另外放置希氏束导管可帮助定位该区域。

从 home view 切面逆时针旋转并前送 ICE 导管，可在 3 ～ 6 点钟方向显示右心耳。在该位置，将 ICE 导管向左打弯，可进一步清楚地显示目标结构。这对于右心耳局灶起源的房性心动过速，以及在已植入心房起搏导线的患者中观察其他导管的操作避免影响到起搏导线很有帮助（**图 3.8**）。

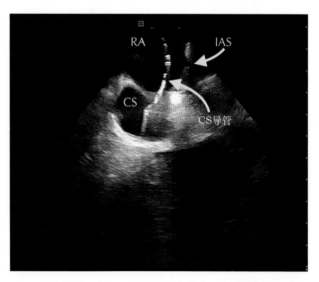

图 3.7 冠状窦。从 home view 切面顺时针旋转 ICE 导管，即可在屏幕的 6 点钟方向显示冠状窦口。可见送入冠状窦的冠状窦电极导管。CS，冠状窦；IAS，房间隔；RA，右心房。

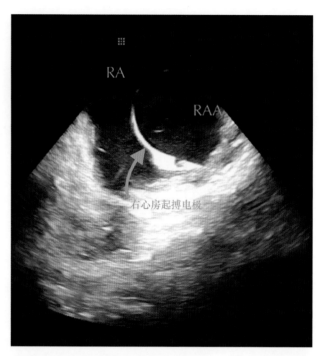

图 3.8 右心房起搏电极导线。从 home view 切面逆时针旋转 ICE 导管，可见右心耳存在起搏电极导线。RA，右心房；RAA，右心耳。

从右心耳切面进一步逆时针旋转 ICE 导管，当梳状肌在切面上消失时，可显示出右心房的界嵴。

从 home view 切面顺时针旋转 ICE 导管，当显示出卵圆孔时，同时背向打弯、前送导管，即可在 4 ～ 5 点钟方向显示上腔静脉。

右心室

从 home view 切面，将 ICE 导管前向打弯，可显示右心室，进而通过顺 / 逆时针旋转导管，可以进一步显示右心室的目标区域。

从 home view 切面轻微逆时针旋转 ICE 导管可显示希氏束区域，这时主动脉瓣长轴和近端升主动脉位于 2 ～ 3 点钟方向。

为了获得更多的右心室解剖信息，可以将 ICE 导管送入右心室。具体操作如下：从 home view 切面前向打弯，同时轻微顺 / 逆时针旋转，在不影响三尖瓣环启闭的情况下，轻柔推送 ICE 导管入右心室。在该过程中，三尖瓣相关解剖将由显示屏幕的 6 点钟方向移向 3 点钟方向。一旦 ICE 导管跨过三尖瓣，松开导管的前向打弯（**图 3.9** 和 ▶ **视频 3.2**），轻微顺 / 逆时针旋转同时前送或后撤导管，即可在

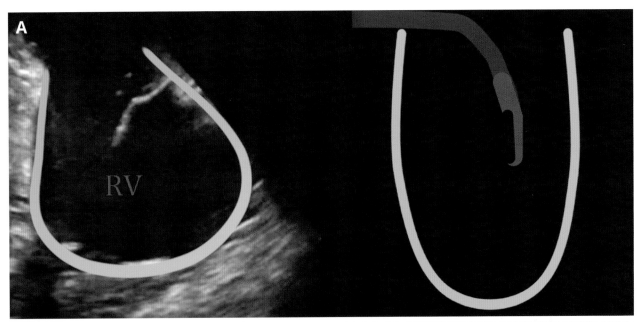

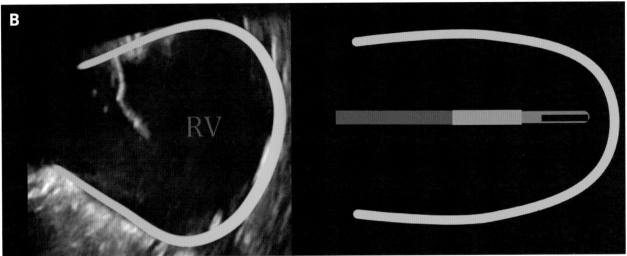

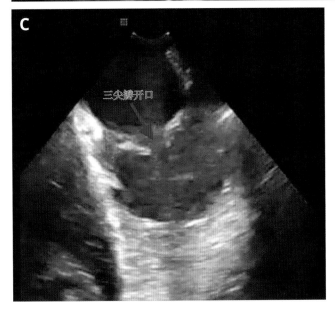

图 3.9 ICE 放置在右心室内。**A.** 从 home view 切面观察右心室。**B.** 从 home view 切面前向打弯、前送 ICE 导管，将把右心室影像移至屏幕的 3 点钟方向。**C.** 当 ICE 导管进入右心室时，尽可能将三尖瓣保持在显示屏的中央位置。RV，右心室。

4 ~ 6 点钟方向显示右心室流出道。如果需要，可通过 ICE 控制面板翻转显示屏上下方向，调整后右心室流出道将出现在 10 ~ 12 点钟方向（**图 3.10**）。

视频 3.2　右心室切面。从 home view 切面前向打弯，同时轻微顺 / 逆时针旋转，在不影响三尖瓣环启闭的情况下，将 ICE 导管送入右心室，进入右心室后松开导管的弯度，然后再顺时针旋转导管，依次可见显示出右心室、室间隔、左心室、左心房 [00：30]。

房间隔

从 home view 切面顺时针旋转同时背向打弯，

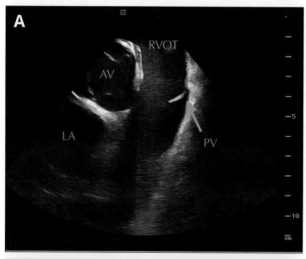

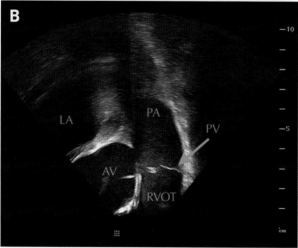

图 3.10　右心室流出道。**A.** 从右心室观察右心室流出道，同时可以显示主动脉瓣和左心房。**B.** 可以翻转显示屏的上下方向，来观察右心室流出道。AV，主动脉瓣；LA，左心房；PV，肺动脉瓣；PA，肺动脉；RVOT，右心室流出道。

可显示房间隔（**图 3.11** 和 ▶ **视频 3.3**）。另外，还可以从右心室切面来观察房间隔（见 "右心室" 部分）。一旦 ICE 导管进入右心室，顺时针旋转导管，由前向后，依次会观察到右心室、室间隔、左心室、二尖瓣、左心房（▶ **视频 3.4**）。显示左心房时，常需要轻微后撤导管即可显示房间隔切面，房间隔位于 8 ~ 11 点钟方向。进行该操作时，ICE 导管很容易从右心室脱出，因此操作需轻柔。另外，由于在平卧位，液体很容易聚集在左心室后基底部，因此，当存在心包积液时，很容易从该切面观察到（**图 3.12**）。

视频 3.3　房间隔切面。从 home view 切面顺时针旋转 ICE 导管，直至显示出房间隔切面 [00：06]。

视频 3.4　从房间隔切面观察左心房。首先在 6 点钟方向显示出二尖瓣，进一步顺时针旋转，即可依次显示出左上肺静脉（4 点钟）、左下肺静脉（5 点钟）、右下肺静脉（6 点钟），最后显示出的是右上肺静脉（5 点钟）。在左、右肺静脉切面之间的左心房后壁切面，可见与之伴行的食管。该患者在观察右肺静脉时，不需要 ICE 导管打左弯，即可获得不错的影像 [00：15]。

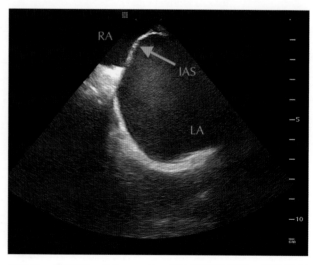

图 3.11　房间隔。从 home view 切面顺时针旋转，即为房间隔切面。IAS，房间隔；LA，左心房；RA，右心房。

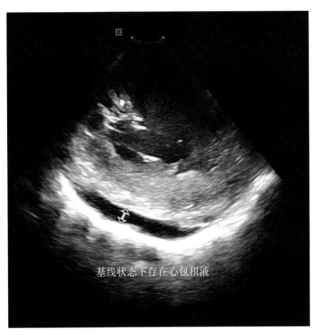

图 3.12　心包积液。将 ICE 导管送入右心室来观察心包积液。每例手术开始时，均应将 ICE 导管送入右心室，前后扫描来评估基线状态下有无心包积液。

经过适当的抗凝治疗之后，ICE 导管可经由未闭合的卵圆孔 / 房间隔缺损，或通过房间隔穿刺术，进入左心房。房间隔缺损可直接通过影像证实或因穿间隔导丝直接通过缺损放置 / 保留而证实。为通过房间隔缺损处，可前向打弯 ICE 导管，使导管头端朝向卵圆孔 / 房间隔缺损或导丝，前送 ICE 导管，同时结合轻微顺 / 逆时针旋转，使卵圆孔 / 房间隔缺损或留置导丝位于显示屏幕中。房间隔及其缺损 / 导丝将位于屏幕 3 点钟方向。当房间隔消失在屏幕视野中时，证实 ICE 导管进入左心房。一旦 ICE 导管进入左心房，将获得更清楚的左心房解剖结构超声影像。

左心房

ICE 导管可以分别从右心房、左心房、冠状窦和右心室来观察左心房。当从右心房观察左心房时，应选取房间隔切面。如果卵圆孔较薄，可以前向打弯 ICE 导管使其头端靠近卵圆孔，从而获得较好的左心房影像；如果房间隔较厚，常导致左心房影像质量较差。在房间隔切面，逆时针旋转 ICE 导管，可显示二尖瓣。从二尖瓣切面顺时针旋转 ICE 导管，首先显示的是左心耳（4 ～ 5 点钟方

向）；进一步顺时针旋转导管，出现的是左上肺静脉（3 ～ 4 点钟方向），随后是左下肺静脉（4 ～ 5 点钟方向）；继续顺时针旋转导管，可以显示左心房后壁，以及呈水平走行的食管（**图 3.13**）；继续顺时针旋转导管，依次出现的是右下、右中、右上肺静脉，位于 7 ～ 5 点钟方向。此外，当位于右肺静脉切面时，适当打左弯，可以获得更好的右肺静脉影像（**图 3.14**）。我们可以根据右上肺静脉与肺动脉毗邻的解剖特点，很容易识别出右上肺静脉（视频 3.4）。

当 ICE 导管进入左心房内时，显示的解剖同上述类似，但图像质量更为清楚。

也可以把 ICE 导管送入右心室来观察左心房。进入右心室后，顺时针旋转 ICE 导管，从前至后依

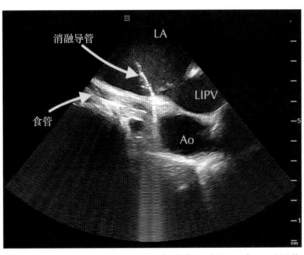

图 3.13　将 ICE 导管送入左心房内来观察左心房，可见位于左心房后壁呈水平走行的食管。Ao，主动脉；LA，左心房；LIPV，左下肺静脉。

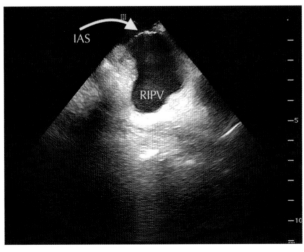

图 3.14　右下肺静脉。ICE 导管打左弯，可以更好地通过房间隔显示右下肺静脉。IAS，房间隔；RIPV，右下肺静脉。

次可以显示出右心室、室间隔、左心室、二尖瓣、左心房。进一步顺时针旋转导管，可在 5 点钟方向显示与二尖瓣邻近的左心耳、左心耳的嵴部、左上 / 左下肺静脉（**图 3.15** 和 ▶ **视频 3.5**）。当 ICE 导管位于右心室时，对于右肺静脉的观察是较为困难的，我们可以通过较多的逆时针旋转、并后撤 ICE 导管，有可能在屏幕的 6 ～ 7 点钟方向看到与房间隔毗邻的右肺静脉。

视频 3.5　从右心室切面观察左心房。ICE 导管在右心室时，顺时针旋转导管直至显示出左心房。5 点钟方向是左肺静脉，11 ～ 12 点钟方向是主动脉瓣，右冠窦在上、无冠窦毗邻房间隔，左冠窦靠近二尖瓣。可以看到左主干起源于左冠窦［00:15］。

左心室

　　ICE 观察左心室最好的方法是将 ICE 导管放入右心室（见"右心室"部分），通过顺时针旋转导管，由前向后依次可以看到右心室、室间隔对应侧的左心室结构。如果需要的话，可以通过 ICE 控制

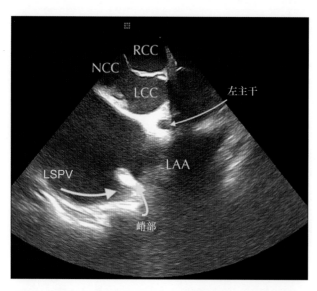

图 3.15　从右心室观察左心房。显示屏 11 ～ 12 点钟方向是主动脉瓣，顶部为右冠窦，毗邻房间隔的是无冠窦，靠近二尖瓣的是左冠窦，可见左主干动脉起源于左冠窦，左心耳位于显示屏的中央，位于左心耳和左上肺静脉间的嵴部将两者分开。LAA，左心耳；LCC，左冠窦；LSPV，左上肺静脉；NCC，无冠窦；RCC，右冠窦。

面板翻转显示屏的左右方向，调整后的影像类似于经胸超声心动图的胸骨旁长轴切面（**图 3.16**）。

　　如何辨别左心室前侧、后内乳头肌，有时存在一定的挑战，两者均可毗邻于左心室流出道。一般来说，顺时针旋转 ICE 导管，可显示左心室短轴前面和前侧乳头肌；逆时针旋转 ICE 导管，可显示后内乳头肌，这时的左心室相对更饱满一些（**图 3.17**、**图 3.18** 和 ▶ **视频 3.6**）。

视频 3.6　从右心室切面观察左心室。显示屏已经进行了左右翻转。ICE 导管在右心室时，顺时针旋转导管，首先显示的是后内乳头肌和与其贴靠的消融导管，进一步顺时针旋转，可依次显示出前侧乳头肌、左心室流出道［00:10］。

　　在房间隔切面，将 ICE 导管打前弯，可以显示出二尖瓣环。逆时针旋转导管，可以显示二尖瓣环的前侧结构；顺时针旋转导管，可以显示出二尖瓣环的后侧结构。当 ICE 导管在右心室切面时可通过顺 / 逆时针旋转导管以观察二尖瓣环，其前叶邻近左心室流出道；后叶邻近左心耳。

　　当消融导管由二尖瓣进入左心室时，可以从右心室切面或房间隔切面观察到。当消融导管经主动脉逆行途径进入左心室时，可在 home view 切面轻

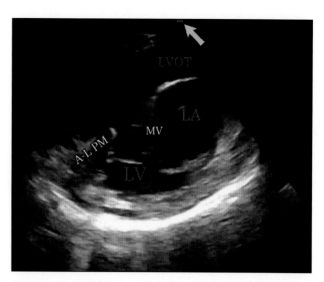

图 3.16　ICE 导管从右心室观察左心室。通过 ICE 控制面板翻转显示屏的左右方向，调整后的影像类似于经胸超声心动图的胸骨旁长轴切面。A-L PM，前侧乳头肌；LA，左心房；LV，左心室；LVOT，左心室流出道；MV，二尖瓣。

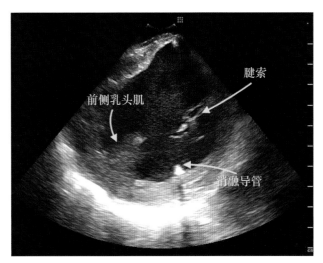

图 3.17　左心室前侧乳头肌。ICE 导管从右心室观察左心室前侧乳头肌。

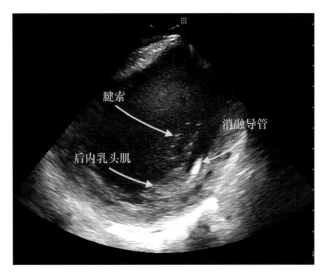

图 3.18　左心室后内乳头肌。ICE 导管从右心室观察左心室后内乳头肌，同时可以看到与其毗邻的消融导管。

微逆时针旋转，获得主动脉瓣长轴切面，从此切面可以观察消融导管跨过主动脉瓣进入左心室的过程。

主动脉瓣和近端升主动脉

ICE 可以通过长轴、短轴两个切面来观察主动脉瓣。长轴切面：从 home view 切面逆时针旋转 ICE 导管，即可获得主动脉瓣的长轴切面，在该切面的 3 ～ 4 点钟方向为无冠窦（因其靠近 ICE 探头，位于屏幕上方）、右或左冠窦（屏幕下方）以及朝右上走行的近端升主动脉。在该切面，有时很

难区分左冠窦和右冠窦，一般可以通过增加逆时针旋转（朝前）显示出右冠窦，顺时针旋转（朝后）显示出左冠窦（**图 3.19**）。

主动脉瓣短轴切面可以更好地区分不同的冠状窦，可以将 ICE 导管送入右心室，顺时针旋转，由前向后可依次显示出右心室、室间隔、左心室、二尖瓣、左心房。当显示左心房时，轻轻回撤导管，即可显示主动脉瓣短轴切面，4 ～ 6 点钟方向为左冠窦，12 ～ 3 点钟方向为右冠窦，7 ～ 11 点钟方向为无冠窦（图 3.15 和视频 3.5）。左、右冠状动脉开口，可以结合 ICE 的血流多普勒功能来确定。

结论

ICE 可以提供实时、全面的心脏结构影像，同时可以监测消融导管的移动，以及消融导管与组织的贴靠，这使得术者在操作导管的时候更有信心，并可进一步提高手术的安全性。通过不断地更新导管消融术中应用 ICE 切面的图库，我们中心一直在探索更好地利用 ICE 的新方法。对 ICE 越熟悉，术者就可以发现更多、更实用、更好地观察手术目标结构的切面，以便 ICE 更好地服务于导管消融术。

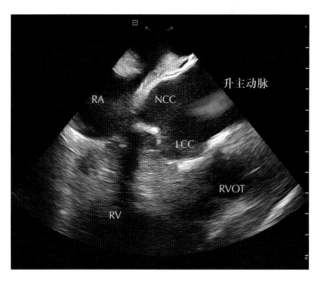

图 3.19　主动脉瓣长轴。在长轴切面，可以显示出无冠窦和左冠窦，以及右心室流出道。LCC，左冠窦；NCC，无冠窦；RA，右心房；RV，右心室；RVOT，右心室流出道。

参考文献

1. Jongbloed MR, Schalij MJ. Clinical applications of intracardiac echocardiography in interventional procedures. *Heart.* 2005;91(7):981–990.

2. Bartel T, Müller S. Why is intracardiac echocardiography helpful? Benefits, costs, and how to learn. *Eur Heart J.* 2014;35(2):69–76.

3. Hijazi ZM, Shivkumar K. Intracardiac echocardiography (ICE) During interventional & electrophysiological cardiac catheterization. *Circulation.* 2009;119(4):587–596.

4. Cummings JE, Schweikert RA, Saliba WI, et al. Assessment of temperature, proximity, and course of the esophagus during radiofrequency ablation within the left atrium. *Circulation.* 2005;112:459–464.

5. Ren JF, Marchlinski FE, Callans DJ. Real-time intracardiac echocardiographic imaging of the posterior left atrial wall contiguous to anterior wall of the esophagus. *J Am Coll Cardiol.* 2006;48:594–595.

6. Armstrong WF, Ryan T. *Feigenbaum's Echocardiography, 7th ed.* Philadelphia, PA. Lippincott Williams & Wilkins. 2011.

第 4 章

如何应用 ICE 进行房间隔穿刺

Paul C. Zei，MD，PhD；Hany Demo，MD；Oliver D'Silva，MD；Mansour Razminia，MD

介绍

房间隔穿刺（TSP）是许多电生理手术中不可或缺的步骤，包括房颤消融、其他左心房和左心室标测和消融手术，以及其他一些介入性手术，如左心耳封堵或二尖瓣修复术。进入左心房和左心室心内膜侧最常用的方法是房间隔穿刺（对于左心室标测 / 消融，也常使用逆行主动脉法进入）。一旦进入左心房，导管、鞘管或导丝可以在左心房或左心室推送或保留，以确保保留进入左心的通路。

在本章中，我们将介绍房间隔穿刺的基本原理和两种常见方法。在第一部分中，我们讲述使用房间隔穿刺针进行房间隔穿刺的方法，而在第二部分中，将讲述使用非创伤的、具射频能量、特别是可在 ICE 下显示的导丝辅助进行房间隔穿刺（Versacross，Baylis Medical）。

方法原理

房间隔（IAS）是一种薄的膜性结构，由沿卵圆窝重叠的原始间隔和继发间隔组成，分隔开左右心房（**图 4.1**）。房间隔穿刺即利用这种相对容易的通路行临时开窗术以进入左侧心腔，由此可将鞘管、导管或其他设备轻松送入左心房，如果需要的

话，还可以跨过二尖瓣进入左心室。这些仪器和装置可以使用其近端操纵装置到达目标位置来进行标测、释放消融能量，或释放装置。虽然在房间隔穿刺术后的最初几周内可以看到持续性房间隔缺损的显著发生率，但绝大多数房间隔缺损没有血流动力学改变或临床意义，前瞻性评估发现随访 12 个月后大多数可闭合[1]。

传统的房间隔穿刺方法利用透视引导穿刺，包括推送鞘管和扩张器进入上腔静脉，在扩张器内推送穿刺针，并整体回撤，直到扩张器尖端紧邻薄的卵圆窝。然后出针，用机械的力量穿透隔膜，进入左心房。可使用各种方法将扩张器以及鞘管推送入左心房。鞘管可以为需要进入的导管 / 器械保留左心房通路。在某些手术中可能需要第二次房间隔穿刺。

在向无 X 线手术转变的过程中，房间隔穿刺通常是许多术者最不愿脱离透视帮助的手术步骤。人们普遍担心的是，需要确定进入的是左心房而非其他心脏腔室，如何以适当的力度安全地推送扩张器和鞘管，如何识别和监测从上腔静脉到卵圆窝的"下拉"过程，以及如何在没有传统术者熟悉的指示标的情况下进行第二次房间隔穿刺。对于大多数操作人员来说，要解决所有这些问题，就必须掌握 ICE。ICE 不仅可以让操作人员用同等的信息替代所有传统的基于透视的解剖标识和指示，而且在笔者看来，它可以让操作人员获得更好的信息，从而

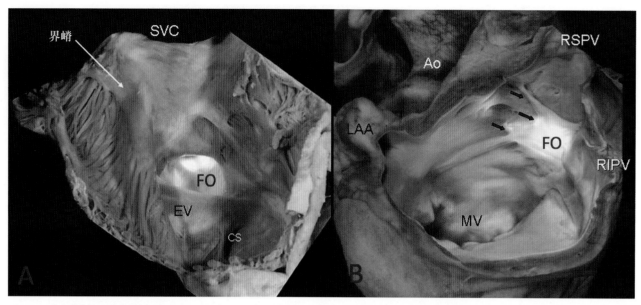

图 4.1　房间隔右心房侧解剖显示了进行房间隔穿刺的相关信息。**图 A** 从右心房看房间隔，**图 B** 从左心房看房间隔。卵圆窝是房间隔穿刺常用的目标位置，从相对的两个心房都可被透照。注意右心房中上腔静脉（SVC）、主动脉根部（Ao）、卵圆窝（FO）、三尖瓣（已切掉）、欧氏瓣（EV）和冠状窦（CS）的关系。特别是，下拉过程将需要了解鞘套 / 扩张器 / 穿刺针装置如何从上腔静脉向卵圆窝移动。此外，在手术目标（肺静脉消融、左心室消融等）不同时，拟进行的房间隔穿刺部位与左心房结构的关系也在文中进行了讨论。**图 B** 显示了卵圆窝与右侧肺静脉（PV）和二尖瓣（MV）的关系。LAA，左心耳；RIPV，右下肺静脉；RSPV，右上肺静脉。

更安全、更有效地完成房间隔穿刺。

　　ICE 指导下的房间隔穿刺步骤有数个不同版本。存在一些相同的内容和步骤，但在常用的方法中有重要的区别。在不依赖 ICE 的情况下，通过电解剖（EA）标测系统可视化的标测导管引导鞘管 / 扩张器 / 穿刺针装置进入卵圆窝的方法的详细描述超出了本文的范围。但简单地说，这种方法包括使用电解剖模型来识别房间隔穿刺的关键解剖标志，可能使用术前已完成的影像［计算机断层成像（CT）、磁共振成像（MRI）］，并使用标测和（或）消融导管在电解剖模型上识别卵圆窝。之后通过标测导管送入长鞘至卵圆窝的位置，本质上是用标测导管替代了导丝。之后依次将扩张器和穿刺针送入该位置。许多术者要么使用可以在标测系统上可以直接显示的穿刺针，要么调整标测系统和穿刺针以允许穿刺针在标测系统中显示[2]。然后使用穿刺针进行穿刺，与本节中描述的其他方法类似。

　　与此相反，大多数实施房间隔穿刺手术的术者在无 X 线的情况下广泛使用 ICE 来指导手术。在本节下文中，我们将描述 ICE 引导的房间隔穿刺的常见方法和技术上的重要变化，也将讨论重要的提示和技巧。

操作细节

基本设置，血管通路

　　基本血管通路在其他地方已进行描述。对于房间隔穿刺，在获得股静脉入路后，我们的实践经验是立即给予负荷量肝素，目标值为达到激活凝血时间（ACT）大于 300 s。ICE 导管推送至右心房不需要透视，使用 ICE 图像和触觉反馈作为指导，在本文的其他地方也已描述。

推送器械进入心脏

　　将导丝、鞘管和扩张器推送入上腔静脉最好在 ICE 可视化下进行。ICE 导管进入 home view，长导丝（J 端）可以通过短股鞘进入右心房。在大多数情况下，此视图可以立即在右心房腔内看到导丝（**图 4.2**）。然而，需要注意的是 ICE 图像只提供了单一的平面视图，因此如果导丝恰好在 ICE 平面后

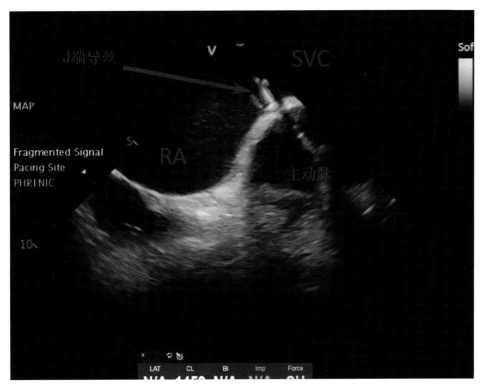

图 4.2 在右心房中显示导丝，为 ICE 在 home view 显示的右心房图像。在此切面推送导丝，导丝可在图像中显示，如图中 J 端导丝。通过轻微的前（逆时针）弯和后弯，可以看到右心耳和三尖瓣，这样可以看到导丝进入右心室或右心耳，可及时回撤避免损伤这些结构。在此切面，ICE 导管轻微前向逆时针旋转可显示主动脉，并显示导丝进入上腔静脉的路径。RA，右心房；SVC，上腔静脉。

面进入右心房甚至走行更远，也可能看不到它。最简单、最安全的方法是推送导丝至遇到阻力。如果在 ICE 的 home view 中看不到导丝，只需缓慢旋转 ICE 扫描 360°。如果导丝确实在心脏内，扫描过程中可显示。如果阻力来源于未进入心脏部位，那么当然看不到导丝。在这种情况下，只需少量回撤导丝后再次送入。可以重复以上步骤，直到最终在 ICE 上显示导丝。

上腔静脉及其他

一旦看见了导丝，即可推送导丝到上腔静脉（**图 4.3**）。为了在 ICE 上显示上腔静脉，可从 home view 位顺时针方向轻微旋转 ICE 导管，直到看到房间隔（见图 4.3）。在此位置轻微打后弯、右弯即可显示上腔静脉。在笔者看来，在 ICE 上可靠地显示上腔静脉是开展 ICE 引导房间隔穿刺的关键技能。幸运的是，这是一种相对较容易掌握的技能。常用两种方法。有些术者打足够的后弯和右侧弯，

使上腔静脉显示长轴切面，在长轴切面上所有进入的器械都可清晰显示（见图 4.3）。在整个下拉过程中都以相对"放手"的方式维持此切面。然而，一个常见的问题是，ICE 导管通常只是漂浮在右心房侧壁内，因此图像可能不稳定，需要始终进行调整。另一种常用的方法是将 ICE 导管推进到上腔静脉内，这可使视图更加稳定。然后，在下拉器械过程中，ICE 导管通常与鞘管一起回撤，使扩张器尖端在视图切面内持续可见，直到房间隔位置。这种方法的优点是能够一直追踪扩张器尖端，一般来说下拉过程在视图中较稳定。然而，理想情况下这需要 2 名操作人员，或者在下拉过程中依次调整 ICE 导管和鞘管，这可能具有挑战性。

沿着上腔静脉，有多个解剖标识可以帮助 ICE 图像定位（图 4.3）。注意主动脉弓在上腔静脉前侧；当主动脉弓可见时，ICE 导管朝向前方。右肺动脉分支位于主动脉弓稍后侧、靠近间隔，因此显示右肺动脉时 ICE 导管通常是朝向间隔。在 ICE 导管下拉过程中如显示房间隔，证实这可能是正确的方向。

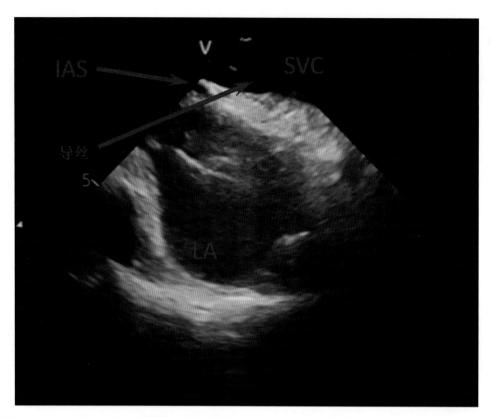

图 4.3　ICE 导管位于右心房内，显示上腔静脉及其中的导丝。ICE 向后及向右打弯，通常很容易显示上腔静脉。如图所示，通常显示上腔静脉长轴切面，以便在更大的视野中安全地看到导丝、鞘管和扩张器。另外，如图所示，ICE 导管本身可以部分进入上腔静脉，以便 ICE 导管处于更稳定的位置观察导丝。在本图像中，可以看到导丝在上腔静脉内，毗邻房间隔，以及房间隔后的左心房。IAS，房间隔；LA，左心房；SVC，上腔静脉。

正如在基于放射线的方法中所证实的，下拉过程中扩张器 / 鞘管尖端在接近房间隔时将遇到主动脉根部的突出部分。当然，在大多数患者中，主动脉根部位于房间隔的前侧和上方。然而，也存在一些常见的变异，包括房间隔和主动脉根部位于同一水平，这样的话房间隔即位于主动脉根部的正后方。因此，当鞘管对向主动脉根部时，将 ICE 导管稍微顺时针和逆时针旋转有助于判断二者的关系。在两者更水平的解剖结构中，不需要进一步下拉鞘管（这通常会导致穿刺位点太靠前），而是应该稍微顺时针旋转鞘管并微微下拉，以便更好地将穿刺位点朝向后侧。

此时，房间隔显示良好（图 4.4）。为了优化目标区域房间隔的显像，通常 ICE 导管稍微打后弯，因为它可以更好地观察房间隔及其与鞘管 / 扩张器 / 穿刺针的关系。ICE 的巨大优势在于能够精确定位房间隔穿刺位置。对于左心室标测 / 消融、左心耳封堵、二尖瓣介入，需要穿刺位点更靠前，而对于肺静脉消融，怀疑后侧或后外侧旁路消融和标测，则需要穿刺位点更靠后。基于这一点，理解 ICE 上看到的左心房结构及其与房间隔的关系是至关重要的。如图 4.4 所示，ICE 朝向前的切面可显示左心房前部结构，包括二尖瓣和左心耳，并可看到主动脉根部。稍向后的切面，可能是肺静脉消融的理想切面，将显示左侧肺静脉。有时，可以看到左心耳嵴部和左上肺静脉，而在另一些患者的切面，会显示左上和左下肺静脉。此外，当出现真正的左心房后壁（通常毗邻食管或降主动脉）时，房间隔的位置通常过于靠后，既存在房间隔穿刺过程中穿透左心房后壁的风险，也可能在进行大面积环肺静脉消融手术时，难以操纵消融导管沿右肺静脉前沿移动。同样，如果穿刺位置过于靠后，冷冻球囊或其他球囊进入右侧肺静脉也会增加不必要的难度。我们建议在下拉鞘管前评估每位患者的房间隔解剖，以规划最理想的房间隔穿刺位点，并预估可能遇到的任何解剖挑战，如弹性房间隔或突出、增厚的边

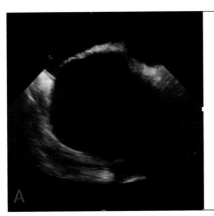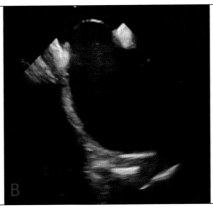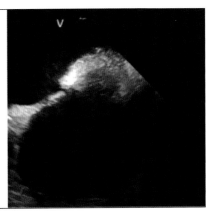

图 4.4 ICE 显示的房间隔。我们建议在下拉操作前用 ICE 评估房间隔（IAS），以预估解剖上可能存在的挑战。**图 A** 为"正常"房间隔，可见正常的卵圆窝和边缘。**图 B** 为弹性房间隔，从左到右弓状突出，提示左心房压力升高。**图 C** 显示增厚的脂肪瘤样边缘。请注意，这使得右心房的显像质量很差。本文讨论了在这种常见情况下改善左心房视图的方法。请参阅 ▶ 视频 **4.1** ～ **4.3**。

视频 4.1 显示房间隔的解剖变异。视频 A 显示了一个"正常"房间隔［00:11］。视频 B 显示一个弹性房间隔［00:10］。视频 C 显示中度增厚的边缘。注意，在边缘增厚的情况下，左心房结构仍然可以很好地显示出来［00:12］。视频 D 显示增厚的边缘，并可见一个小的、不连续的卵圆窝［00:13］。视频 E 可见明显增厚的边缘。请注意左心房显像很差［00:18］。视频 F 显示增厚的边缘。但请注意，通过打后弯和轻微回撤，可能改善左心房视图［00:13］。

视频 4.2 显示房间隔穿刺过程。视频 A 显示针被下拉／落入房间隔边缘［00:05］。视频 B 显示穿刺针在房间隔形成帐篷征［00:05］。视频 C 显示发放射频能量，在左心房中形成微气泡［00:05］。视频 D 显示扩张器安全地位于左心房，其尖端安全地位于左心房中央［00:05］。

视频 4.3 当进行第二次房间隔穿刺时，两个左心房视图比较视频。视频 A，第一次房间隔穿刺的导管保留在心房中央，使得第二次房间隔穿刺的鞘管和导管显示不清［00:12］。视频 B，第一根导丝进入右上肺静脉，从而可以清楚地显示左心房的其余部分［00:22］。

缘（脂肪瘤间隔），如图 4.4 中的示例所示。

ICE 引导下使用房间隔穿刺针进行房间隔穿刺

穿刺针——细节及变化

一旦沿着房间隔达到预期的穿刺位置，穿刺针就可从扩张器中伸出，直接靠近房间隔。然而，在使用穿刺针之前，特别是如果穿刺针和（或）鞘管／扩张器是术者不熟悉的特殊型号，在进入身体之前，应评估完全伸出的穿刺针和鞘管／扩张器之间的关系（即，针头会从扩张器尖端伸出多少）。这样，在房间隔穿刺过程中就可以有把握地知道穿刺针的精确伸出距离。如果出针导致穿刺位点偏离预期位置，只需缩回穿刺针并重新定位。根据笔者的经验，很少需要完全撤回穿刺针，可用导丝代替重新进入上腔静脉。

有数种针可用来进行房间隔穿刺。标准的和最常用的针是 Brockenbrough 针（美敦力，雅培）。这是一根有中心腔的钢针。有一个很细的针芯可以通过中心腔送入，但在实践中很少使用针芯。针尖是锋利的，用锋利的穿刺针使用机械的力量刺穿房间隔以进行穿刺，为扩张器和鞘管建立通路。许多术者在扩张器安全穿过房间隔后立刻撤出穿刺针，并通过扩张器管腔送入导丝进入左心房。通常将导丝置入左侧肺静脉之一使"导丝"成为安全的"轨道"，可将扩张器和鞘管安全地导入左心房。

另外，还可以使用射频针（Baylis）进行初始穿刺，随着使用的增加，射频针尤其适用于零射线房间隔穿刺。这种穿刺针（**图 4.5**）可通过针尖发放射频短脉冲，在房间隔内形成一个小孔，从而无需在穿刺过程中推送穿刺针。理论上，这将使房间隔穿刺过程更可控，也可能更安全。与 Brockenbrough 针不同，这种穿刺针的针尖是钝的，因此，这种针的机械穿刺非常少见，仅在房间隔特别薄的情况下，偶尔出现机械穿刺进入左心房。这种针需要专用的射频发生器（Baylis，图 4.5），射频的典型设置范围为 5 W（最高可达 25 W），射频传输时间为 1～2 s。针头内有一个小管腔，可以方便地注入生理盐水，但由于造影剂和血液的黏度较高，注入和抽出造影剂和血液都很困难。此外，管腔内不能通过导丝。正如一个大型多中心病例系列所显示的那样，相当一部分病例使用射频针进行房间隔穿刺，均获得了成功，且并发症的发生率非常低[3]。

穿刺

我们更喜欢基于射频的系统（Baylis Medical），因为它穿刺过程更可控。根据我们的经验，无论是纤维化还是弹性房间隔，机械穿刺都可能增加用力过度的风险，后壁穿孔的风险也增加。如果不能获得射频针，可以使用 bovie 系统（bovie 发生器、接地垫、bovie 笔）将切割能量传递给针尖。我们通常使用 bovie 设置为 5 W，具有切割功能，一旦针尖到达预期位置，只需在针的近端简单地"敲"一下 bovie 笔，就可以沿着房间隔进行穿刺。

使用射频针，一旦发送射频，可以看到针立即穿过房间隔。在左心房内的 ICE 可以看到射频能量产生的气体微气泡（**图 4.6**）。有经验的术者可以自信使用 ICE 确认已正确进入左心房，而不是穿刺不充分或穿刺至主动脉。然而，如果不确定或经验不足，则应进行再次确认。通过针腔注射生理盐水不仅可以评估是否正确进入左心房，还可以评估针/扩张器尖端的准确位置。另外，可以通过针腔传导的左心房压力以排除主动脉穿刺。通常我们会推送扩张器以覆盖针尖。然后可以将扩张器尖端留置于左心房中心（图 4.6）。

穿刺之外：困难的部分

一旦扩张器位于左心房中心位置，需推送鞘管穿过扩张器进入左心房。这一步通常是最具挑战性的。在一个人学习曲线的早期阶段，可能会担心过于用力地推送鞘管。这种担心是合理的。一旦鞘管克服房间隔的阻力，将鞘管直接推过包含穿刺针部分回撤的扩张器可能导致整个装置过度向前跳跃。因此，另一种方法是额外将导丝送入扩张器腔内（**图 4.7**）。这一步的另一个好处是可以利用导丝的

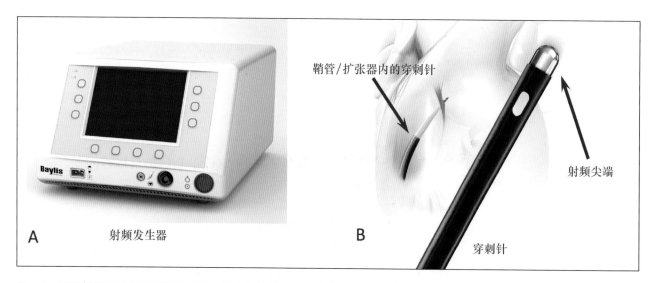

图 4.5 基于射频的房间隔穿刺针系统。针尖是钝的，可以最大程度地减少无意的机械穿刺（**图 B**），还有一个专用的射频发生器（**图 A**）。请注意图 B 中显示了钝头射频发放尖端（**放大图**），以及在鞘管和扩张器内的穿刺针穿过房间隔时的示意图（Baylis 医疗有限公司保留所有权利，经许可使用）。

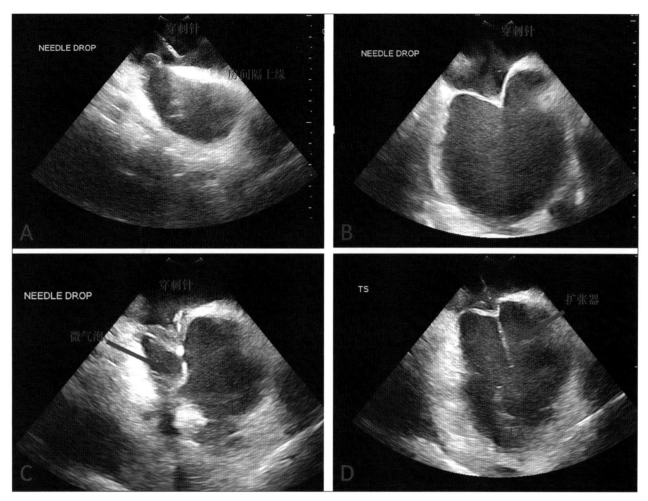

图 4.6　ICE 导管位于右心房中部，显示使用射频针进行房间隔穿刺时的房间隔和左心房。如图显示 ICE 上逐步观察房间隔穿刺过程。**图 A**，穿刺针靠近房间隔边缘。此时，可以对穿刺针的前后位置进行小的调整。**图 B**，针被下拉了几毫米，定位在房间隔正中，可见帐篷征。**图 C** 显示穿刺位点。ICE 图像显示了射频在针尖发放时的静止状态。如图所示，可以立即看到左心房腔内的微气泡，确认已正确进入左心房。**图 D**，扩张器成功地通过针进入左心房中部。注意扩张器的尖端距离任何左心房壁都是安全的。LA，左心房。

高回声特性。导丝在左心房内，从扩张器到导线的交接处通常很容易看到。通常将导丝放置在左侧肺静脉内，提供一个"轨道"，沿着导丝安全地推送鞘管覆盖扩张器。此外，如果需要的话，这种导丝引导的方法可用于确保左心房通道，以便进行鞘管交换。例如，用于行房间隔穿刺的固定鞘可以交换为可调弯鞘。

在这一点上需要了解的一个重要"提示"是，每个鞘管在跨越房间隔的难易程度上会有细微但明显的差异。扩张器和鞘管之间的直径"提升"是变化的。一般来说，可调弯鞘管的提升幅度最大，因为无论管腔大小如何，包裹编织物和滑轮所需的材料需要更厚的鞘管。许多制造商使鞘管中部至顶端逐渐变细，来解决这个问题。此外，含有不透放射线顶端（通常是一个金属环，会使顶端回声增强）的鞘管直径较扩张器有一个明显提升。在具有挑战性的病例中，可以考虑连续扩张房间隔，先将相对较细的固定鞘推进到左心房，再换为可调弯鞘。

需要强调的是，ICE 在很大程度上使这一之前令人头疼的步骤变得可控、可预测，并且对于经验丰富的术者非常容易成功。特别是以可控的方式实时显示每个器械进入左心房的能力，可以准确判定每个器械位于左心房内的位置。正如本文所强调的，这与传统的 X 线透视形成对比，传统的 X 线透视只能看到器械、心脏外部轮廓和骨性标志，除非注入造影剂。

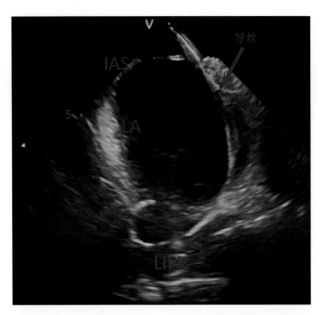

图 4.7　ICE 导管在右心房显示导丝从房间隔穿刺鞘伸出并位于左下肺静脉（LIPV）内。如果需要导线引导的鞘管交换，导线可以经初始鞘管送入，穿过房间隔穿刺处，并置入左侧肺静脉（此处为 LIPV）。这将提供足够的支撑以推送一个新的鞘管。注意 J 形导丝可显示。IAS，房间隔；LA，左心房。

要诀和技巧，具有挑战性的案例

无论术者使用何种工具来进行房间隔穿刺，通常都会遇到一些常见的困难情况。我们将概述解决这些困难的方法。考虑到患者解剖结构的可变性和由此带来的挑战，并不会对所有可能的房间隔穿刺场景进行全面的综述。

纤维性房间隔，其他间隔障碍

所谓的纤维性房间隔，是指房间隔特别僵硬和无顺应性，可以先天存在，而最常见的是在重复手术的患者中，曾经历过可能引起纤维化反应的房间隔穿刺。主要存在的问题是推送穿刺针、扩张器和鞘管进入左心房时需要增加推送力。如前文所述，我们发现在这种情况下，使用射频针穿刺显著减少了将穿刺针穿过房间隔所需的推送力。我们还建议在扩张器腔内使用导丝，将导丝固定在左侧肺静脉内，以导丝为轨道可以更可控地推送扩张器和鞘管。在极少数情况下，如果初始穿刺部位不成功，重新穿刺其他部位可能是唯一可行的选择。

相对少见的情况是存在经皮植入的房间隔封堵

器，此时仍然可以安全有效地进行房间隔穿刺。事实上，ICE 的使用是极其重要的。首选的方法是尝试在自身房间隔的部位进行穿刺，该区域仍然很薄、可穿刺，通常在封堵器的下方。如果这种方法不可行，可以直接刺穿封堵器械。再次强调在这种情况下应首选射频针和导丝引导推送扩张器和鞘管的方法，以确保器械可控推送。

弹性房间隔 / 房间隔膨出瘤

弹性房间隔 / 房间隔膨出瘤会带来一些挑战。首先，由于扩张器 / 鞘管在下拉过程中倾向于向前跳跃并在房间隔形成帐篷征，因此沿房间隔将鞘管 / 扩张器定位到预期位置可能会变得更加困难（见图4.4）。这通常可以通过在下拉的最后阶段减小动作幅度来克服，以减少传递至扩张器 / 鞘管尖端的过度下拉力量或扭矩。此外，房间隔的帐篷征可能非常突出，针尖似乎过于靠近左心房后壁或侧壁，带来穿破游离壁的风险。我们再次发现，在这种情况下，射频针穿刺可以显著降低风险。此外，确保在发放射频能量之前针头上基本没有施加前向的力量，对于防止穿刺后针尖过度前向跳跃至关重要。最后再次强调，尽管房间隔不稳定，但用导丝来引导扩张器和鞘管对于稳定推送扩张器和鞘管非常有帮助。

ICE 上左心房成像差

在 ICE 引导下进行安全有效的房间隔穿刺需要 ICE 显像足够清晰。一个特别的挑战是，在许多患者中，增厚的房间隔上部或边缘，通常被称为"房间隔脂肪瘤样肥厚"，会使 ICE 上左心房的声窗几乎无法使用（见图 4.4）。这个问题的解决依赖于我们对超声基本物理的理解。成像较差是由于超声波透过坚硬组织的通过性差，而不是血池的低回声特性。增厚的房间隔边缘会导致沿超声路径分布大量高回声显影。结果使图像质量差，散射程度高，给术者带来困难。我们建议按标准进行鞘管 / 扩张器的下拉和初始穿刺。一旦穿刺针穿过左心房，如果左心房成像较差，可以将 ICE 导管从标准穿刺位置（间隔高位，轻微后弯）移动到较低的位置，直接贴靠房间隔。这可以通过松开后弯并将 ICE 导管稍微向下拉来实现。这样 ICE 导管通常位于卵圆窝较薄处，由于组织薄，因此回声最小，应该可以为左心房提供一个良好的超声窗口。

第二次房间隔穿刺

在许多手术中，左心需要置入 2 套鞘管和导管。第二次房间隔穿刺存在几个具体的困难，一般来说，这些困难是易于克服的。最常见的担忧是，由于超声散射，第一个鞘管和导管常常使左心房视图显像不清。最简单的解决方法是在第二次房间隔穿刺时常规将第一个鞘管和导管放置在切面之外的位置。我们发现最稳定和可靠的位置是将导管 / 鞘管放置在右上肺静脉内（**图 4.8**）。否则，通常第二次穿刺在机械上比第一次穿刺更容易，因为由于第一次的鞘管和导管部分锚定房间隔，使房间隔变得更固定和紧绷。根据我们的经验，对于那些希望通过单次房间隔穿刺来推送 2 根导管和（或）鞘管的术者，使用 ICE 显示初次房间隔穿刺部位来指导推送第二个导管和鞘管是一种可靠的方法。当使用标测导管定位初次房间隔穿刺位置时，在电解剖标测系统上确认初次穿刺位点通常也是有帮助的。

起搏导线

难以避免会遇到存在起搏导线的患者。在这种情况下，主要担心的是无意引起一根或多根起搏导线的移位。两种互补的策略可以缓解这个担心，尽管根据我们的经验，已经固定的导线不太容易意外脱位。最重要的策略是在整个过程中尽可能多地定位和标注导线位置及走行。这是通过 ICE 显像实现的。无论导线在右心房或右心室，通常从上腔静脉可以很容易追踪导线的走行直至导线植入位点。冠状窦导线的近端部分在冠状窦近端腔内也很容易看到。我们更倾向于使用 CARTOSOUND 系统标注导线位置以供参考，在本文的其他地方已描述。标注后，导管和导线的关系可以根据需要持续跟踪。然而，对于房间隔穿刺，采用 ICE 显示下拉过程和追踪起搏导线是首选的方法。通常，从上腔静脉内扩张器 / 鞘管尖端位于适当的后间隔位置开始（例如，当右侧肺动脉可见时，见上文），将使尖端远离任何起搏导线较游离的远端部分。第二种常用的解决策略是使用标测导管引导鞘管的推送，然后送入扩张器，直接沿房间隔到达穿刺位点，避免了下拉的需要。这可能会减少房间隔穿刺装置和任何起搏导线之间的相互影响。无论采用哪种方法，在操作结束时通过 ICE 重新查看所有导线的位置，并重新程控导线参数，以确保导线位置或起搏参数没有明显变化，这是很有帮助的。

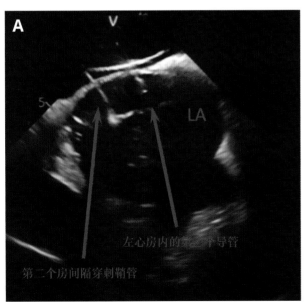
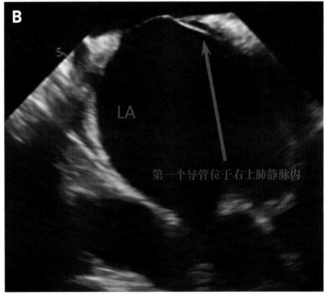

图 4.8　在接受两次房间隔穿刺的患者中，在第二次房间隔穿刺过程中可以将第一个鞘管和导管固定在右上肺静脉（RSPV）内，从而将其移出房间隔和左心房的工作切面。**A**. 第一个房间隔穿刺的导管位于左心房中部，如图所示，它部分影响了第二次穿刺进入左心房时的观察视图。**B**. 第一次房间隔穿刺的导管进入 RSPV，因此在第二次房间隔穿刺过程中保持在切面之外。LA，左心房。

VersaCross 房间隔穿刺

过程

VersaCross 射频穿间隔系统可以通过减少导丝交换来提高手术效率。我们将讲述使用 ICE 和这种新器械进行房间隔穿刺的过程。

选择 VersaCross 系统

VersaCross 系统可根据术者的偏好和患者的临床特征选择使用 J 形导丝或猪尾导丝（**图 4.9**）。对使用下腔静脉滤器、心内植入装置和机械主动脉瓣膜的患者避免使用猪尾导丝。所用鞘管型号有 3 种选择：标准的固定曲度鞘管、较长的固定曲度鞘管和可调弯鞘管。

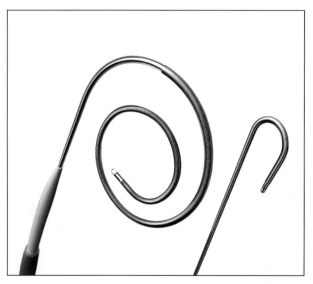

图 4.9 VersaCross 系统可以选择使用 J 形导丝或猪尾导丝（Baylis 医疗有限公司保留所有权利，经许可使用）。

血管通路及右心房解剖建模

在血管超声引导使用改良的 Seldinger 技术获得经皮股静脉入路。9-Fr ICE 导管（ViewFlex，Abbott）通过 10-Fr 长鞘插入左股静脉，送入右心房。当进行房间隔穿刺时，可以使用三维标测系统作为补充以显示 VersaCross 尖端的位置。为此，使用可调弯多极导管建立下腔静脉、右心房和上腔静脉的解剖模型（**图 4.10**）。

房间隔穿刺

房间隔穿刺前按体重给予负荷量肝素弹丸式静脉注射。整个过程中监测 ACT，静脉弹丸式注射肝素以使 ACT 达到 350 ～ 400 s。

ICE 从 home view 顺时针旋转来显示房间隔和左心房。打后弯，轻微逆时针旋转以显示上腔静脉（**图 4.11**）。然后将 ICE 导管送入上腔静脉。将 VersaCross RF 0.035 英寸导丝（Baylis Medical）连接到 DuoMode 电缆，并设置为标测模式。通过此设置，可以在电解剖标测系统上显示导丝头端。导丝通过右股静脉的短鞘进入上腔静脉。一旦 ICE 和电解剖系统都确认导丝尖端位于上腔静脉内（**图 4.12**），就将导丝与 DuoMode 电缆断开连接，撤

图 4.10 使用可调弯多极导管建立下腔静脉、右心房和上腔静脉的解剖模型。CS，冠状窦；IVC，下腔静脉；RA，右心房；SVC，上腔静脉。

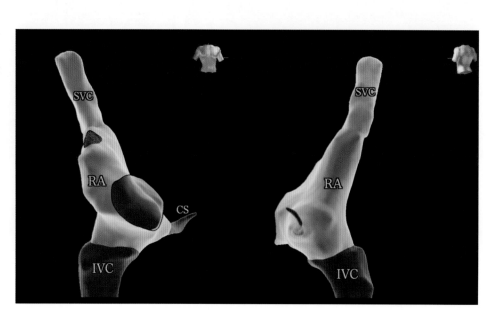

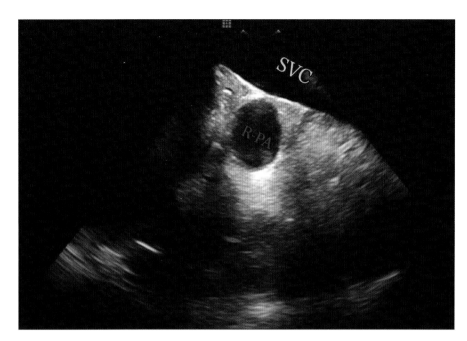

图 4.11　打后弯，轻微逆时针旋转以显示上腔静脉。R-PA，右肺动脉；SVC，上腔静脉。

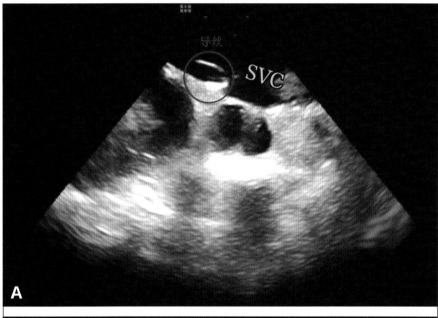

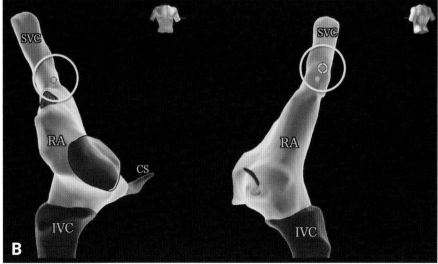

图 4.12　在 ICE（**图 A**）和电解剖模型（**图 B，图中显示为绿点**）下，证实导丝尖端位于上腔静脉内。CS，冠状窦；IVC，下腔静脉；RA，右心房；SVC，上腔静脉。

回短鞘，交换为 VersaCross 房间隔穿刺鞘–扩张器组件。值得注意的是，VersaCross 扩张器是编织的，尖端可以塑形成不同的曲度。在将鞘–扩张器组件通过导丝送入上腔静脉之前，在体外进行塑形（**图 4.13**）。一旦塑成理想的曲度，鞘–扩张器组件在 ICE 的引导下通过导线进入上腔静脉。然后将导丝重新连接到 DuoMode 电缆。VersaCross 射频线的近端有 3 个指示标记。当每个指示标记与鞘–扩张器组件的后端对齐时，表示导丝尖端已与扩张器尖端处于同一水平，并可作为钝式射频房间隔穿刺针。第一个指示标记用于可调弯 VersaCross 鞘管，中间指示标记用于较长的固定曲度穿间隔鞘管，第三个指示标记用于标准的固定曲度鞘管。一旦在右肺动脉水平的上腔静脉内看到鞘–扩张器组件尖端（**图 4.14**），射频导丝可逐渐回撤，直到在鞘–扩张器组件后端看到第三个指示标记（**图 4.15**）。将穿间隔组件的指针指向 5 点钟位置，缓慢回撤整个系统。在电解剖标测系统（**图 4.16**）和 ICE 上跟踪这一步骤。当在 ICE 上显示卵圆窝区域的房间隔出现帐篷征时，停止回撤（**图 4.17**）。在 ICE 引导下进行房间隔穿刺，然后在左心房内可以看到有回声的射频针尖。当使用 J 形导丝时，可在 ICE 引导下将导丝送入左上肺静脉（**图 4.18**），随后将鞘管和扩张器通过导丝推进至左心房，移走导丝和扩张器。另外，当使用 VersaCross 射频猪尾导丝时，一旦 ICE 显示猪尾导丝位于左心房中部（**图 4.19**），鞘管和扩张器就可以通过导丝进入左心房。

图 4.13 VersaCross 扩张器为编织物，尖端可以塑形为不同的曲度，如 C0 或 C1。

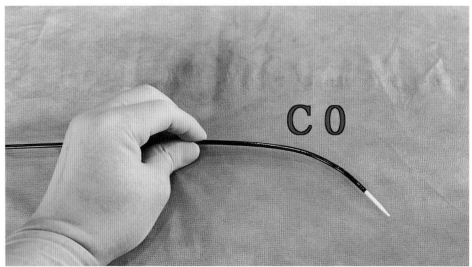

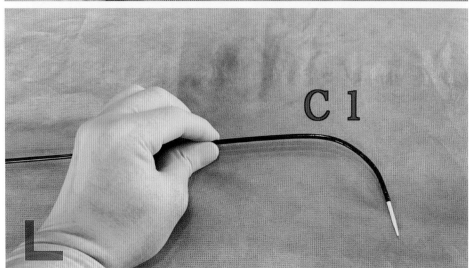

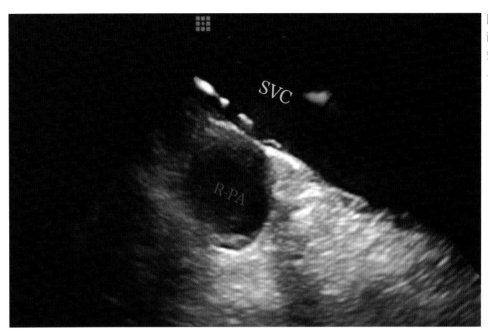

图 4.14　右肺动脉水平的上腔静脉内可见鞘-扩张器组件的尖端。R-PA，右肺动脉；SVC，上腔静脉。

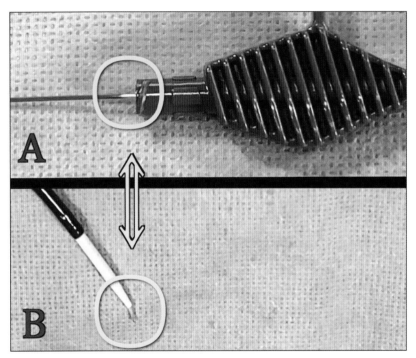

图 4.15　缓慢回撤射频导丝，直到在鞘管扩张器组件（图 A）后端看到第三个指示标记，使导丝尖端与扩张器尖端对齐（图 B）。

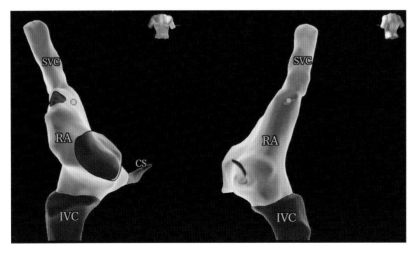

图 4.16　将穿间隔组件的指针指向 5 点钟位置，缓慢回撤整个系统。射频导丝的尖端可以在电解剖系统上追踪（绿点）。CS，冠状窦；IVC，下腔静脉；RA，右心房；SVC，上腔静脉。

图 4.17 ICE 上可见射频导丝在卵圆窝区域形成帐篷征。LA，左心房；RA，右心房。

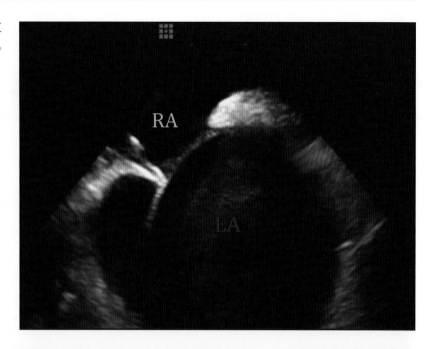

图 4.18 VersaCross 射频 J 形导丝在 ICE 引导下进入左上肺静脉。LA，左心房。

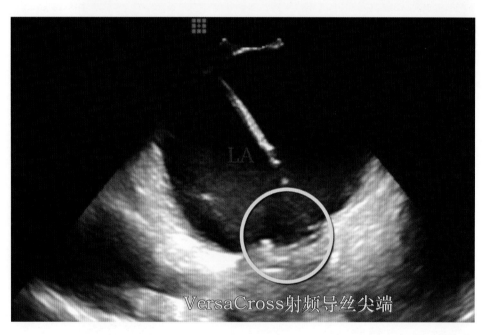

VersaCross射频导丝尖端

将 ICE 导管置入左心房以改善成像

为了更好地显示左心房结构，ICE 导管可以提前送入左心房。ICE 导管将通过同一房间隔穿刺通路送入。在使用 VersaCross 射频设备成功进行房间隔穿刺后，J 形导丝保留在左上肺静脉中或猪尾导丝留在心房中部。然后，将鞘-扩张器组件撤回右心房中，保留 VersaCross 导丝的位置（图 4.20）。当对 ICE 导管打前弯时，ICE 上可以看到导丝穿间隔的进入点（图 4.21）。通过同一房间隔穿刺位点，ICE 导管平行于导丝送入（图 4.22）。然后，鞘-扩张器组件被再次送入左心房。最后移走扩张器和导丝。

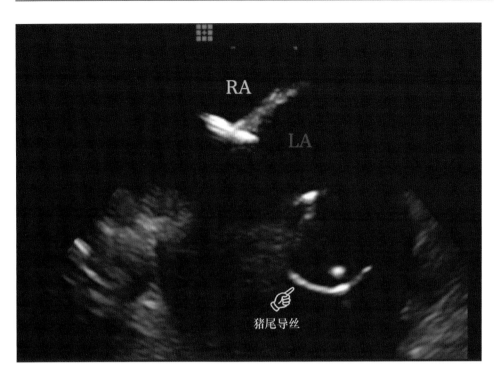

图 **4.19**　ICE 显示 VersaCross 射频猪尾导丝位于左心房中部。LA，左心房；RA，右心房。

猪尾导丝

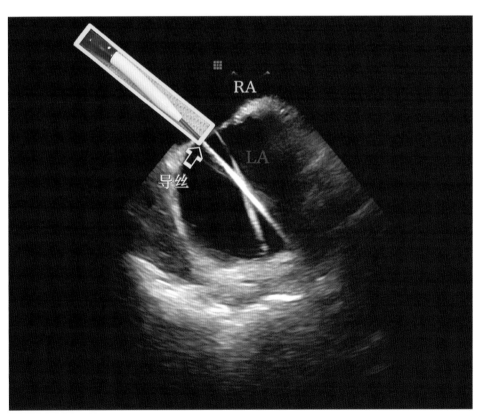

图 **4.20**　将鞘-扩张器组件撤回右心房中，保留 VersaCross 导丝的位置。LA，左心房；RA，右心房。

导丝

图 **4.21** 对 ICE 导管打前弯时，ICE 上可以看到导丝穿间隔的进入点。LA，左心房；RA，右心房。

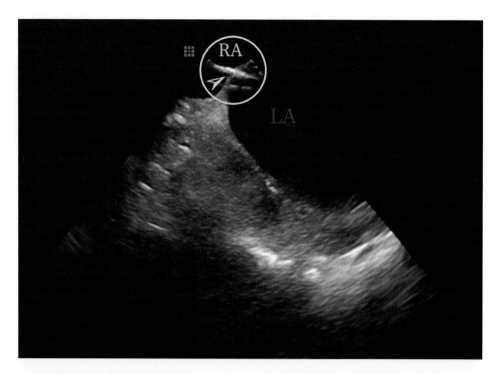

图 **4.22** ICE 导管紧邻导丝沿同一穿刺孔从右心房移至左心房。LA，左心房；RA，右心房。

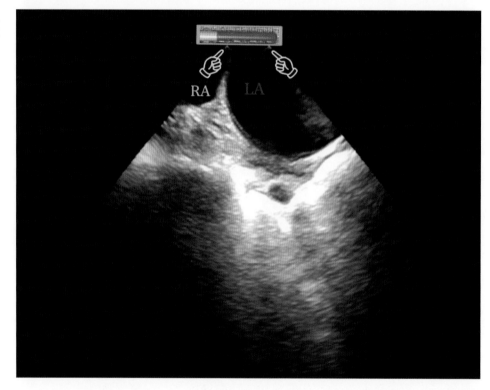

参考文献

1. Nagy Z, Kis Z, Géczy T, et al. Prospective evaluation of iatrogenic atrial septal defect after cryoballoon or radiofrequency catheter ablation of atrial fibrillation-"EVITA" study. *J Interv Card Electrophysiol.* 2019;56(1):19–27. doi:10.1007/s10840-019-00598-9. Epub 2019 Aug 9. PMID: 31399921.

2. Guarguagli S, Cazzoli I, Kempny A, Gatzoulis MA, Ernst S. A new technique for zero fluoroscopy atrial fibrillation ablation without the use of intracardiac echocardiography. *JACC Clin Electrophysiol.* 2018;4(12):1647–1648. doi:10.1016/j.jacep.2018.08.021. PMID: 30573134.

3. Zei PC, Quadros KK, Clopton P, et al. Safety and efficacy of minimal versus zero fluoroscopy radiofrequency catheter ablation for atrial fibrillation: A multicenter, prospective study. *J Innov Card Rhythm Manag.* 2020;11(11):4281-4291. doi:10.19102/icrm.2020.111105. PMID: 33262896; PMCID: PMC7685314.

第5章

如何应用 ICE 进行右心房房性心动过速 / 心房扑动的消融

Saurabh Shah，MD

介绍

1994 年，Lesh 等[1]发表了第一个在人类消融过程中使用 ICE 作为 X 线辅助的系列文章。即使使用的是一种基础的、不可调弯的导管探头，仅限于右心房，也显露出了 ICE 与单纯透视引导相比的众多优点（**表 5.1**）。目前的相控阵 ICE 在实时、直接显示解剖标志和变异方面表现出色，而这些解剖标志通常是右心房消融的靶点。在几乎所有的电生理手术中，同时使用 ICE 和三维电解剖标测（EAM）来取代 X 线透视都可提高患者和术者的安全性[2]。作为电生理手术中最容易接近的腔室，右心房是术者熟悉 ICE 引导消融的理想着手点。

本章通过我们优选的技术指导读者使用 ICE 作为主要辅助手段，逐步成功完成三尖瓣峡部依赖性心房扑动（AFL-CTI）和右心房房性心动过速（RAT）消融。本文着重讨论 ICE 的引导，强调零 X 线技术的应用[3]。附加的注解被添加到每个步骤的技术"变化"和"技巧"中，以及切磋共同的"挑战"。回顾**表 5.2** 了解每个消融过程中 ICE 显像的目标。

表 5.1　与其他辅助技术相比，ICE 在右心房消融过程中的优势

与透视相比

- 连续显示电极-心内膜组织贴靠
- 通过消融组织回声特征的改变来显示消融损伤的形成
- 高清、实时显示解剖标识
- 避免放射暴露

与经食管超声心动图（TEE）或经胸超声心动图（TTE）相比

- 不需要第二个术者
- 避免 TTE 探头放置对无菌环境的破坏
- 避免长时间使用 TEE 时需要的气管插管
- 通过与 ICE 探头平行操作，便于定位导管

与电解剖标测系统（EAM）相比

- 在追踪导管过程中不受心脏跳动、呼吸和全身位移的影响
- 与 EAM 互补，及时提供消融损伤形成的直接视觉反馈

术前准备

1. ICE 导管通常需要 9 Fr 到 11 Fr 的止血静脉鞘，比大多数右心房消融手术所需的任何其他导管都要大。尽管如此，手术前使用华法林口服抗凝（INR 不超过 4.0）或直接口服抗凝（DOAC）持续至手术当天，不需中断。

2. 除极少数例外情况，可使用 ICE 来替代术前

TEE 以排除左心耳血栓[4-7]，如本书中其他地方讨论的那样。

3. 术者和工作人员在常规手术过程中的任何时间都不需要使用放射防护装备。可将 C 臂移至术野之外，并将其处于停用或备用状态。将 ICE 控制台放置在距离患者较远的一侧，直接面对，以便查看最清晰、保真的图像，并保证手臂可触及键盘控制面板。变化：如果空间有限，可以将 ICE 显示器切换到中央监控面板，由第二名术者远程管理控制台。这可能会对图像分辨率和手术效率产生不利影响。

表 5.2　ICE 在 AFL-CTI 和 RAT 消融术中的关键作用

各心律失常需显示的关键解剖部位和手术靶点

AFL-CTI

- 排除左心耳血栓[4-7]
- 下腔静脉-右心房交界处
- 冠状窦窦口和存在明显的冠状窦瓣（Thebesian 瓣）
- 欧氏嵴下峡部-突出的 pouch，突出的梳状肌和突出的欧氏嵴
- 三尖瓣瓣叶-瓣环成形术或置换术
- 三尖瓣峡部处存在明显的右冠状动脉或心小静脉
- 三尖瓣峡部导管从右心房降至下腔静脉

RAT

- 界嵴（CT），梳状肌深窝，右心耳（RAA）
- 结周心动过速要求导管的稳定性和贴近无冠窦
- 术后改变——房间隔修复和心房切开术的部位，瓣膜修复和置换的部位
- 窦房结相关心动过速、上腔静脉相关心动过速需关注上腔静脉-心房解剖交界处
- 通过彩色血流多普勒评估冷冻球囊对上腔静脉的堵塞
- 在右心房 / 上腔静脉侧壁消融时评估膈神经起搏引起的膈肌移动[8]

心内解剖障碍，包括 Chiari 网，先天解剖变异

心内器械，包括起搏导线、导管、成形术环和间隔封堵装置

术中并发症监测

- 静脉内出现气泡
- 导管尖端及组织血栓形成
- 微泡强度监测
- 凹坑形成 / 组织汽化
- 蒸汽爆裂
- 心包渗出
- 静脉狭窄

AFL-CTI 和 RAT 消融术启动

1. 连接三维标测系统的贴片和心电记录系统的导联。我们常规使用 Ensite 三维标测系统搭配 9-FrView Flex ICE 导管及 ViewMate 控制台。ViewFlex 提供偏转自锁和增强的图像质量。

变化：CARTO 或 Rhythmia 三维标测系统和西门子 8-Fr AcuNav ICE 导管、或带导航系统的 CARTO SOUNDSTAR ICE 导管也都是可选的替代方案，只是需要略作调整，后面将会讨论。CARTO SOUNDSTAR 系统提供电解剖模型集成。

2. 首先在超声指导下进行双侧股静脉穿刺，少数情况下，下肢静脉穿刺受限时，可在超声指导下行右侧颈内静脉穿刺。

3. ICE 导管置入需要以下鞘管：

首选

左侧股静脉：

10 Fr ViewFlex ICE 导管鞘管（长 20 ~ 30 cm，通过 150 cm 导丝送入可直达低位下腔静脉的长鞘）

技巧：由于 9 Fr ViewFlex ICE 导管杆身偏硬，当左侧髂总静脉-下腔静脉成角时，时常通过困难，因此从左侧股静脉送入 ViewFlex ICE 导管时，常需要长鞘辅助。从右侧股静脉入路时，标准长度（10 ~ 15 cm）的短鞘即可满足需要。

变化：使用 8 Fr AcuNav ICE 导管时，使用 9 Fr 标准长度（10 ~ 15 cm）鞘管。

4. 将 ICE 导管送入右心房的中低位，送入过程中可适当将 ICE 导管打弯，以通过成角的血管、避免进入分支血管，或跨过明显的欧氏嵴。对于 ICE 导管推送困难的患者，先用电解剖标测系统引导电生理导管进入右心房。然后，ICE 导管跟随电生理导管到达右心房的血管内走行。少见情况下，在将 ICE 导管送至下腔静脉过程中会遇到下腔静脉滤器或其他挑战。这需要重新改变入路（如从颈内静脉）并将图像的头足位翻转，可能影响到手术效率。然而，它的优点是路径曲折更少，与其他导管的相互作用更少，在下腔静脉边缘可能有更好的三尖瓣峡部成像（**图 5.1**）。

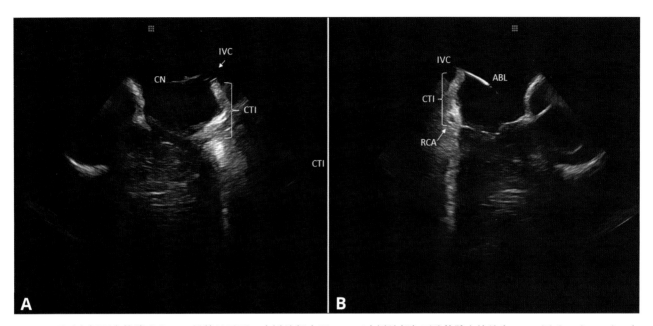

图 5.1　通过右侧颈内静脉送入 ICE 导管显示了三尖瓣峡部全程。**A.** 三尖瓣峡部与下腔静脉交接处为 Chiari 网（CN）。**B.** 左 / 右翻转图像便于定位。可见从下腔静脉送入的消融导管（ABL）贴靠在三尖瓣峡部，图中可见右冠状动脉（RCA）。CTI，三尖瓣峡部；IVC，下腔静脉。

AFL–CTI 和 RAT 消融术的标准 ICE 切面

1. 从 home view 切面，保持从右心房中部面向三尖瓣的中立位，记录 CTI 和右室心腔的基线影像（**图 5.2**）。探查周围可能在拟进行的手术中会涉及的结构。

技巧：从 home view 的中立位逆时针旋转 ICE 导管，定位梳状肌小梁与光滑的心房后壁的交接处，即为界嵴（CT）。进一步轻微逆时针旋转，并打后弯，可显示上腔静脉长轴，为上腔静脉汇入右心房的部位。恢复中立位，顺时针旋转（CW）或反手旋转以再次显示界嵴。沿界嵴向头位轻微后弯以显示右心房–上腔静脉交界处。这是窦房结区域的标志。然后顺时针旋转以显示右心耳。继续在中立位顺时针旋转回到 home view。稍微向足侧回撤 ICE 导管或打前弯以评估三尖瓣峡部、欧氏瓣和欧氏嵴。沿欧氏嵴内侧顺时针旋转，可显示通向冠状窦体部的开口长轴。在同一切面上，更头侧位为毗邻右心房的主动脉瓣无冠瓣（NCC），也可见希氏束和室间隔膜部区域。进一步顺时针旋转，依次显示冠状窦口、二尖瓣、左心耳开口和房间隔切面。微调控制面板以优化每个目标结构的图像。

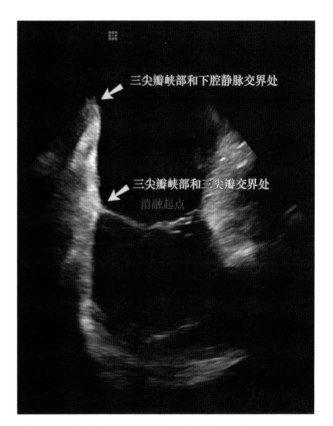

图 5.2　ICE 位于右心房中部呈中立位显示的 home view。

2. 记录右心室（RV）基线图像，判断有无心包积液。

技巧：为了获得右心室的基线图像，ICE 导管

前向打弯，维持三尖瓣可见，直到垂直于瓣膜平面，平行于右心室底部。将 ICE 导管送入 1 ~ 2 cm 跨过三尖瓣，部分松弯，获得低位右心室流出道（RVOT）图像。缓慢顺时针旋转平扫，显示左心房的切面是探查基线最大心包积液量的最佳切面，将其记录下来。操作过程中，ICE 导管碰撞引发出的室性早搏很常见，但只是暂时的。

3. 进入各心律失常相关的特定手术步骤。

AFL–CTI 消融过程

1. 采集 AFL-CTI 消融相关的 ICE 视图。从 home view，注意三尖瓣峡部上具有挑战性的解剖，如三尖瓣到下腔静脉距离较长（> 4 cm），较深的瓶颈样凹陷（**图 5.3**），突出的梳状肌，明显的欧氏瓣（**图 5.4**）或嵴[9]，和（或）显著的右冠状动脉或心小静脉。ICE 检测到的具有挑战性的三尖瓣峡部解剖结构影响了消融导管的选择和能量的选择、消融路径靠内侧或外侧、消融线、是否需要额外的长

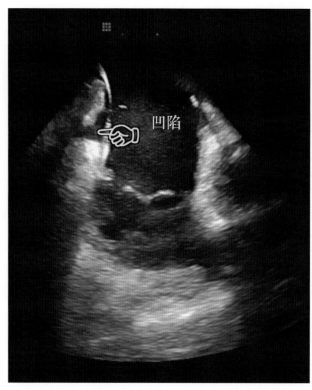

图 5.3　在三尖瓣峡部内可见一个较深的凹陷（pouch），其上有消融导管。

图 5.4　三尖瓣峡部可见明显的欧氏瓣（EV）。

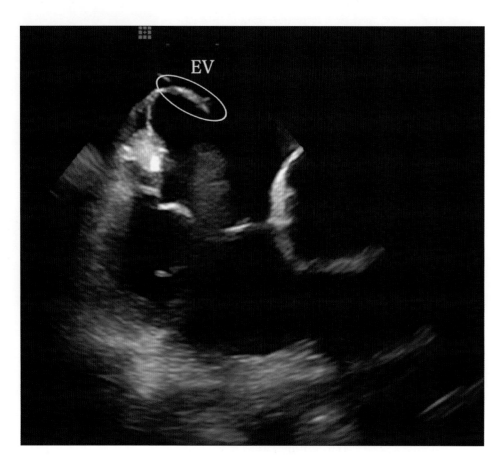

鞘、导管操纵甚至是否需要心外膜消融[10]。

变化：当使用 CARTO SOUNDSTAR 系统时，还可收集了三尖瓣峡部解剖结构的紧密空间轮廓，允许在电解剖模型上对三尖瓣峡部表面进行 3D 重建。

2. 通过 RVOT、肺动脉、左侧肺动脉、右心房中部和冠状窦旁的切面视图排除左心耳血栓；后者可通过 ICE 在界嵴切面最大程度将 ICE 导管反向打弯，使 ICE 探头反向拱起靠近冠状窦口，朝向头侧，以获得冠状窦旁切面视图。当上述视图不能满足排除左心耳血栓的需要时，少见情况需要从冠状窦获取切面（通常是远端靠近前室间静脉）[4-7]。回撤 ICE 导管至中低位右心房，回到 home view，显示最易消融的三尖瓣峡部线。

技巧：请参阅本书其他地方描述的 ICE 引导下的左心耳血栓排除技术。

3. 按照下列导管，配置相应鞘管：

右侧股静脉：

8 Fr 消融导管

7 Fr 围绕三尖瓣环的 20 极导管

6 Fr 可控弯多极冠状窦导管

变化：当只穿刺单侧股静脉时，将 ICE 导管置入同侧股静脉以减少冠状窦导管的使用。替代方案是将 20 极导管头端送入冠状窦近端，绕三尖瓣下侧瓣环跨坐在三尖瓣峡部。或者选择从右侧颈内静脉送入 ICE 导管。

4. 送入标测导管，构建下腔静脉、上腔静脉、右心房的解剖模型，着重构建 CTI 及其周边的解剖模型。

技巧：使用前文描述的零透视技术。ICE 可以进一步帮助克服一些挑战：

- 静脉系统中导管移动困难，可将导管平行于 ICE 导管推送。
- 为了避免将导管推送超过右心房，请密切注意 home view 上电生理导管进入右心房的短暂回声反射。
- 同时，将 ICE 导管回撤至下腔静脉，实时关注电生理导管在三尖瓣峡部电信号边缘的位置，因为它与欧氏嵴相关。
- 当使用标测导管获取上腔静脉解剖模型后，将 ICE 导管送入上腔静脉视图。避免电生理导管走行向前深入左心耳或向左穿过卵

圆孔未闭进入肺静脉。保持高度警惕，使用 ICE 监测，避免导管定位错误。

- ICE 引导冠状窦导管定位，可以在 home view 进行顺时针旋转，并根据需要进行轻微的向前和向右打弯，以显示冠状窦口。
- 若 20 极导管沿瓣环定位恰当时，ICE 导管进行逆时针旋转，将显示导管后的梳状肌小梁。

5. 基于 ICE 显示的三尖瓣峡部解剖选择消融导管。我们选择非灌注的 8 mm 尖端消融导管用于长和（或）光滑的 CTI。如果存在凹陷或明显的小梁形成，就需要使用灌注消融导管。在 ICE 引导的消融过程中，导管-组织贴靠和水肿形成的实时显示能力免除了常规使用压力监测导管的需要。然而，使用其中一种方法比使用另一种方法并没有什么技术上的劣势。

挑战：长鞘，如 SR0，RAMP 或可调弯类型，需要 ICE 确认长鞘与消融导管同轴。为了校准导管是否出鞘，将 ICE 影像与 EAM 出鞘检测功能（包括导管发生形变）结合起来。或者，使用 Vizigo 鞘管和 CARTO 系统，可以在电解剖模型上显示。

6. 通过常规方法［拖带法和（或）激动标测法］确认 AFL-CTI 后，在腔内电图、电解剖标测和 ICE 引导下，将导管从三尖瓣环持续下拉至下腔静脉，消融三尖瓣峡部，最终达到持续的双向阻滞。另外，也可以使用逐点消融技术。消融导管无意的顺时针或逆时针旋转会分别造成消融点的内侧或外侧偏移。在 ICE 的引导下，向内侧偏移避开突出的梳状肌，向外侧偏移避开深的凹陷。当 ICE 观察到突出的右冠状动脉或心小静脉时，可以通过将消融线侧移或考虑通过心小静脉进行心外膜消融来避免对这些结构造成"散热"效应[10]。需要将消融导管打弯成"倒 U"形状以贴靠突出的欧氏嵴（图 5.5）。多个 AFL-CTI 消融手术的示例可参考 ▶ 视频 5.1。

视频 5.1　在 ICE 引导下行心房扑动消融遇到的一些具有挑战性的解剖变异［02:23］。

图 5.5 需要将导管打弯成"倒 U"形状以贴靠突出的欧氏嵴或瓣。

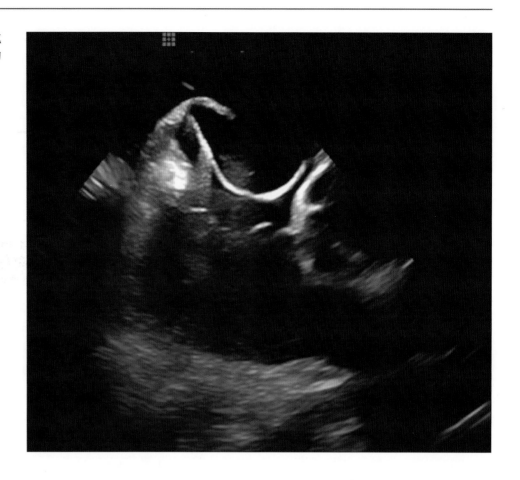

技巧：不仅可以利用腔内电图电信号衰减和阻抗下降来决策消融的时间和功率，而且可以利用被消融组织的回声增强来辅助判断。使用 ICE 估测导管贴靠的稳定性，特别是在活动度较大的三尖瓣环处或靠近突出的欧氏嵴处。根据贴靠的情况进行相应的调整。当患者移动或呼吸幅度过大时，三维标测系统中显示的导管位置，以及导管与三维模型的相对位置可能存在误差，而 ICE 可以帮助弥补这些问题。可使用 ICE 进行复杂解剖结构（如围绕深的凹陷和明显的欧氏嵴上）中的导管定位。ICE 可直接监测消融导管与组织的贴靠以及消融后的组织变化（**图 5.6**）以及其他结果以确认病变。当然，观察微气泡强度，来监测组织汽化 / 弹坑形成、蒸汽爆裂和心包积液也是 ICE 重要的在安全性方面的作用。

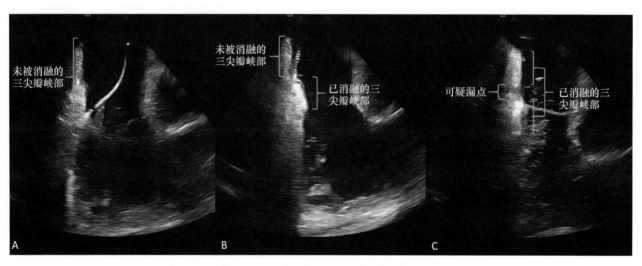

图 5.6 AFL-CTI 消融过程中被消融的组织回声增强。

RAT 消融过程

1. 按照下列导管，配置相应鞘管：

右侧股静脉：

8 Fr 消融导管

8 Fr 送入右心房的高密度标测导管或 20 极电极

6 Fr 可调弯多极冠状窦（CS）电极

左侧股静脉：

6 Fr 希氏束导管

2. 送入标测导管，构建下腔静脉、上腔静脉的解剖模型，标测 RAT 构建完整右心房解剖模型。

技巧：使用前文描述的零透视技术[3]。ICE 可以进一步帮助克服一些挑战，同 AFL-CTI 消融过程[11]。

3. ICE 收集针对 RAT 消融靶点的相关解剖视图。ICE 针对不同 RAT 的特异性功用如下：

a. 界嵴相关心动过速：使用 ICE 确认导管沿界嵴贴靠。界嵴长轴是局灶性房性心动过速最常见的来源[11]。避免对界嵴相邻的梳状肌小梁之间的深隐窝形成无效或过度损伤。

b. 上腔静脉心动过速：使用 ICE 监测上腔静脉-右心房交接处消融损伤造成的急性狭窄[12]。在对上腔静脉心动过速进行冰冻球囊隔离时，使用彩色血流多普勒技术确认球囊的堵塞[13]（**图 5.7**），与 ICE 引导下的冰冻球囊肺静脉隔离类似。

c. 靠近右侧膈神经的界嵴、上腔静脉和其他心动过速：在 ICE 显像下监测膈神经起搏时膈肌的移动[8]。膈神经起搏时，将探头前向打弯朝向右心房的下侧壁，直到显示起搏膈神经时膈肌发生的最大位移。或者，将 ICE 撤回至下腔静脉，打后弯朝向肝静脉，向头侧观察右侧膈肌。使用 M 模式在消融期间监测振幅（**图 5.8**）。

d. 冠状窦心动过速：使用 ICE 确认导管与组织的稳定贴靠，开口与静脉位置，消融导管是否靠近或远离房室结。

e. 右心耳心动过速：使用 ICE 了解右心耳心动过速传出位点。右心耳的远端出口位置可以预测需

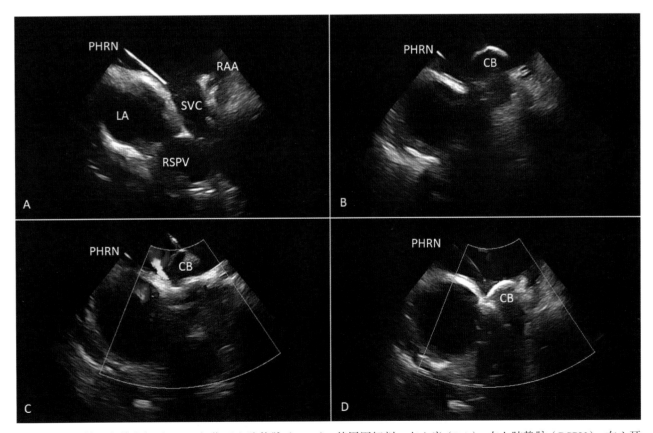

图 5.7　A. 膈神经起搏电极（PHRN）位于上腔静脉（SVC），其周围解剖：左心房（LA）、右上肺静脉（RSPV）、右心耳（RAA）。**B.** 冷冻球囊（CB）在上腔静脉内邻近 PHRN 的二维图像。**C.** CB 对上腔静脉封堵不完全显示为彩色喷射血流信号。**D.** 在消融位点用 CB 封闭上腔静脉，并放置 PHRN 后，无彩色喷射。

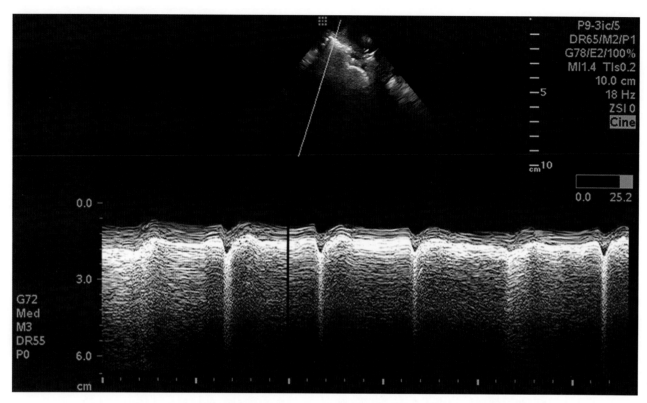

图 5.8 膈神经起搏时从右心房下部显示的右侧膈肌 M 型成像，其向下偏转与收缩强度相关。

要哪些技术，如冷冻导管、冷冻球囊或外科手术切除[14-16]。

f. 结周心动过速：观察右心房出口位置与房室结区域及希氏束的位置关系，通过右心房中部视图中顺时针旋转显示的无冠窦与右冠窦相交的位置来定位。若出口距 NCC 5 mm 之内，倾向于在 NCC 后部导管稳定性较好的位置进行消融[17]。

g. 切口相关、三尖瓣手术后和间隔封堵后心动过速：使用 ICE 检测手术遗留材料，如缝合线和植入器械的边界，以避免消融过程中的损伤。

结论

在 ICE 引导下零 X 线常规消融 AFL-CTI 和 RAT 均可成功进行。此外，ICE 的使用增强了手术的安全性和有效性，提供了其他方式无法提供的实时信息[18]。随着实时三维建模 ICE 的出现，ICE 引导消融将进一步取代现有的所有 EP 消融手术的辅助方式。

参考文献

1. Chu E, Kalman JM, Kwasman MA, et al. Intracardiac echocardiography during radiofrequency catheter ablation of cardiac arrhythmias in humans. *J Am Coll Cardiol*. 1994;24(5):1351–1357.
doi:10.1016/0735-1097(94)90119-8. PMID: 7930260.

2. Razminia M, Willoughby MC, Demo H, et al. Fluoroless catheter ablation of cardiac arrhythmias: A 5-year experience. *Pacing Clin Electrophysiol*. 2017;40(4):425–433.
doi:10.1111/pace.13038. Epub 2017 Mar 3.
PMID: 28160298.

3. Shah S. How to ablate typical atrial flutter using no fluoroscopy. In M. Razminia & P. Zei (Eds), *Fluoroscopy Reduction Techniques for Catheter Ablation of Cardiac Arrhythmias*. Minneapolis, MN: Cardiotext Publishing; 2019:105–111.

4. Baran J, Stec S, Pilichowska-Paszkiet E, et al. Intracardiac echocardiography for detection of thrombus in the left atrial appendage: Comparison with transesophageal echocardiography in patients undergoing ablation for atrial fibrillation: The Action-ICE I Study. *Circ Arrhythm Electrophysiol*. 2013;6(6):1074–1081.
doi:10.1161/CIRCEP.113.000504. Epub 2013 Nov 15.
PMID: 24243787.

5. Desimone CV, Asirvatham SJ. ICE imaging of the left atrial appendage. *J Cardiovasc Electrophysiol*. 2014;25(11):1272–1274.
doi:10.1111/jce.12536. Epub 2014 Sep 26. PMID: 25181549; PMCID: PMC4450823.

6. Baran J, Zaborska B, Piotrowski R, Sikora-Frąc M, Pilichowska-Paszkiet E, Kułakowski P. Intracardiac echocardiography for verification for left atrial appendage thrombus presence detected by transesophageal echocardiography: The ActionICE II study. *Clin Cardiol.* 2017;40(7):450–454.
doi:10.1002/clc.22675. Epub 2017 Feb 13. PMID: 28191906; PMCID: PMC6490372.

7. Berti S, Paradossi U, Santoro G. The use of intracardiac echocardiography (ICE) to guide LAA closure. In: Saw J, Kar S, Price M (eds) *Left Atrial Appendage Closure: Mechanical Approaches to Stroke Prevention in Atrial Fibrillation (Contemporary Cardiology).* Champaign, IL: Humana Press; 2016.
doi:https://doi.org/10.1007/978-3-319-16280-5_7

8. Lakhani M, Saiful F, Bekheit S, Kowalski M. Use of intracardiac echocardiography for early detection of phrenic nerve injury during cryoballoon pulmonary vein isolation. *J Cardiovasc Electrophysiol.* 2012;23(8):874–876.
doi:10.1111/j.1540-8167.2012.02302.x. Epub 2012 Apr 11. PMID: 22494116.

9. Bencsik G. Novel strategies in the ablation of typical atrial flutter role of intracardiac echocardiography. *Curr Cardiol Rev.* 2015;11(2):127–133.

10. Christopoulos G, Siontis KC, Kucuk U, Asirvatham SJ. Cavotricuspid isthmus ablation for atrial flutter: Anatomic challenges and troubleshooting. *HeartRhythm Case Rep.* 2020;6(3):115–120.
doi:10.1016/j.hrcr.2019.09.004. PMID: 32195115; PMCID: PMC7076323.

11. Kalman JM, Olgin JE, Karch MR, Hamdan M, Lee RJ, Lesh MD. "Cristal tachycardias": Origin of right atrial tachycardias from the crista terminalis identified by intracardiac echocardiography. *J Am Coll Cardiol.* 1998;31(2):451–459.
doi:10.1016/s0735-1097(97)00492-0. PMID: 9462592.

12. Callans DJ, Ren JF, Schwartzman D, Gottlieb CD, Chaudhry FA, Marchlinski FE. Narrowing of the superior vena cava-right atrium junction during radiofrequency catheter ablation for inappropriate sinus tachycardia: Analysis with intracardiac echocardiography. *J Am Coll Cardiol.* 1999;33(6):1667–1670.
doi:10.1016/s0735-1097(99)00047-9. PMID: 10334440.

13. Ng B, Ilsar R, McGuire MA, Singarayar S. Atrial fibrillation resulting from superior vena cava drivers addressed with cryoballoon ablation: Late reconnection at the site of phrenic nerve pacing catheter. *Heart Rhythm Case Rep.* 2018;5(1):10–14.
doi:10.1016/j.hrcr.2018.09.010. PMID: 30693197; PMCID: PMC6342333.

14. Haji AQ, Lee JC. Cryoablation of distal right atrial appendage tachycardia focus using intracardiac echocardiography and no fluoroscopy: Improved outcomes with modern technology. *Heart Rhythm Case Rep.* 2018;4(9):393–396.
doi:10.1016/j.hrcr.2018.05.002. PMID: 30228962; PMCID: PMC6140620.

15. Yorgun H, Sunman H, Canpolat U, Aytemir K. Cryoballoon ablation of focal atrial tachycardia originating from right atrial appendage: Case report and review of the literature. *Indian Pacing Electrophysiol J.* 2019;19(4):164–166.
doi:10.1016/j.ipej.2019.04.002. Epub 2019 Apr 11. PMID: 30981904; PMCID: PMC6697489.

16. Guo XG, Zhang JL, Ma J, Jia YH, Zheng Z, Wang HY, Su X, Zhang S. Management of focal atrial tachycardias originating from the atrial appendage with the combination of radiofrequency catheter ablation and minimally invasive atrial appendectomy. *Heart Rhythm.* 2014;11(1):17–25.
doi:10.1016/j.hrthm.2013.10.017. Epub 2013 Oct 5. PMID: 24103224.

17. Pap R, Makai A, Szilágyi J, Klausz G, Bencsik G, Forster T, Sághy L. Should the aortic root be the preferred route for ablation of focal atrial tachycardia around the AV node? Support from intracardiac echocardiography. *JACC Clin Electrophysiol.* 2016;2(2):193–199.
doi:10.1016/j.jacep.2015.10.005. Epub 2015 Nov 11. PMID: 29766869.

18. Goya M, Frame D, Gache L, Ichishima Y, Tayar DO, Goldstein L, Lee SHY. The use of intracardiac echocardiography catheters in endocardial ablation of cardiac arrhythmia: Meta-analysis of efficiency, effectiveness, and safety outcomes. *J Cardiovasc Electrophysiol.* 2020;31(3):664–673.
doi:10.1111/jce.14367. Epub 2020 Jan 30. PMID: 31976603; PMCID: PMC7078927.

第 6 章

如何应用 ICE 进行室上性心动过速消融

Oliver D'Silva，MD；Hany Demo，MD；Pouyan Razminia，MD；Mansour Razminia，MD

介绍

通过 ICE 对心脏解剖结构以及心脏结构之间的三维关系的准确了解，有助于心脏结构的精确识别。

解读三尖瓣

了解 ICE 上三尖瓣（TV）的解剖结构有助于无透视下进行室上性心动过速（SVT）消融。我们用钟面来类比描述三维标测系统中的三尖瓣环左前斜视图（LAO）的结构（**图 6.1**）。在该方法中，1 点钟方向为希氏束，6 点钟方向为三尖瓣峡部（CTI）（**图 6.2**）。沿着这个时钟，从上到下，数字 1 到 5 代表三尖瓣环的间隔侧（**图 6.3**），数字 11 到 7 代表三尖瓣环的游离壁侧（**图 6.4**）。

在 ICE 上，home view 被指定为可见三尖瓣叶对称运动，以及显示主动脉瓣的切面（**图 6.5**）。在此切面，12 点钟方向靠近主动脉瓣环末端。相反，6 点钟方向为靠近三尖瓣峡部的瓣环末端（**图 6.6**）。从此切面顺时针旋转，可以看到三尖瓣环更间隔侧的部分及其伴随结构。继续顺时针旋转，可见三尖瓣隔叶，瓣膜开放不再对称（**图 6.7**）。

在这个切面中，1 点钟到 2 点钟方向代表了希

氏束旁区域。2 点钟至 3 点钟方向代表间隔中部区域，3 点钟至 5 点钟方向为后间隔区域（见图 6.7）。当 ICE 导管进一步顺时针旋转时，三尖瓣的瓣叶不再显示，冠状窦口（CS）进入视野（见图 6.12）。为了再次看到三尖瓣环的间隔侧，可轻微逆时针旋转 ICE 导管。

为了观察三尖瓣环的游离壁面，应从 home view 逆时针旋转 ICE 导管。可以看到三尖瓣的前叶和后叶（**图 6.8**）。11 点钟至 9 点钟方向显示瓣环前游离壁侧，而 9 点钟至 7 点钟方向显示瓣环后游离壁侧。当 ICE 导管进一步逆时针旋转时，可以

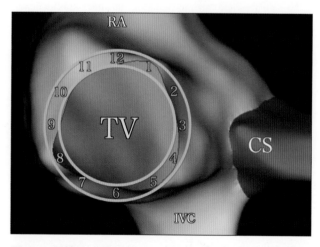

图 6.1 用钟面来类比描述三维标测系统中的三尖瓣环左前斜视图。CS，冠状窦；IVC，下腔静脉；RA，右心房；TV，三尖瓣。

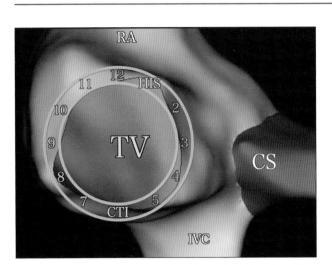

图 6.2　钟面图 1 点钟方向为希氏束，6 点钟方向为三尖瓣峡部。CS，冠状窦；CTI，三尖瓣峡部；HIS，希氏束区域；IVC，下腔静脉；RA，右心房；TV，三尖瓣。

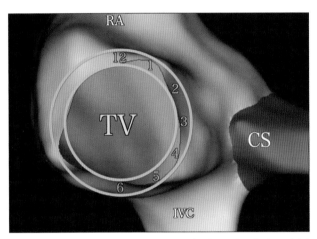

图 6.3　沿着这个时钟，从上到下，数字 1 到 5 代表三尖瓣环的间隔侧。CS，冠状窦；IVC，下腔静脉；RA，右心房；TV，三尖瓣。

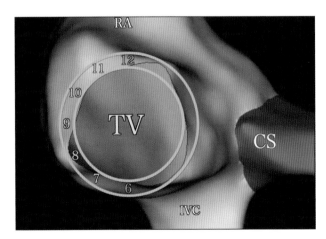

图 6.4　沿着时钟，从上到下，数字 11 到 7 代表三尖瓣环的游离壁侧。CS，冠状窦；IVC，下腔静脉；RA，右心房；TV，三尖瓣。

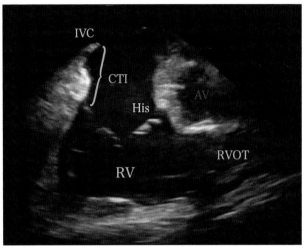

图 6.5　home view。AV，主动脉瓣；CTI，三尖瓣峡部；His，希氏束区域；IVC，下腔静脉；RV，右心室；RVOT，右心室流出道。

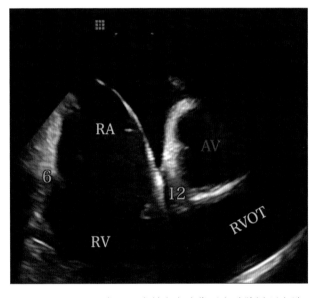

图 6.6　home view 中，12 点钟方向为靠近主动脉瓣环末端。相反，6 点钟方向为靠近三尖瓣峡部的瓣环末端。AV，主动脉瓣；RA，右心房；RV，右心室；RVOT，右心室流出道。

显示梳状肌（**图 6.9**）。为了再次看到三尖瓣环的游离壁面，只需对 ICE 导管进行轻微的顺时针旋转。

房室结折返性心动过速

　　房室结折返性心动过速（AVNRT）最常见的消融靶点是房室结（1 ～ 2 点）的右下延伸部，靶点区域前侧为希氏束，后侧为冠状窦开口（**图 6.10**），在 Koch 三角底部。

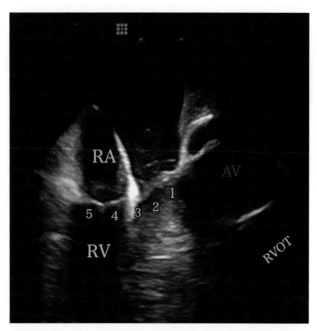

图 6.7　从 home view 顺时针旋转，可见三尖瓣隔叶，瓣膜开放不再对称。数字 1 到 5 代表三尖瓣环的间隔侧。AV，主动脉瓣；RA，右心房；RV，右心室；RVOT，右心室流出道。

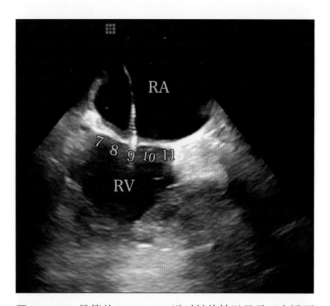

图 6.8　ICE 导管从 home view 逆时针旋转以显示三尖瓣环的游离壁面。可见三尖瓣的前后瓣叶。数字 11 到 7 表示瓣环的游离壁面。RA，右心房；RV，右心室。

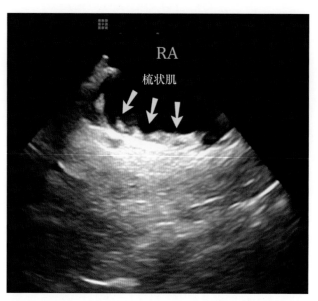

图 6.9　当 ICE 导管从 home view 进一步逆时针旋转时，可以显示梳状肌。RA，右心房。

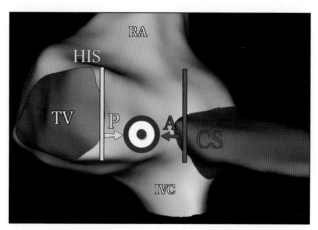

图 6.10　房室结的右下延伸，此处被描绘为一个**靶标**，靶点区域的前侧为希氏束，后侧为冠状窦开口。A，前侧；CS，冠状窦；HIS，希氏束；IVC，下腔静脉；P，后侧；RA，右心房；TV，三尖瓣。

为了在 ICE 上显示 Koch 三角的解剖结构，可从 home view 开始。放置在希氏束区域的四极导管标志着 Koch 三角的最前部。ICE 上可见希氏束导管在位于 1 点钟方向的主动脉瓣环附近。从这个切面顺时针旋转 ICE，希氏束导管在视野中不再可见。同样值得注意的是三尖瓣瓣叶对合处对称性丧失，三尖瓣隔叶显示占优势（**图 6.11**）。进一步顺时针旋转将显示冠状窦（**图 6.12**）。由于慢径的右下延伸通常位于希氏束后侧、冠状窦前侧，开始进行消融靶点标测的合理位置可能是在 ICE 上看到消融导管尖端，而希氏束导管和冠状窦不显示之处（**图 6.13**）。

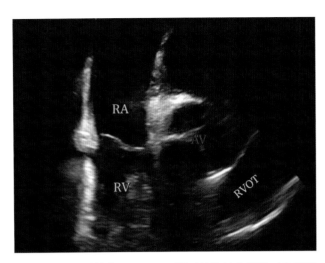

图 6.11　ICE 导管从 home view 顺时针旋转会导致三尖瓣瓣叶对合处对称性丧失，三尖瓣隔叶显示占优势。AV，主动脉瓣；RA，右心房；RV，右心室；RVOT，右心室流出道。

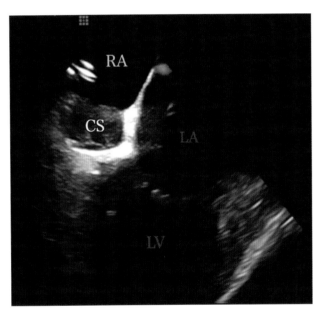

图 6.12　从 home view 进一步顺时针旋转，依次显示三尖瓣的隔叶、冠状窦。CS，冠状窦；LA，左心房；LV，左心室；RA，右心房。

希氏束旁旁路

HD Grid 导管（Abbott）可以允许同时标测心房和心室电图，通过这种无需设置兴趣窗的标测技术来简化希氏束旁旁路消融过程中的标测。

从 home view 稍微顺时针旋转 ICE 导管可在 1 ～ 2 点钟方向显示位于希氏束旁区域的 HD Grid 导管和消融导管。HD Grid 导管的位置应横跨瓣环，

一部分沿心房侧，另一部分位于心室瓣膜下方（图 **6.14**）。

冷冻消融可用于消融希氏束旁旁路以提高安全性，避免对附近希氏束的损伤。在进行冷冻消融时，导管尖端的回声增强表明形成了一个"冰球"（图 **6.15**）。

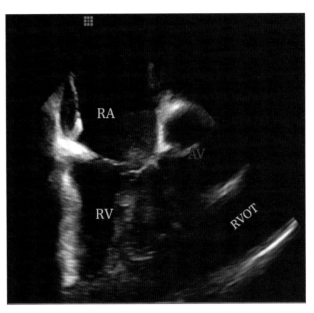

图 6.13　开始进行消融靶点标测的合理位置是在 ICE 上看到消融导管尖端，而希氏束导管（前侧）和冠状窦（后侧）不显示之外。AV，主动脉瓣；RA，右心房；RV，右心室；RVOT，右心室流出道。

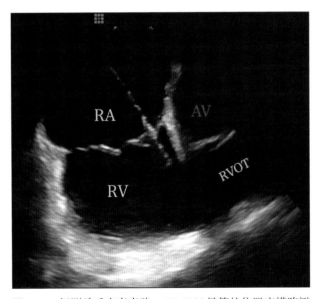

图 6.14　标测希氏束旁旁路，HD Grid 导管的位置应横跨瓣环，一部分沿心房侧，另一部分位于心室瓣膜下方。AV，主动脉瓣；RA，右心房；RV，右心室；RVOT，右心室流出道。

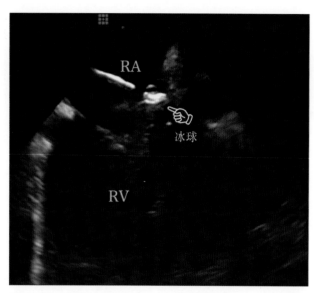

图 6.15　在进行冷冻消融时，导管尖端的回声增强表明形成了一个"冰球"。RA，右心房；RV，右心室。

右侧旁路

使用 ICE 有助于标测右侧旁路。从 ICE 的 home view 开始，逆时针旋转可以显示三尖瓣环游离壁面。房束"Mahaim"纤维的典型位置可能在 8～10 点钟位置。可以在 ICE 的指导下用此切面（**图 6.16**）对这个位置进行仔细标测。

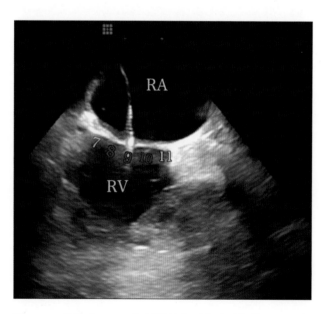

图 6.16　房束"Mahaim"纤维的典型位置可能在 8～10 点钟位置。在 ICE 的指导下用此切面对这个位置进行仔细标测。RA，右心房；RV，右心室。

左侧旁路

对于左侧旁路的消融，可在 ICE 引导下进行房间隔穿刺，然后将 ICE 导管放置在左心房内，以便更好地观察左心结构（详见第 4 章）。将 ICE 导管置入左心房后，轻微逆时针或顺时针旋转至显示二尖瓣（**图 6.17**）。从此视图看，顺时针旋转可见左侧肺静脉（**图 6.18**）。相反，从显示二尖瓣开始逆

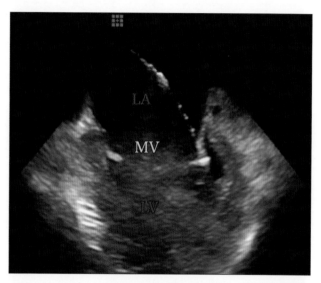

图 6.17　位于左心房的 ICE 导管可清晰显示左心房结构。LA，左心房；LV，左心室；MV，二尖瓣。

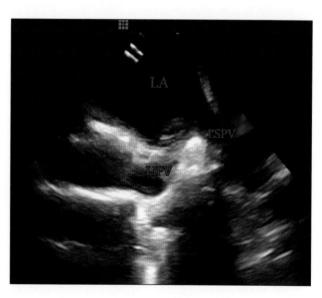

图 6.18　从二尖瓣视图轻微顺时针旋转 ICE 导管可以看到左侧肺静脉。LA，左心房；LIPV，左下肺静脉；LSPV，左上肺静脉。

时针旋转可以显示左心耳切面（**图 6.19**）。ICE 可视化可以帮助引导标测和（或）消融导管精确到达二尖瓣环区域，开始标测旁路电位（**图 6.20**）。通常，在 ICE 视图中，可以看到冠状窦导管位于冠状窦内（**图 6.21**），借此确定标测位于后位或后侧位。

如前所述，使用 HD Grid 导管特有的无需设置兴趣窗的标测技术可以便于标测经 ICE 确认的 HD Grid 导管的合适位置（**图 6.22**）。

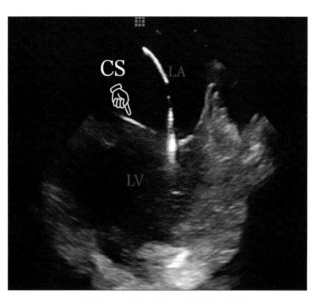

图 6.21　ICE 此切面上可见冠状窦导管位于冠状窦内。CS，冠状窦；LA，左心房；LV，左心室。

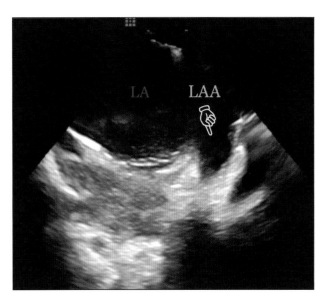

图 6.19　从显示二尖瓣开始逆时针旋转可以显示左心耳切面。LA，左心房；LAA，左心耳。

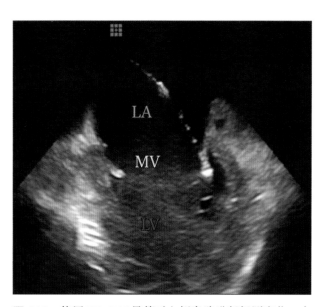

图 6.22　使用 HD Grid 导管对左侧旁路进行标测定位。在 ICE 上确认了 HD Grid 导管的合适位置。LA，左心房；LV，左心室；MV，二尖瓣。

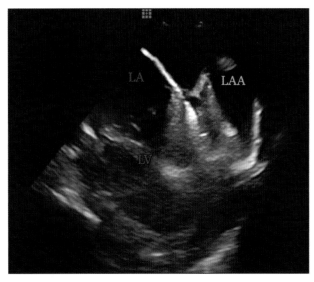

图 6.20　ICE 可视化可以帮助引导标测和（或）消融导管精确到达二尖瓣环区域，开始标测旁路电位。LA，左心房；LAA，左心耳；LV，左心室。

参考文献

1. Katritsis, Demosthenes G. et al. The atrioventricular nodal reentrant tachycardia circuit: A proposal. *Heart Rhythm*, Volume 4, Issue 10, 1354–1360.

2. Demosthenes G. Katritsis, Mark E. Josephson, Classification of electrophysiological types of atrioventricular nodal re-entrant tachycardia: a reappraisal, *EP Europace*, Volume 15, Issue 9, September 2013, pages 1231–1240.

第 7 章

如何应用 ICE 监测食管

Oliver D'Silva, MD; Hany Demo, MD; Mansour Razminia, MD

介绍

食管损伤是房颤消融术的重要且具有潜在致命风险的并发症。在左心房（LA）消融过程中，ICE和三维电解剖标测可通过多种方式监测食管。

监测食管

CARTOSOUND（Biosense Webster）可以用来勾画食管的轮廓，这样就可以在三维电解剖标测系统上进行标记（详见第 14 章）。另一种方法为使用 CARTO（Biosense Webster）Esophastar 导管（Biosense Webster）在三维标测系统上显示食管的位置；Esophastar 导管在 ICE 上也可以看到。这两种方法有助于直观确认食管与左心房后壁之间的相对解剖关系。

食管温度监测是一种可以在左心房心律失常消融过程中提醒术者并协助指导能量发放的方法[1-3]。食管温度监测在预防食管损伤中的作用尚存争议，但它是一种常用的方法。

方法之一，可以将四极导管固定在食管温度探头上。四极导管可在三维标测系统上显示，并可送至食管内最接近消融区域的位置（**图 7.1**）。在 ICE 上可以看到四极导管 / 温度探头组件在食管腔内（**图 7.2**）。

在左心房消融过程中监测食管的另一种方法是在 ICE 引导下将自膨胀式多传感器食管温度探头（CIRCA S-Cath MSP, CIRCA Scientific）（**图 7.3**）送入食管。在 ICE 上可以显示探针的热敏电阻，最远端热敏电阻标记为"1"，最近端标记为"12"（**图 7.4**）。要观察 CIRCA 温度探头在食管中的位置，首先将 ICE 导管置于右心房 home view，顺时针旋转直至显示出左侧肺静脉；轻微后撤 ICE 导管，然后稍微向左打弯，并同时轻轻顺时针旋转ICE 导管，即可显示出右下肺静脉。由于右下肺静脉水平通常是左心房后缘的良好标识，这个位置有助于观察食管长轴切面（**图 7.5**）。此时将温度探头送入食管，一旦在右下肺静脉水平看到第 6 个热敏

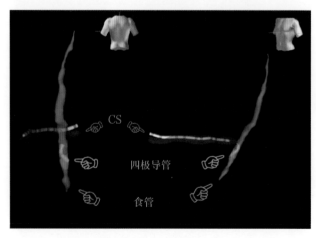

图 7.1 将四极导管固定在食管温度探头上。在三维标测系统上可以看到四极导管并显示食管走行。CS，冠状窦。

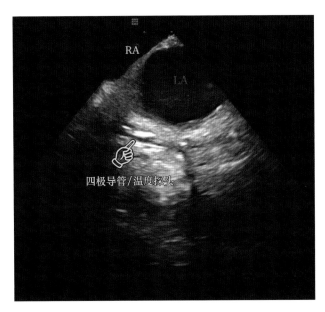

图 7.2　ICE 上显示四极导管固定在食管温度探头上，位于食管内。LA，左心房；RA，右心房。

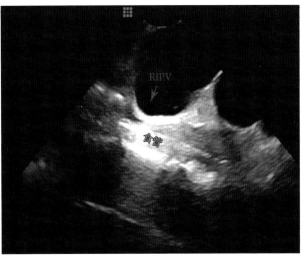

图 7.5　为了更好地显示食管，ICE 导管从左下肺静脉切面轻微后撤，稍微向左打弯，轻轻顺时针旋转，即可显示出右下肺静脉。由于右下肺静脉水平通常是左心房后缘的良好标识，这个位置有助于观察食管。RIPV，右下肺静脉。

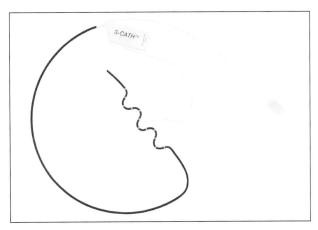

图 7.3　自膨胀式多传感器食管温度探头——CIRCA（经 Circa Scientific 授权使用）。

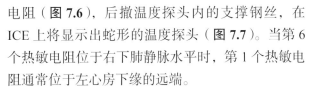

电阻（**图 7.6**），后撤温度探头内的支撑钢丝，在 ICE 上将显示出蛇形的温度探头（**图 7.7**）。当第 6 个热敏电阻位于右下肺静脉水平时，第 1 个热敏电阻通常位于左心房下缘的远端。

　　食管的机械牵移可能是左心房消融过程中避免食管损伤的另一种方法。已描述了一种使用 ICE 和三维标测系统的食管牵移方法[4]。将食管定位导管（Esophastar）通过口咽送入食管，用于在

图 7.4　温度探头有 12 个热敏电阻，最远端热敏电阻标记为"1"，最近端标记为"12"（经 Circa Scientific 授权使用）。

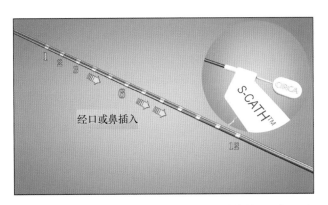

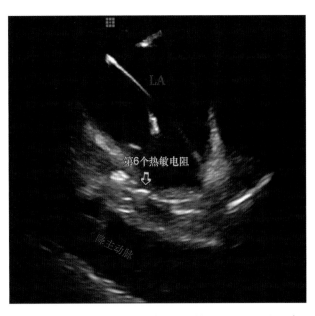

图 7.6　ICE 上显示食管内的第 6 个热敏电阻。LA，左心房。

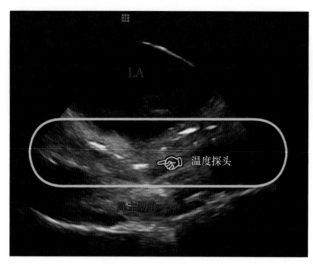

图 7.7 后撤温度探头内的支撑钢丝，在 ICE 上将显示出蛇形的温度探头。LA，左心房。

CARTO 系统引导下进行食管定位。当 ICE 和三维标测系统显示消融导管的位置靠近食管时，可以操作食管牵移。食管牵开器（EsoSure，Northeast Scientific）通过胃管插入。等待 30 s 探针曲度形成后，牵拉食管使其远离左心房。之前在计划进行消融的左心房后壁的 ICE 切面下可以看到的食管，现在在同一视图下已经不再显示（图 7.8）。可将食管定位导管重新插入食管，以确认 CARTO 系统上食管与左心房的相对距离增加（图 7.9）。需要注意的是，虽然 ICE 在确定食管的位置和观察食管被拉离时很有用，但 ICE 并不能始终清晰显示食管的所有边界。因此，使用三维标测系统作为确认食管与左

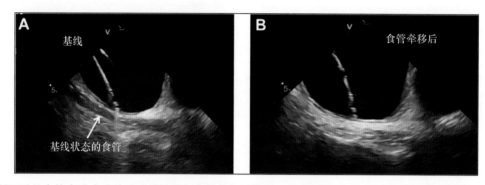

图 7.8 ICE 所显示的食管牵移成功前后消融导管与食管的相对位置。**A.** 消融导管位于右下肺静脉前庭附近，消融导管朝向左侧，提示即将消融的部位为右下肺静脉前庭的后壁。食管直接位于导管尖端下方。**B.** 食管牵移后，消融导管在同一位置，但食管不在导管尖端附近（由 Liu 等人提供，Elsevier 许可号为 5083970044661）。

图 7.9 CARTO 模型上食管位置及射频病灶位置的右前斜位（RAO）和左前斜位（LAO）视图。**A.** 初始食管位置与位于右下肺静脉开口附近的广域环形消融（WACA）病灶重叠。然而，在食管向前和向左牵移后，右侧 WACA 圈与新的食管位置之间有较大的间隙。**B.** 在左前斜位视图上显示了类似结果（由 Liu 等人提供，Elsevier 许可号为 5083970044661）。

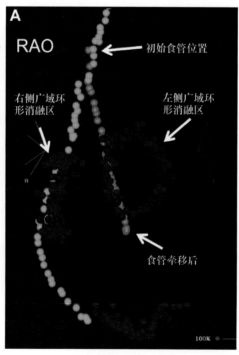
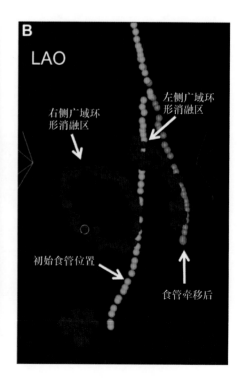

心房相对距离的补充方法是有帮助的。相反，ICE 有助于确认食管确实发生了牵移，而不仅仅是被拉伸了。

结论

总之，虽然左心房消融术中严重食管损伤的发生率可能相对较低，但避免这种并发症是至关重要的，因为它可能会导致致死性结果。无论是实时显示食管相对于左心房的位置，监测食管温度，还是使食管偏离左心房，ICE 在帮助避免这种并发症方面非常有用。

参考文献

1. Perzanowski C, Teplitsky L, Hranitzky PM, Bahnson TD. Real-time monitoring of luminal esophageal temperature during left atrial radiofrequency catheter ablation for atrial fibrillation: Observations about esophageal heating during ablation at the pulmonary vein ostia and posterior left atrium. *J Cardiovasc Electrophysiol.* 2006;17:166–170.

2. Redfearn DP, Trim GM, Skanes AC, Petrellis B, Krahn AD, Yee R, Klein GJ. Esophageal temperature monitoring during radiofrequency ablation of atrial fibrillation. *J Cardiovasc Electrophysiol.* 2005;16:589–593.

3. Sherzer AI, Feigenblum DY, Kulkarni S, Pina JW, Casey JL, Salka KA, Simons GR. Continuous nonfluoroscopic localization of the esophagus during radiofrequency catheter ablation of atrial fibrillation. *J Cardiovasc Electrophysiol.* 2007;18:157–160.

4. Liu X, Wu SI. Successful fluoroless deviation of the esophagus during atrial fibrillation ablation. *Heart Rhythm Case Rep.* 2021;7(4):213–215.

第8章

如何应用 ICE 进行心房颤动和左心房心律失常的消融

Gustavo X. Morales，MD；Jose Osorio，MD

介绍

心腔内超声已成为房颤消融过程中的必备工具。从基础的了解左心房解剖，到消融手术开始前筛查有无心房血栓和心包积液，再到术中持续监测和早期发现并发症，心腔内超声已成为房颤消融过程中的基础工具。

心腔内超声作为心房血栓的诊断工具

经食管超声是临床上最常用的在电复律前和消融手术前筛查左心耳和左心房血栓的工具。虽然经食管超声心动图（经食管超声）已证实了其有效性和安全性，但在繁忙的科室中，其复杂的流程操作还是带来了一定的挑战，部分服用抗凝药的患者，还是会面临并发症的风险。并且，很多患者在检查过程中会感受到不适。

阵列式心腔内超声（phased-array ICE）是一种具有临床吸引力的新工具，因其不需要单独的操作以及其他的心内科专科医生辅助判断有无心房血栓，同时规避了食管内插管的潜在风险。有时，由于在右心房内的常规位置，心腔内超声探头距离左心耳比较远，因而获得的影像并不足够清晰。但心腔内超声是可调弯的，我们可以通过将超声导管调整到右心室流出道和肺动脉内，以获得更加清晰的图像。

从右侧心腔内操作超声导管到达距离左心耳最近的位置就是肺动脉[1]，在此位置超声探头距离左心耳的距离只有 1～3 cm，轻轻旋转心腔内超声，即可完整观察到左心耳，包括左心耳尖（**图 8.1**）。

虽然多数术者会在 X 线透视下将心腔内超声导管送达肺动脉，这一过程也可完全在心腔内超声指导下完成[2]。

一项纳入了 71 例房颤射频消融患者的前瞻性研究，评估经食管超声和心腔内超声在图像质量和诊断准确性上的差异。心腔内超声筛查出 3 例左心耳血栓的患者，这 3 例患者只有 2 例在经食管超声上也发现了血栓。同时，心腔内超声在肺动脉位置获得的图像质量优于经食管超声，在右心室流出道和右心房内获得的影像质量要略差一些，整个操作过程都具有很好的安全性[2]。另一个重要发现是 ICE 测量的左心耳内径、自发回声增强和多普勒速度与经食管超声测量结果相似。

这一结果被另外一组连续纳入 122 例，在房颤

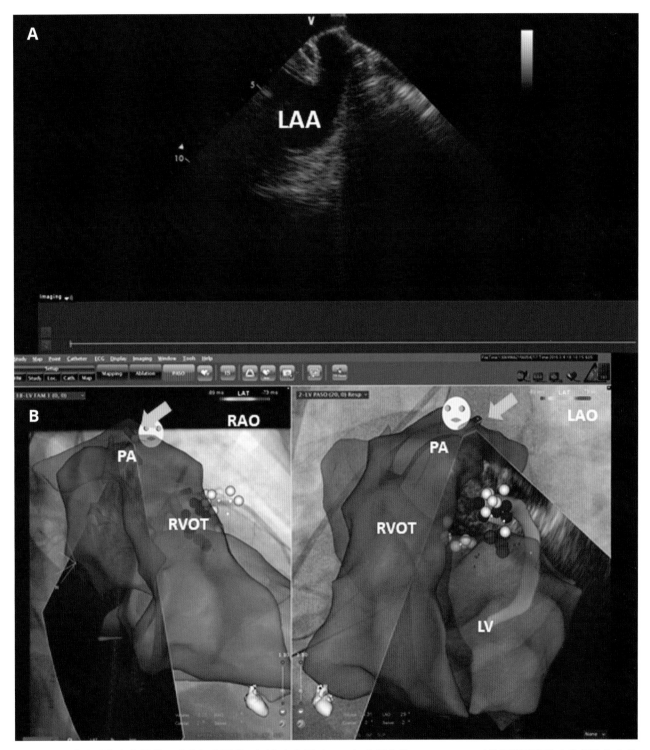

图 8.1　**A.** 从肺动脉内获得的心腔内超声图像，证实左心耳（LAA）内无血栓。**B.** CARTO 三维标测系统从右前斜位和左前斜位角度展示心腔内超声导管（黄色箭头）位于肺动脉内。LV：左心室；PA：肺动脉；RVOT：右心室流出道。

射频消融手术前一天进行经食管超声，而在术前再次行心腔内超声的研究所证实。放入右心室流出道的心腔内超声检测出了 4 例左心耳血栓，而这些患者在行经食管超声时，结果全部为阴性，这也肯定

了在术前再次行心腔内超声具有进一步补充提示经食管超声对于心房血栓检测能力的价值[3]。

我们知道将心腔内超声尽量推送到肺动脉远端，并不是所有电生理医生的常规操作，但我们相

信，只要小心操作，甚至早期可以在 X 线辅助下完成，每年积累一定例数的房颤消融患者的操作经验，我们都能成功地、安全地掌握这项技能。已经发表的文献提示在积累 28 例的操作经验后，即可轻松地将心腔内超声送至肺动脉，并获得清晰的左心耳图像。然而需要强调的是，虽然这种观察左心耳的方法是有效的、安全的，但并不是没有任何的并发症，由于心腔内超声导管相比其他标测和消融导管要更硬，少数病例也会出现右心室流出道穿孔[4]。

心腔内超声在房颤消融手术过程中的应用

获得左心房和右心房的超声影像，对于了解两个心房的实时解剖，早期发现房颤消融过程中可能面临的挑战，具有重要意义。在我们中心，会在射频消融手术期，常规快速扫描 4 个心腔的情况，其目的如下：

1. 检测术前存在的心包积液，包括量和位置。

2. 评估左心室收缩功能，识别那些血流动力学代偿能力脆弱、术后需加大利尿剂用量、及应转入重症监护治疗病房密切监护的患者。

3. 因很多患者需要进行三尖瓣峡部消融，以治疗或预防典型房扑的发作，应用心腔内超声观察三尖瓣峡部的长度和存在的解剖障碍（三尖瓣峡部解剖、欧氏瓣凹陷等），制订合理的三尖瓣峡部消融策略。

4. 评估左心房大小和形状，检测有无心房血栓，观察有无肺静脉解剖异常。在这个阶段常能发现肺静脉共干或存在多个分支，尤其对于术前未行相关影像学检测的患者，具有更大意义。

5. 对于再次行射频消融手术的患者，可以用心腔内超声的高频多普勒，检测有无肺静脉狭窄。

6. 识别可能影响到手术流程的心脏外畸形。

7. 手术开始前利用超声和三维标测系统融合（CARTOSOUND）进行建模。

心腔内超声和三维标测系统的融合

CARTOSOUND（强生）这一软件，可使得左心房和肺静脉的二维超声图像和三维标测系统进行融合。虽然在我们中心，我们只用这一软件进行解剖标识，融合主动脉根部和房间隔穿刺位点，以指导低射线或无射线操作，其他术者已成功开发了仅用 CARTOSOUND 进行左心房和肺静脉建模的技术，大大降低了 X 线曝光量（**图 8.2**）[5]。

这一软件系统对于房颤消融过程中的低射线和无射线操作，具有巨大优势。如何最好地利用 CARTOSOUND 在本书的其他部分有所介绍。本中心主要通过以下几个方面，利用 CARTOSOUND 软件降低 X 线曝光量。

1. 识别和标记解剖结构，引导诊断和消融导管的无射线操作。标记重要的结构如主动脉根部和冠状窦口等（**图 8.3**）。

2. 在三维系统上标记出房间隔穿刺的位点，以便在导管操作过程中意外掉出左心房后，重新进入（**图 8.4**）。

3. 在多极标测导管进行左心房建模前，标记肺静脉的位置，以便在无 X 线下指导左心房建模（**图 8.5**）。

4. 利用这一软件系统，标记食管位置，从而提供在哪些部位食管和左心房后壁紧邻的额外信息（**图 8.6**）。

心脏外的解剖结构，也可能使消融导管操作困难。识别这些结构，能够帮助术者尽早调整策略，以安全、有效地放电消融。其中一个典型的例子就是胸椎的骨赘凸出接近左心房后壁，在心腔内超声上可以清晰看到由此导致的左心房变形，并且被 CT 融合成像所证实（**图 8.7**）[6]。

心腔内超声对于保证房颤消融放电过程中导管的稳定性也很重要。虽然现在的消融导管都已经配备了压力原件，但经过超声适时确认导管的贴靠也很重要，尤其在一些特殊的难以贴靠的部位。其中之一就是左上肺静脉和左心耳的嵴部位置。我们使用心腔内超声，在放电时从右心室流出道和肺动脉实时观察消融导管的稳定性和准确位置（嵴部的左上肺静脉侧，还是心耳侧）。虽然目前在美国，压力消融导管的广泛使用使得 ICE 在这一方面的应用价值有所降低，但从全球范围来看，尤其没有配备压力导管的地方，ICE 在这方面的价值仍显得尤其重要（**图 8.8**）。

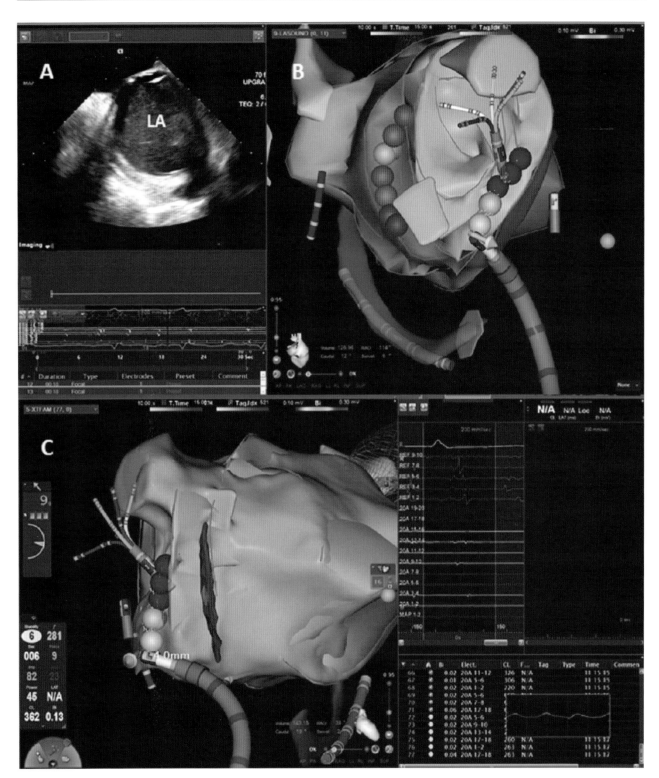

图 8.2　**A.** 从右心房获得的左心房和左心耳超声图像。**B.** 单独使用 CARTOSOUND 构建的三维模型的右侧位投影，指导消融导管操作。**C.** CARTOSOUND 构建的三维模型的前后位投影。LA，左心房。

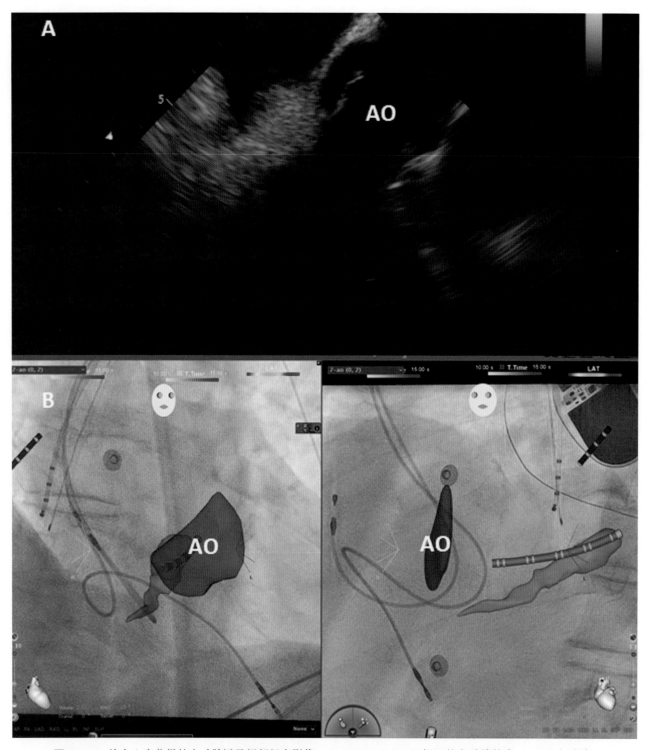

图 8.3 **A.** 从右心房获得的主动脉瓣及根部超声影像。**B.** CARTOSOUND 标记的主动脉轮廓。AO，主动脉。

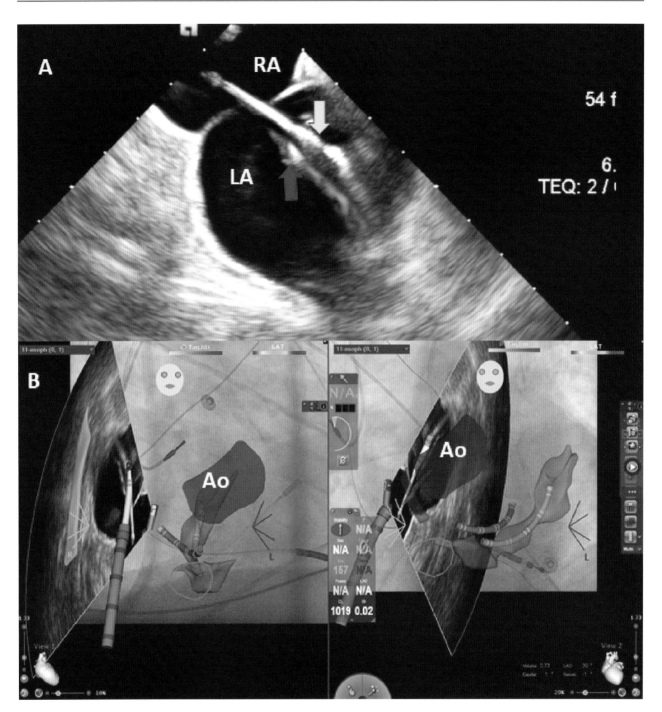

图 8.4　**A.** ICE 从右心房观察消融导管（**黄色箭头**）穿过房间隔，同时也可观察到标测导管（**红色箭头**）穿过房间隔。**B.** 同时在三维标测系统上记录的影像。注意消融导管穿过房间隔时 ICE 导管所处的位置。LA，左心房；RA，右心房；Ao，主动脉。

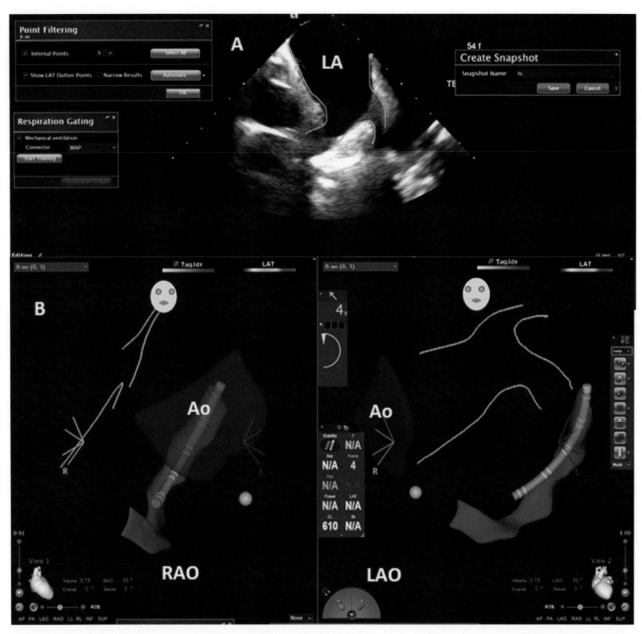

图 8.5　**A.** ICE 获得的从右心房描绘左心房及左肺前庭二维形状的图像。**B.** CARTOSOUND 上左心房和左肺前庭的右前斜位（RAO）及左前斜位（LAO）图像。LA，左心房；Ao，主动脉。

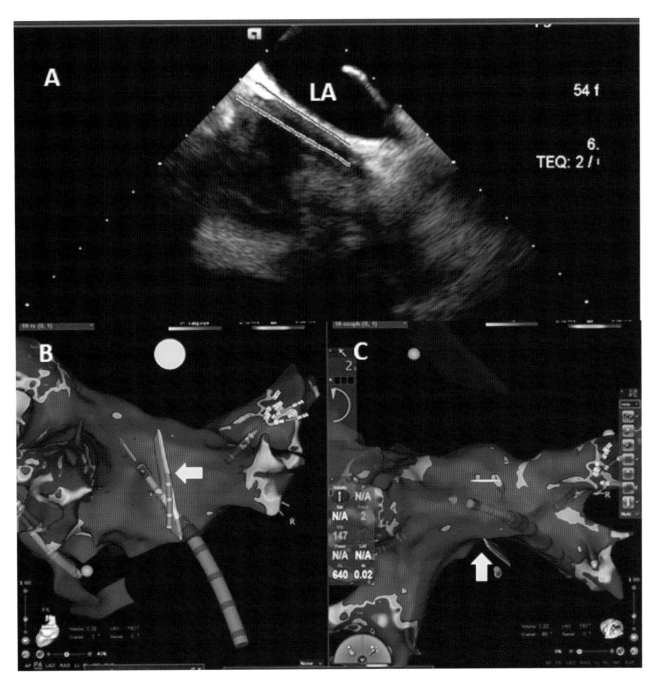

图 8.6　**A.** 右心房获得的 ICE 影像，清楚地展示出了左心房后壁，2 条绿线代表着食管前后边界。**B.** 左心房和肺静脉的三维建模；注意 CARTOSOUND 标记的食管位置（黄色箭头），与三维系统上十级导管指示的食管位置完美重合。**C.** 从头位展示三维左心房模型内 CARTOSOUND 标记的食管位置。

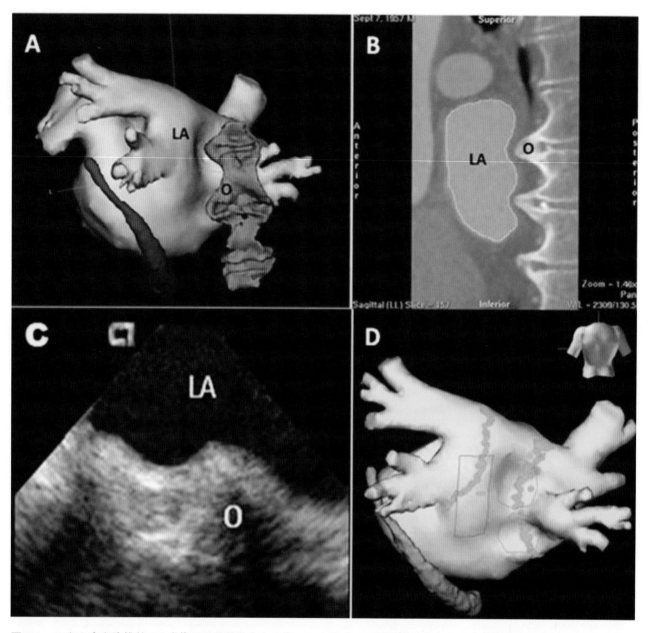

图 8.7 **A.** 左心房和胸椎的 CT 成像显示骨赘凸向左心房。**B.** 矢状位 CT 显示骨赘凸向左心房的程度。**C.** 于右心房内获得的左心房后壁 ICA 图像，清楚观察到了突出的骨赘（O）。**D.** 左心房 CT 重建成像清楚显示了肥大骨赘压迫左心房后壁造成的凹陷形变［经许可引用自 Heart Rhythm. 2011；8（8）：1305.］。LA，左心房。

使用 ICE 进行定量消融

虽然随着新技术如压力和自动损伤标记技术的出现，消融放电的时间和功率越来越客观而具有证据，ICE 在指导消融损伤方面依然很重要。

一个大的消融中心已经报告将 ICE 检测肺静脉口的彩色多普勒血流频谱作为消融监测指标之一。他们的数据显示正常的肺静脉口流速在 21 ～ 98 cm/s，

如肺静脉内峰值流速＞ 130 cm/s，提示消融术后肺静脉狭窄＞ 50%。掌握这些信息，可指导我们在肺静脉口流速增快＞ 100 cm/s 时，及时停止放电并调整消融导管的位置远离肺静脉口（**图 8.9**）[7]。

ICE 的另外一个应用就是在使用非盐水灌注消融导管的国家，用于监测放电损伤。在放电过程中，ICE 可在导管-组织接触界面实时观察到微泡形成的数量，更多的微泡，预示着更高的导管-组织接触面温度，更大的蒸汽爆裂风险。并且，ICE

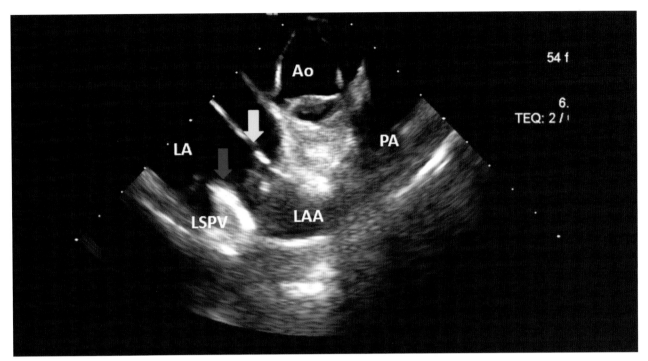

图 8.8　从右心室流出道获得的 ICE 图像。可见左心耳口部的多极导管（**黄色箭头**），嵴部［左上肺静脉（LSPV）和左心耳（LAA）之间］清晰可见。也可见到主动脉（Ao）短轴及肺动脉（PA）。LA，左心房。

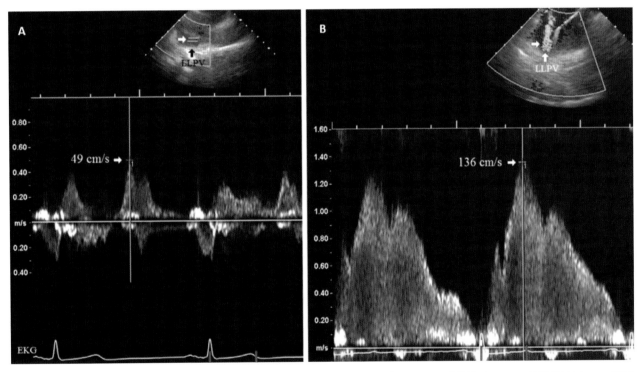

图 8.9　使用 ICE 导管的彩色 / 脉冲多普勒频谱成像技术，在射频消融过程中监测左下肺静脉（LIPV）的峰值流速。**A**. 消融前，左下肺静脉的峰值流速为 49 cm/s。**B**. 消融后，左下肺静脉峰值流速增至 136 cm/s，并伴有镶嵌彩色血流（上图中向上的箭头）和湍流特征（频谱模式）（经许可引自 J Cardiovasc Electrophysiol. 2002；13：1076-1081）。

监测到的微泡的数量，和经颅多普勒（TCD）检测到的大脑中动脉微栓塞信号影（MES）具有相关性。一项研究显示，射频消融术后出现神经事件的患者，MES 更多，提示了 ICE 可作为射频消融过程中监测安全性的工具之一[8]。

因永久性肺静脉隔离是房颤消融的基石，详细了解左心房和肺静脉的解剖，对于获得射频消融的急性期和远期成功率至关重要。因能获得消融过程中实时的、非计算生成的图像，ICE 在帮助术者了解特定解剖方面具有极大的优势。

肺静脉共干、开口异常及单侧分支 > 2 根，是最常遇到的解剖异常，如没有 ICE 的帮助，即使是对左心房建模经验丰富的术者，也会错失关键信息。

应用 ICE 监测早期并发症

房颤射频消融在全世界范围内快速推广，也涌现了越来越多的技术，使得手术更加安全。尽管如此，仍然会有并发症的发生，其中心脏压塞是房颤射频消融过程中最常见的严重并发症[9]，据报道其发生率可达 1.5%。而奇怪的是，随着工具的进步，2000—2010 年这段时间内，这一并发症的发生率反而较前增加。

早期发现逐渐增多的心包积液，及时处理，往往预后更好，因而术中使用 ICE 持续监测心包的情况，具有重要意义。在房间隔穿刺和射频消融前发现少量的心包积液并不少见，在这些病例中，测量好脏层和壁层心包间的距离，可帮助监测术中有无心包积液的进一步增多（**图 8.10**）。

房颤射频消融手术过程中也会发生血栓栓塞的并发症。文献报道其发生率为 0 ~ 7%[10]。多数的栓塞时间发生于消融手术的 24 h 内。其可能机制包括房间隔穿刺鞘表面或内部形成血栓，以及左心房内原有血栓的脱落。ICE 是唯一的工具，能够在消融手术过程中识别出房间隔穿刺鞘内的血栓，如出现此种情况，能辅助缓慢将鞘管撤至右心房[11]。

栓塞事件不仅能造成脑梗死，也可栓塞至冠状动脉造成心肌梗死。消融过程中持续进行心电监测非常重要，对于心电图发生明显动态改变者，需怀疑到冠状动脉栓塞的可能。而 ICE 能辅助发现左心室壁运动异常，从而辅助判断有无急性心肌缺血。

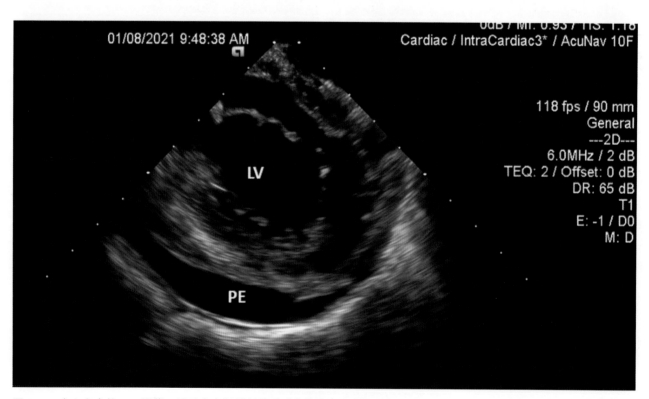

图 8.10 右心室内的 ICE 影像，显示在房颤射频消融手术前即存在中量心包积液（PE）。术中仔细监测心包积液量的变化，对于判断心包积液有无增加，十分必要。LV，左心室。

总结

正如这一章所展示的一样，ICE 在左心房心律失常的消融过程中具有很大的帮助，从了解左心房的解剖，到定量消融，再到早期发现并发症，方方面面都有指导作用。熟悉 ICE 导管的操作和图形的解读，能够帮助电生理医生更加安全、高效地完成房颤射频消融手术。

参考文献

1. Hutchinson M, Callans D. Imaging the left atrial appendage with intracardiac echocardiography: Leveling the playing field. *Circ Arrhythm Electrophysiol*. 2010;3(6):564–565.

2. Anter E, Silverstein J, Tschabrunn C, et al. Comparison of intracardiac echocardiography and transesophageal echocardiography for imaging of the right and left atrial appendages. *Heart Rhythm*. 2014;11(11):1890–1897.

3. Sriram C, Banchs J, Moukobary T, Moradkhan R, Gonzalez M. Detection of left atrial thrombus by intracardiac echocardiography in patients undergoing ablation of atrial fibrillation. *J Interv Card Electrophysiol*. 2015;43(3): 227–236.

4. Baran J, Stec S, Pilichowska-Paszkiet E, et al. Intracardiac echocardiography for detection of thrombus in the left atrial appendage comparison with transesophageal echocardiography in patients undergoing ablation for atrial fibrillation: The Action-ICE I Study. *Circ Arrhythm Electrophysiol*. 2013;6:1074–1081.

5. Bhatia N, Jahangir A , Pavlicek, W, Scott L, Altemose G, Srivathsan K. Reducing ionizing radiation associated with atrial fibrillation ablation: An ultrasound-guided. *JAFIB*. 2010;3(4):280.

6. Morales G, Elayi S, Reddy V. Extracardiac osteophytic deformation of the left atrium: An unusual anatomic finding during atrial fibrillation ablation. *Heart Rhythm*. 2011;8(8):1305.

7. Ren JF, Marchlinski FE, Callans DJ, Zado ES. Intracardiac Doppler echocardiographic quantification of pulmonary vein flow velocity: An effective for monitoring pulmonary vein ostia narrowing during focal atrial fibrillation ablation. *J Cardiovasc Electrophysiol*. 2002;13:1076–1081.

8. Kilicaslan F, Verma A, Saad E, et al. Transcranial Doppler detection of microembolic signals during pulmonary vein antrum isolation: Implications for titration of radiofrequency energy. *J Cardiovasc Electrophysiol*. 2006;17(5):495–501.

9. Deshmukh A, Patel N, Pant S, et al. In-hospital complications associated with catheter ablation of atrial fibrillation in the United States between 2000 and 2010: Analysis of 93,801 procedures. *Circulation*. 2013;128(19):2104–2112.

10. Calkins H, Hindricks G, Cappato R, et al. HRS/EHRA /ECAS/APHRS/SOLAECE expert consensus statement on catheter and surgical ablation of atrial fibrillation. *Heart Rhythm*. 2017;14(10):e275–e444

11. Ren J, Marchlinski F, Callans D. Left atrial thrombus associated with ablation for atrial fibrillation: Identification with intracardiac echocardiography. *J Am Coll Cardiol*. 2004;43(10):1861–1867.

第 9 章

如何应用 ICE 进行心房颤动冷冻消融

Hany Demo, MD; Oliver D'Silva, MD; Mansour Razminia, MD

介绍

冷冻消融术（cryoballoon ablation，CBA）是一种通过球囊向单个肺静脉前庭，传输冷冻能量达到肺静脉隔离的消融方法[1]。

传统的房颤冷冻消融术在 X 射线引导下完成，透视时间平均为 20 ~ 60 min[2-4]。

当前，我们可在冷冻球囊消融术中，联合使用三维电解剖标测系统（EAM）和心腔内超声（ICE），这样有助于减少甚至避免 X 射线暴露[5-6]。

术前准备

术前可以行心脏 CT 或心脏磁共振成像（CMR）以确定肺静脉的解剖结构，但上述检查并不是必需的。此外，术前通过经食管超声心动图（TEE）和左心房增强 CT 筛查左心耳血栓，也不是必需的，因为可在术中使用 ICE 来检查左心耳内有无血栓。建议患者在围术期持续使用抗凝药（DOAC 或华法林）进行手术。

手术操作

血管通路和 ICE 导管导引

在血管超声引导下，使用改良的 Seldinger 术行股静脉血管穿刺。

左股静脉分别置入 10 Fr 的长鞘（Super Arrow-Flex 导引器，Teleflex）和 7 Fr 的鞘（Input PS，Medtronic）。右股静脉置入一根 14 Fr 鞘（Input PS）。

通过 10 Fr 鞘送入 9 Fr ICE 导管（ViewFlex，雅培），并将 ICE 导管沿左股静脉送到右心房（RA）。（关于将 ICE 导管送到 RA 的细节，请参考第 3 章）。

留取基线影像

ICE 进入右心房后，以最小幅度顺时针或逆时针旋转 ICE 导管，可显示 home view 切面影像。home view 是指能同时看到右心房、三尖瓣（TV）、右心室及主动脉瓣的 ICE 切面（图 9.1）。从该切面前向打弯可将 ICE 导管经三尖瓣送入右心室。一旦进入右心室，松开导管的前弯，此时可评估右心室周围是否存在心包积液（图 9.2）。继续顺时针旋转导管可显示左心室，可在该切面评估左心室周围的心包积液情况（图 9.3）。存储上述心包基线影像，以便后续术中出现低血压事件时进行对比。

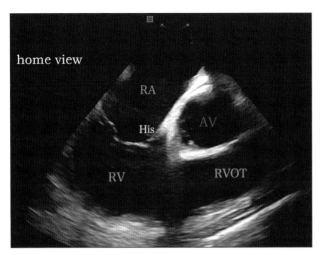

图 9.1　home view。AV，主动脉瓣；His，希氏束区域；RA，右心房；RV，右心室；RVOT，右心室流出道。

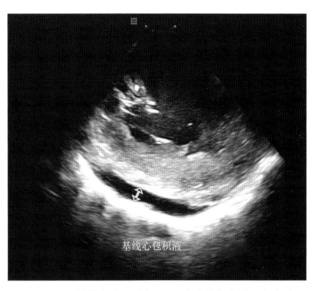

图 9.3　ICE 导管在左心室切面显示后壁有少量心包积液。

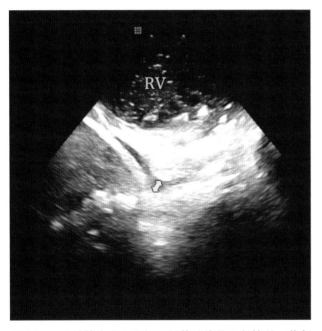

图 9.2　ICE 导管在右心室切面评估基线的心包情况。**黄色箭头**所指处可见少量积液。RV，右心室。

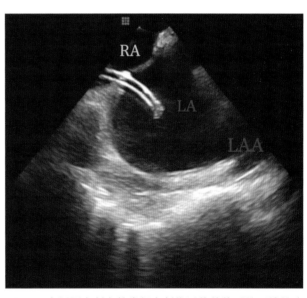

图 9.4　房间隔穿刺点较常规穿刺位置偏前偏下的区域是冷冻消融进入左心房的最佳通路。通过看到左心耳确认位置靠前。该区域可以通过从典型的卵圆窝中间位置处（ICE 显示出两个左侧肺静脉）轻微逆时针旋转来实现。LA，左心房；LAA，左心耳；RA，右心房。

房间隔穿刺

　　关于房间隔穿刺的技术详见第 4 章。

　　同射频消融的房间隔穿刺略有不同，冷冻消融需要选择更靠前、靠下的位置进行穿刺。

　　在到达常规卵圆窝中间位置处后（ICE 显示出两个左肺静脉的位置），轻微逆时针旋转便能到达冷冻消融的理想位置（**图 9.4**）。

交换鞘管

　　穿刺鞘进入左心房后，在 ICE 引导下沿鞘管送 J 形导丝至左上肺静脉（LSPV）（**图 9.5**）。或者在 ICE 引导下沿鞘管送入猪尾导丝到左心房心腔内（**图 9.6**）。固定导丝在左心房中位，在 ICE 引导下将房间隔鞘连同短 14 Fr 鞘一起沿导丝撤出。然后将 15 Fr 可控弯鞘（FlexCath 鞘，FlexCath Advance，

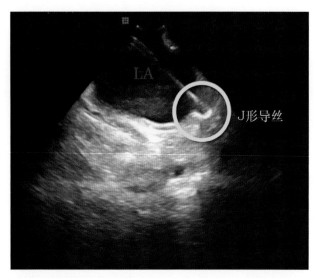

图 9.5　在 ICE 引导下将 J 形导丝沿鞘送入左上肺静脉，为交换 FlexCath 鞘作准备。LA，左心房。

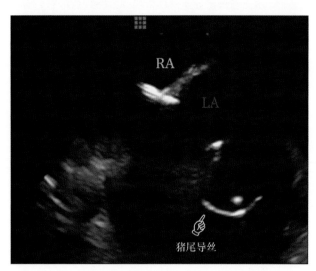

图 9.6　ICE 引导下将猪尾导丝沿鞘送入中位左心房，为交换 FlexCath 鞘作准备。LA，左心房；RA，右心房。

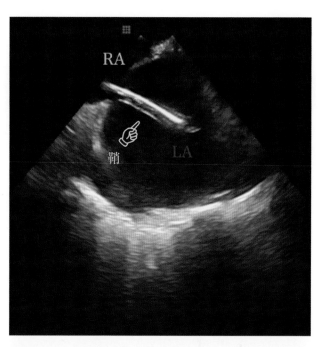

图 9.7　FlexCath 鞘位于左心房内。LA，左心房；RA，右心房。

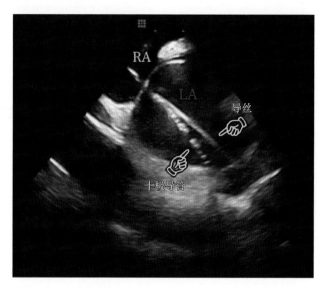

图 9.8　使十极导管沿 J 形导丝走行，从之前的房间隔穿刺处送入左心房实现推-拉技术。LA，左心房；RA，右心房。

Medtronic）和扩张鞘沿导丝送入。在 ICE 监测下将扩张鞘和 FlexCath 鞘沿右心房送入左心房。一旦在左心房内看到鞘管，便可将扩张鞘和导丝撤出（**图 9.7**）。

在 ICE 直视下沿 FlexCath 鞘将 10.5 Fr 28 mm 冷冻球囊（Arctic Front Advance，Medtronic）连同十极环形标测导管（Achieve，Medtronic）送入左心房。

对于撤出房间隔穿刺鞘，交换为 FlexCath 鞘管，经过房间隔困难的病例，我们推荐使用"推-拉技术"。首先保留位于左上肺静脉的 J 形导丝或位于中位左心房的猪尾导丝，将通过房间隔困难的 FlexCath 鞘管轻轻回撤至右心房；然后在 ICE 直视下，将十极导管沿 J 形导丝走行，从之前的房间隔穿刺处送入左心房（**图 9.8**）。然后再沿导丝前送 FlexCath 鞘及扩张鞘，直至房间隔出现帐篷征，此时，在前推 FlexCath 鞘管的同时回撤十极导管，即可使 FlexCath 成功送入左心房（**图 9.9**）。

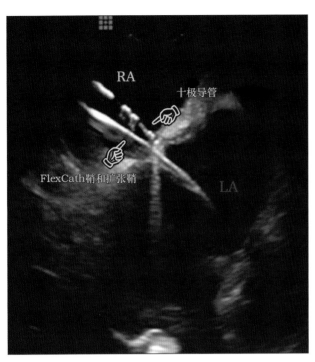

图 9.9　推-拉技术：在前推 FlexCath 鞘管的同时回撤十极导管，即可使 FlexCath 鞘管成功送入左心房。LA，左心房；RA，右心房。

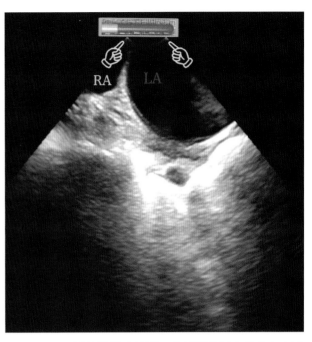

图 9.10　ICE 导管沿导丝从同一房间隔穿刺点从右心房进入左心房。LA，左心房；RA，右心房。

将 ICE 导管送入左心房

　　尽管在右心房也可以观测到四支肺静脉，但为了获得更加清楚的影像，可将 ICE 导管送入左心房。可以经同一个房间隔穿刺点送入 ICE 导管至左心房。完成鞘管交换后，将 J 形导丝保持在左上肺静脉或将猪尾导丝保持在中位左心房；导丝不动，回撤 FlexCath 鞘至右心房。然后 ICE 导管打前弯使其头端靠近导丝穿过房间隔的位置（参考第 4 章图 4.20、4.21）。ICE 导管便可平行于导丝从同一房间隔穿刺点送入左心房（**图 9.10**）。接着，再将 FlexCath 鞘推送至左心房，撤出导丝和扩张鞘。一旦 ICE 进入左心房后，打后弯可见左侧肺静脉；打后弯的同时顺时针旋转 ICE 导管，即可见右侧肺静脉。

冷冻球囊消融

　　通过 ICE 确定肺静脉口部，并在 ICE 引导下将 Achieve 导管送入左上肺静脉。然后将球囊充气并推送到肺静脉前庭，并经 ICE 确认球囊和 FlexCath 鞘的同轴性（**图 9.11**）。通过 ICE 彩色多普勒证实

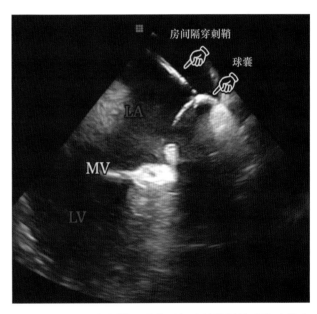

图 9.11　房间隔穿刺鞘和球囊要与肺静脉同轴才能确保充分封堵。LA，左心房；LV，左心室；MV，二尖瓣。

肺静脉完全被球囊封堵：当球囊充分封堵肺静脉口部时，在 ICE 上不能看到肺静脉内有彩色血流。同时，还可以轻微顺 / 逆时针旋转 ICE 导管，结合彩色血流多普勒，评估是否存在超出初始视图平面的任何侧漏。此外，也可以通过监测血流动力学确认封堵效果（**图 9.12**）[5]。

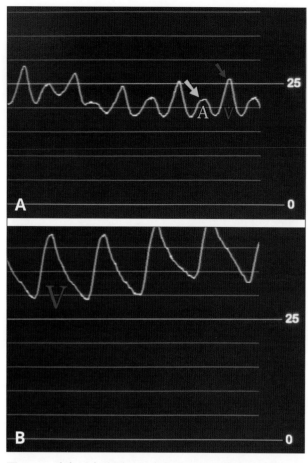

图 9.12 动态压力监测显示出的肺毛细血管楔压波形，在肺静脉未被封堵前可以看到 A 波和 V 波（**A 图**），当肺静脉被完全封堵后 A 波消失（**B 图**）。需要彩色血流多普勒评估进行确认。

为了将 FlexCath 鞘从 LSPV 移至左下肺静脉（LIPV），将球囊撤回 FlexCath，Achieve 导管保持位于鞘外。将 FlexCath 稍微打弯，以便在 ICE 上看到 Achieve 导管接近 LIPV。

通过 ICE 来评估鞘管和球囊的同轴性。例如，如果在 ICE 切面上，球囊和肺静脉看起来同轴，但却不能清晰看到鞘管，此时可轻轻顺时针或逆时针旋转 ICE 导管，定位到鞘管的实时位置，而后按照和 ICE 导管操作相反的方向操作鞘管，即可实现鞘和球囊同轴。比如此时在 ICE 上可以看到球囊和肺静脉但看不到鞘管，ICE 导管是通过轻微顺时针旋转找到的鞘管，那么鞘管就应该轻微逆时针旋转，以达到和球囊及肺静脉的同轴[7]。

ICE 可以帮助冷冻球囊、鞘及 Achieve 导管，从左侧肺静脉调整至右侧肺静脉。ICE 导管在左心房内时，可将其顺时针旋转，这样可观察到右下肺

静脉长轴（**图 9.13**）。如果 ICE 导管在右心房，为了获得同样的切面，可将 ICE 导管轻微回撤，打左弯同时顺时针旋转。进一步顺时针旋转 ICE 导管可观察到右上肺静脉（**图 9.14**）。

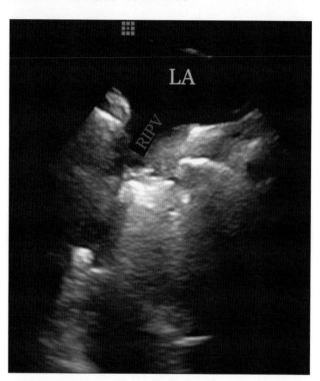

图 9.13 长轴视角下的右下肺静脉。LA，左心房；RIPV，右下肺静脉。

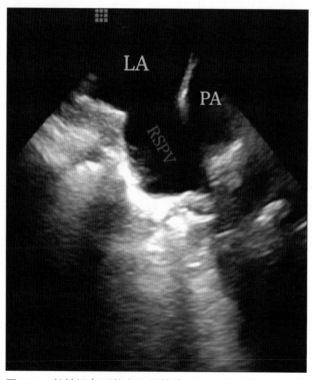

图 9.14 长轴视角下的右上肺静脉。LA，左心房；PA，肺动脉；RSPV，右上肺静脉。

为了将 FlexCath 鞘从左侧肺静脉调整至右下肺静脉，可在 ICE 直视下，将球囊放气回撤至鞘内，保留 Achieve 导管在鞘外。将 FlexCath 鞘管打弯至最大，并顺时针旋转 180°，这时，Achieve 导管接近右下肺静脉口，可在 ICE 引导下送至右下肺静脉内。为了将 FlexCath 鞘从右下肺静脉调整至右上肺静脉，将球囊放气回撤至鞘内，保留 Achieve 导管在鞘外，此时将 FlexCath 鞘松弯，稍加顺时针旋转，就可以在 ICE 上看到 Achieve 导管接近 RSPV。

冷冻消融后，确认肺静脉电位的传入和传出阻滞。此外，可以静脉应用腺苷，进一步确认肺静脉达到了持续的电隔离。

手术结束时，在 ICE 引导下将冷冻球囊及鞘管从左心房回撤至右心房。

使用 ICE 辅助膈神经监测

膈神经损伤是房颤冷冻消融术中需要监测和避免的重要潜在并发症[8-9]。复合运动动作电位和人工触觉监测右侧膈肌刺激，是消融过程中监测膈神经功能的两种方法[10-11]。除了利用标测系统外，也可使用 ICE 导管协助定位多极导管在 SVC 中的位置来标测膈神经。

从 home view 位起始，顺时针旋转 ICE 导管可看到房间隔和左心房。稍加后弯，再微微逆时针旋转就可显示 SVC（**图 9.15**）。如果 ICE 位于左心房，在显示出 RSPV 的切面进一步顺时针旋转也可显示房间隔和 SVC。

在膈神经刺激过程中，ICE 还可以帮助观察膈肌的运动情况（▶**视频 9.1**），如果复合运动电位振幅减弱，膈肌收缩明显减弱，或者 ICE 显示膈肌运动减弱，则应立即停止冷冻。

视频 9.1　在对右肺静脉进行冷冻消融时，应用 ICE 实时监测膈神经受到刺激时的膈肌运动。LA：左心房；RA：右心房；RV：右心室［00:27］。

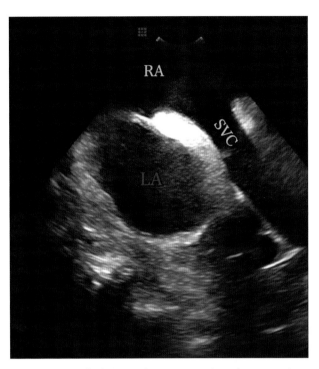

图 9.15　上腔静脉的 ICE 切面。LA，左心房；RA，右心房；SVC，上腔静脉。

参考文献

1. Kuck KH, Brugada J, Furnkranz A, et al. Cryoballoon or radiofrequency ablation for paroxysmal atrial fibrillation. *N Engl J Med*. 2016;374:2235–2245.

2. Packer DL, Kowal RC, Wheelan KR, et al. Cryoballoon ablation of pulmonary veins for paroxysmal atrial fibrillation: First results of the North American Arctic Front (STOP AF) pivotal trial. *J Am Coll Cardiol*. 2013;61.

3. Mugnai G, Chierchia G-B, de Asmundis C, et al. Comparison of pulmonary vein isolation using cryoballoon versus conventional radiofrequency for paroxysmal atrial fibrillation. *Am J Cardiol*. 2014;113(9):1509–1513.

4. Bohó A, Mišíková S, Spurný P, et al. Complications of circumferential pulmonary vein isolation using the cryoballoon technique: Incidence and predictors. *Int J Cardiol*. 2014;171 (2):217–223.

5. Razminia M, Demo H, Arrieta-Garcia C, et al. Nonfluoroscopic ablation of atrial fibrillation using cryoballoon. *J Atrial Fib*. 2014;7(1):1093.

6. Demo H, Willoughby C, Jazayeri MA, Razminia M. Fluoroless catheter ablation of cardiac arrhythmias. *Card Electrophysiol Clin*. 2019 Dec;11(4):719–729. doi:10.1016/j.ccep.2019.08.013. PMID: 31706478.

7. Aryana A, Kenigsberg DN, Kowalski M, et al. Catheter ablation using the third-generation cryoballoon provides an enhanced ability to assess time to pulmonary vein

isolation facilitating the ablation strategy: Short- and long-term results of a multicenter study. *Heart Rhythm.* 2016;13(12):2306–2313.

8. Sacher F, Monahan KH, Thomas SP, et al. Phrenic nerve injury after atrial fibrillation catheter ablation: Characterization and outcome in a multicenter study. *J Am Coll Cardiol.* 2006;47:2498–2503.

9. Metzner A, Rausch P, Lemes C, et al. The incidence of phrenic nerve injury during pulmonary vein isolation using the second-generation 28 mm cryoballoon. *J Cardiovasc Electrophysiol.* 2014;25(5):466–470.

10. Franceschi F, Dubuc M, Guerra PG, et al. Diaphragmatic electromyography during cryoballoon ablation: A novel concept in the prevention of phrenic nerve palsy. *Heart Rhythm.* 2011;8(6):885–891.

11. Lakhani M, Saiful F, Parikh V, et al. Recordings of diaphragmatic electromyograms during cryoballoon ablation for atrial fibrillation accurately predict phrenic nerve injury. *Heart Rhythm.* 2014;11(3):369–374.

第 10 章

如何应用 ICE 进行右心室和右心室流出道心律失常射频消融

Daniel Alyesh，MD；Sri Sundaram，MD

介绍

ICE 的推广和应用是拓展电生理领域的关键。ICE 在右心室和右心室流出道（RVOT）心律失常中具有重要应用价值，这是由于右心室壁较薄，且临近周围重要解剖结构。ICE 和三维的结合，能最大限度减少 X 线曝光量，并提高手术的安全性。在后续的部分中，我们将描述如何使用 ICE 对起源自右心室和右心室流出道的心律失常进行消融。

右心室流出道

临床中遇到的大部分右心室的心律失常为起源自右心室流出道的特发性室性期前收缩（室早）/室性心动过速（室速）[1-4]。这些心律失常常伴有症状且可导致心肌病[5-6]。在 RVOT 的消融过程中使用 ICE 能提高手术的安全性，减少邻近结构损伤，指导导管操作，监测损伤形成，避免蒸汽爆裂（steam pop）。安全评估的第一步是判断其起源点和肺动脉瓣及前降支之间的距离关系。这些解剖结构之间存在较大的变异，总体原则是，在没有例外的情况下，起源自前间隔肺动脉瓣上的心律失常，

其起源点接近 LAD 的风险更高（**图 10.1**）。

ICE 导管放置于 RVOT 内很容易观察到肺动脉瓣和冠状动脉。为了于无射线下将 ICE 导管送至 RVOT，首先将其置于初始位，而后逆时针旋转导管，可见流入 - 流出道影像（**图 10.2 A**）。将 ICE 导管向前打弯，观察到三尖瓣，前送导管至右心室（图 10.2 B）。而后松弯，进入 RVOT。进入 RVOT 后，顺时针旋转导管，可见左心室基底部结构，包括左心室流出道（LVOT）和主动脉瓣等。前送 ICE 导管，当能看到主动脉瓣时，即可看到肺动脉瓣（**图 10.3**）。

观察冠状动脉的起源，也是从 ICE 在 RVOT 内看到主动脉瓣开始。左侧冠状动脉对于 RVOT 心律失常的消融具有重要意义。看到冠状动脉后，逆时针旋转 ICE 导管，找到左主干的起源（见图 10.3）。继续逆时针旋转，可见左主干分叉（**图 10.4 A**），继续旋转，可见回旋支走向左心耳，前降支走向 RVOT（图 10.4 B）。了解起源点和消融位点与前降支之间的距离，对于避免冠状动脉痉挛、狭窄和血栓形成，具有重要意义[7-9]。这对于指导放电能量的选择也有帮助[10]。应用 ICE 获得这些信息并不需要行冠状动脉造影，虽然并不完全都是这样。有时，也可将 LAD 的走行和三维电解剖模型进行融

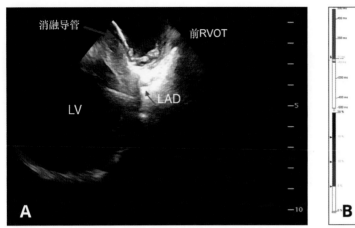
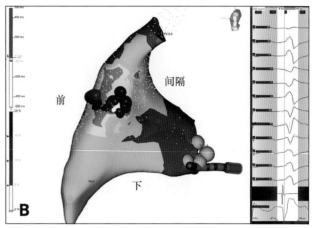

图 10.1 起源自 RVOT 前间隔室早的超声图像，及对应的三维模型图像。注意消融靶点和 LAD 之间的位置关系。LV，左心室；LAD，左前降支；RVOT，右心室流出道。

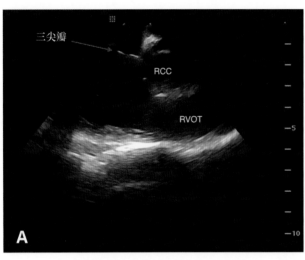
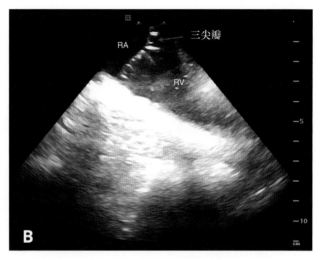

图 10.2 A. 无射线下将 ICE 导管送入右心室的流入-流出道图像。B. 前向打弯，跨过三尖瓣，ICE 导管即可进入右心室。RA，右心房；RV，右心室；RCC，右冠窦；RVOT，右心室流出道。

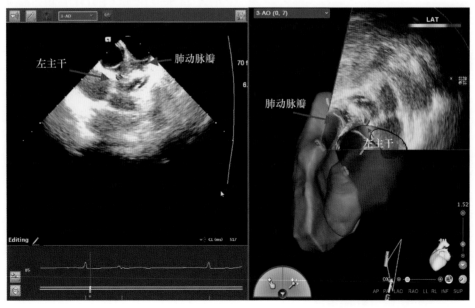

图 10.3 肺动脉瓣及左主干成像，并和三维模型融合。

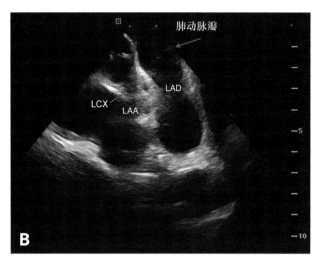

图 10.4　**A.** 左主干分叉部的影像。**B.** 进一步逆时针旋转，可显示出左前降支（LAD）走向 RVOT，而左回旋支（LCX）走向左心耳（LAA）。

合（**图 10.5**）。如果心外膜的冠状动脉显示不清，建议行冠状动脉造影。

RVOT 的前壁和游离壁

当消融起源自 RVOT 靠前和靠前游离壁的心律失常时，应小心操作，以免掉入陷阱造成并发症。由于胸腔内心脏转位的影响，X 线常误导该区域消融导管的定位，而 ICE 对于了解该区域的解剖关系很有帮助。

一个重要的注意点就是在消融前应了解目标区域的心肌厚度。这一区域的厚度差异很大，最薄处只有 3 mm[11]。这种薄弱的心肌有时也能成为优势，比如 Brugada 综合征中促发心室颤动的基质位于心外膜，也能从心内膜消融到[12]。为获得这一区域的影像，可首先将 ICE 导管送入 RVOT，而后将主动脉瓣调至视野中心，轻轻逆时针旋转 ICE 导管，可更加清楚地观察 RVOT 和游离壁（图 10.1，图 A）。由于此区域常常存在一些细微的变异，可前后打弯 ICE 导管，将局部的关键解剖观察得更加仔细。

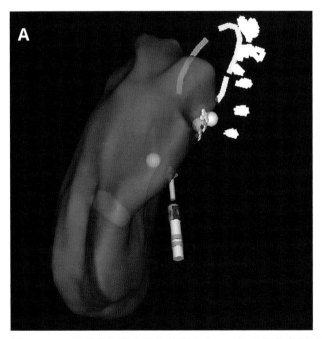

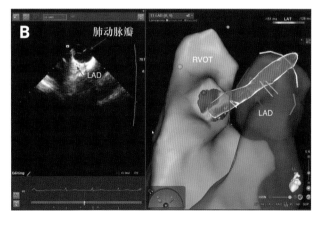

图 10.5　**A.** 将超声勾勒出的左前降支（LAD）走行整合至三维电解剖模型。**B.** 将 LAD 在三维电解剖模型上标记后，可清晰显示其走行。注意在肺动脉瓣上，LAD 可非常接近心肌。RVOT，右心室流出道。

注意到 RVOT 的前壁非常薄（**图 10.6**），在这一区域进行消融时，使用 ICE 指导和监测，避免蒸汽爆裂（steam pop），非常有帮助[10]。通常在发生蒸汽爆裂前，局部的组织会在 ICE 上显现出明显的水肿和高回声（**图 10.7**）。除此之外，还可见到消融部位微泡增多。此时及时停止放电，常能阻止蒸汽爆裂的发生。由于前壁和前侧壁比较薄，发生在此部位的蒸汽爆裂，常造成心肌穿孔和心脏压塞。

类似地，ICE 在这一区域也可识别出组织的异质性和心肌浸润。比如，图形上类似于特发性室速者，实际为结节病伴有 RVOT 前壁的浸润和瘢痕形成（**图 10.8** A、B）。这种组织的异质性，形成了内膜和外膜之间的 8 字折返。在 ICE 指导下，于出口处进行消融，可立即终止该心律失常（**图 10.8** C）。

右心室心律失常

发生率少于右心室流出道心律失常，右心室的心律失常也具有 RVOT 心律失常的困惑和陷阱，且能够被 ICE 大大改善。由于解剖的复杂性，这些心律失常消融的难点在于难以获得导管的稳定性，而在下壁和游离壁消融时，由于室壁薄弱，容易造成并发症。

图 10.6 消融导管和 RVOT 前壁贴靠，可见此区域心肌非常薄。

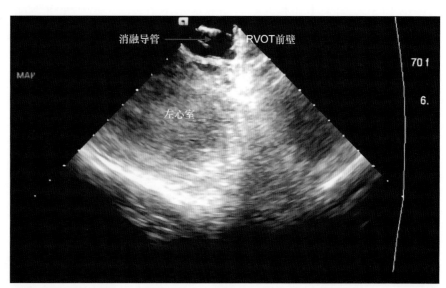

图 10.7 右心室（RV）间隔部位放电过程中微泡增多，及时停止放电，避免了蒸汽爆裂的发生。消融前即存在少量的心包积液，动态观察并未见增加。

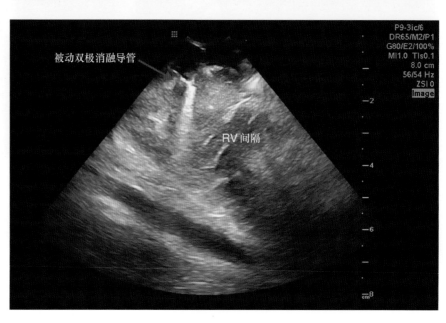

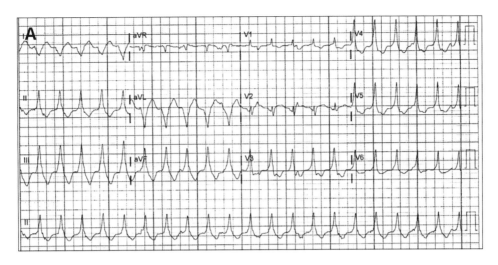

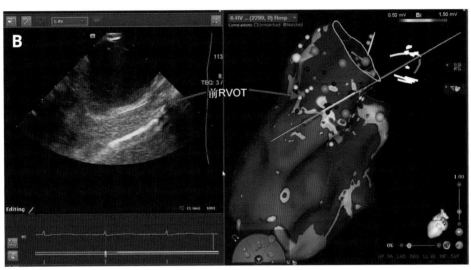

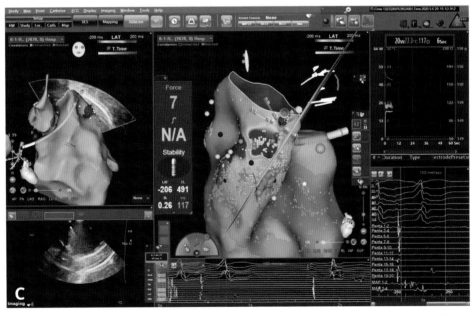

图 10.8　**A.** 起源自 RVOT 前壁的心律失常心电图。**B.** ICE 下可见 RVOT 前壁组织异质性明显，其内膜作为心律失常的峡部出口。**C.** 在隐匿性拖带部位放电 5 s，心律失常即终止。

右心室乳头肌

三尖瓣环乳头肌在 ICE 引导下更加容易到位。类似于左侧乳头肌，其解剖复杂，具有多个头和腱索，获得足够的导管贴靠非常困难。将 ICE 导管送至心律失常起源部位能获得比较好的影像。在图 10.9 展示病例中，消融导管非常好地嵌入到了乳头肌中。ICE 导管的引导，可使得消融导管操作更加容易，贴靠更加稳固（**图 10.9**）。

调制束

起源自右心室调制束的心律失常可以造成心室颤动，因而具有非常意义。这些室早常起源自乳头肌根部，位于右心室和浦肯野纤维网的交界处[13-14]。

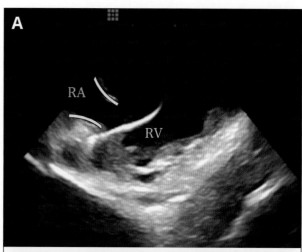

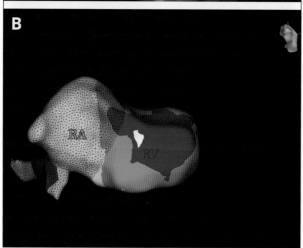

图 10.9 ICE 从右心室（RV）获得的右心室乳头肌图像，并伴有右心室激动标测图。RA，右心房。

这一区域导管稳定性很差，增大压力常导致导管移位。

ICE 导管送入 RVOT 可获得调制束的影像。看到室间隔后逆时针旋转导管可见调制束及乳头肌。如患者植入埋藏式心脏复律除颤器（ICD）或起搏器，ICE 在这一区域可提供很大帮助，因其导线即在附近（**图 10.10**）。ICE 导管可帮助避免和导线缠绕，同时又保证导管贴靠和消融能量释放。

游离壁和非缺血性心肌病

非缺血性心肌病伴发的室速治疗起来具有一定的难度。其心律失常的基质可能涉及心肌中膜和室间隔，出口可位于内膜或外膜。其中以右心室作为出口者，ICE 的引导至关重要。对于标测的出口靠近下壁和基底部者，消融靶点可能位于下游离壁。另外，出口靠近基底部者，需要格外注意右冠状动脉的走行。右冠状动脉在基底部和紧邻右心室，这在靠近三尖瓣的初始位切面（home view）能得到很好展示（**图 10.11**）。了解这些重要的解剖关系，对于选择合适的消融能量，监测损伤，避免蒸汽爆裂（steam pop）具有重要意义。

最后一点是这些起源自间隔的心律失常，可能对双极放电反应比较好[15-16]。如采用这种方法，应用 ICE 指导主动消融导管和被动消融导管的位置，监测损伤形成，对于保证患者的安全，非常重要（**图 10.12**）。于 ICE 的直视指导下，可避免消融能量过大，或消融深度过深，损伤邻近组织。

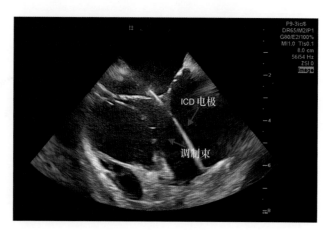

图 10.10 超声图像显示调制束及其和 ICD 电极的密切解剖关系。ICD，埋藏式心脏复律除颤器。

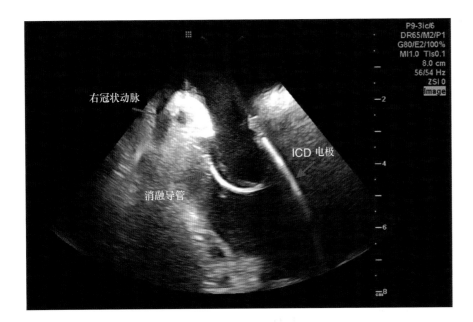

图 10.11　消融导管在右心室下间隔区域放电，可见其与右冠状动脉的关系。ICD，埋藏式心脏复律除颤器。

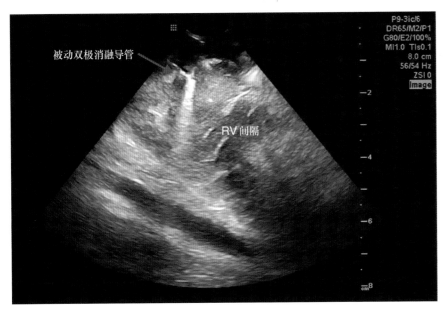

图 10.12　非缺血性心肌病行跨间隔双极消融时，右心室被动消融导管的超声图像。RV，右心室。

总结

　　总之，ICE 既增加了术者对于右心室和 RVOT 心律失常的处理能力，又保证了患者安全。这些病例心肌组织菲薄，临近重要解剖结构，ICE 尤为重要。ICE 可指导术者直视观察消融损伤，偶尔可增大能量和损伤力度。右心室结构的复杂性，解剖的异质性，使得在 ICE 的指导下，才能操作得更加顺利。

参考文献

1. Buxton AE, Waxman HL, Marchlinski FE, Simson MB, Cassidy D, Josephson ME. Right ventricular tachycardia: Clinical and electrophysiologic characteristics. *Circulation.* 1983;68:917–927.

2. Buxton AE, Marchlinski FE, Doherty JU, et al. Repetitive, monomorphic ventricular tachycardia: Clinical and electrophysiologic characteristics in patients with and patients without organic heart disease. *Am J Cardiol.* 1984;54: 997–1002.

3. Lee KL, Lauer MR, Young C, et al. Spectrum of electrophysiologic and electropharmacologic characteristics of verapamil-sensitive ventricular tachycardia in patients without structural heart disease. *Am J Cardiol.* 1996;77: 967–973.

4. Palileo EV, Ashley WW, Swiryn S, et al. Exercise provocable right ventricular outflow tract tachycardia. *Am Heart J*. 1982;104:185–193.

5. Munoz F, Syed F, Noheria A, et al. Characteristics of premature ventricular complexes as correlates of reduced left ventricular systolic function: Study of the burden, duration, coupling interval, morphology, and site of origin of PVCs. *J Cardiovasc Electrophysiol*. 2011;22:791–798.

6. Baman TS, Lange DC, Ilg KJ, et al. Relationship between burden of premature ventricular complexes and left ventricular function. *Heart Rhythm*. 2010;7:865–869.

7. Aoyama H, Nakagawa H, Pitha JV, et al. Comparison of cryothermia and radiofrequency current in safety and efficacy of catheter ablation within the canine coronary sinus close to the left circumflex coronary artery. *J Cardiovasc Electrophysiol*. 2005;16:1218–1226.

8. Paul T, Bökenkamp R, Mahnert B, Trappe H-J. Coronary artery involvement early and late after radiofrequency current application in young pigs. *Am Heart J*. 1997;133:436–440.

9. Kharrat I, Charfeddine H, Sahnoun M, et al. Left main coronary thrombosis: Unusual complication after radiofrequency ablation of left accessory atrioventricular pathway. *J Electrocardiol*. 2008;41:683–685.

10. Jongbloed MR, Bax JJ, van der Burg AE, Van der Wall EE, Schalij MJ. Radiofrequency catheter ablation of ventricular tachycardia guided by intracardiac echocardiography. *Eur J Echocardiogr*. 2004;5:34–40.

11. Issa ZF, Miller JM, Zipes DP. Adenosine-sensitive (outflow tract) ventricular tachycardia. In: Issa ZF, Miller JM, Zipes DP, editors. *Clinical Arrhythmology and Electrophysiology: A Companion to Braunwald's Heart Disease* (2nd edition.). Philadelphia, PA: W.B. Saunders, 2012:562–586.

12. Talib AK, Takagi M, Shimane A, et al. Efficacy of endocardial ablation of drug-resistant ventricular fibrillation in Brugada syndrome. *Circ Arrhythm Electrophysiol*. 2018; 11:e005631.

13. Barber M, Chinitz J, John R. Arrhythmias from the right ventricular moderator band: Diagnosis and management. *Arrhythm Electrophysiol Rev*. 2020;8:294–299.

14. Sadek MM, Benhayon D, Sureddi R, et al. Idiopathic ventricular arrhythmias originating from the moderator band: Electrocardiographic characteristics and treatment by catheter ablation. *Heart Rhythm*. 2015;12:67–75.

15. Al-Hadithi A, Khakpour H, Cruz D, Boyle NG, Shivkumar K, Bradfield JS. Incessant intraseptal ventricular tachycardia ablated utilizing extracorporeal membrane oxygenation and bipolar ablation. *Heart Rhythm Case Rep*. 2018;4:557–560.

16. Della Bella P, Peretto G, Paglino G, et al. Bipolar radiofrequency ablation for ventricular tachycardias originating from the interventricular septum: Safety and efficacy in a pilot cohort study. *Heart Rhythm*. 2020;17:2111–2118.

第 11 章

如何应用 ICE 进行乳头肌室性期前收缩的消融

Hany Demo，MD；Oliver D'Silva，MD；Pouyan Razminia，MD；Mansour Razminia，MD

介绍

室性期前收缩（室早）和室性心动过速（室速）可能起源自乳头肌，乳头肌本身结构复杂，和周围心肌的关系也很复杂，因而在乳头肌起源室早的患者中，X线和三维标测引导消融导管的操作，受到很大限制。并且，在不断运动的乳头肌上进行标测和消融，为了获得和维持导管的稳定性，难度很大，这会影响到射频消融手术的成功率，延长手术时间。于ICE辅助下可以直视乳头肌，进行更精确的标测，且在标测和消融时获得更好的导管稳定性。

手术流程

准备

左心室乳头肌室早的消融可通过逆行主动脉途径或穿间隔途径来完成。对于起源自后内侧乳头肌，及前外侧乳头肌靠内侧的室早，主动脉逆行途径更有优势。对于起源自前外侧乳头肌靠外的室早，穿间隔途径更加容易到位[1]。对于伴有严重的周围动脉粥样硬化症、主动脉疾病和人工主动脉瓣的患者，也会优选穿间隔途径。

送入超声导管

在血管超声的指引下，利用Seldinger技术进行股静脉穿刺。

如选择动脉逆行途径，经右侧股动脉送入 8 Fr 鞘管（Input PS，美敦力）。

经左侧股静脉送入 10 Fr 长鞘（Super Arrow-Flex introducer，Teleflex），沿 10 Fr 长鞘送入 9 Fr ICE 导管（ViewFlex，Abbott）。如第 3 章描述一样，将其沿左侧股静脉、下腔静脉一直送入右心房。

获得基础影像

进入右心房后，将 ICE 导管旋转至 home view，视野内可见右心房、三尖瓣、右心室和主动脉瓣（见图 11.6）。在此位置，向前打弯，前送 ICE 导管，进入右心室。跨过三尖瓣进入右心室后即松弯。在右心室内，获得基线影像，评估有无心包积液（**图 11.1**）。存储影像，如这一病例后续发生低血压事件，可进行比较。

穿间隔进入左心室

房间隔穿刺前，按照体重快速推注肝素。术中持续监测 ACT，必要时给予肝素，维持 ACT 在 300 ～ 350 s。

详细的房间隔穿刺过程可参考第 4 章。

相比于肺静脉隔离时穿刺位点选在卵圆窝的中部，此时的穿刺位点更加靠前靠下。在常规房间隔穿刺位点，轻微逆时针旋转，显露左侧 2 根肺静脉，是合适的进入左心室的房间隔穿刺部位。

在 ICE 指引下，经 SL-0 鞘管送入多极标测导管（HD Grid，Abbott）或消融导管。当在左心房看到多极标测导管后，可在 ICE 指引下进一步前送多极标测导管跨过二尖瓣至左心室（**图 11.2**）。为了看清楚二尖瓣，可在穿间隔视角，进行轻度的逆时针旋转（**图 11.3**）。

逆行进入左心室

逆行进入左心室时，在前送导管至升主动脉前，按照体重快速推注肝素。术中持续监测 ACT，必要时给予肝素，维持 ACT 在 300 ～ 350 s。

经右侧股动脉鞘送入多极标测导管（HD Grid）或消融导管进行建模（**图 11.4**）。应在 ICE 上看到消融导管或标测导管以 U 形跨过主动脉瓣，以免损伤冠状动脉或主动脉瓣（**图 11.5**）。为了在这一视角进行观察，可以从 home view 进行顺时针旋转，直到从长轴观察到主动脉瓣和主动脉（**图 11.6**）。

标测和消融

为了在标测和消融的过程中看到乳头肌，需将

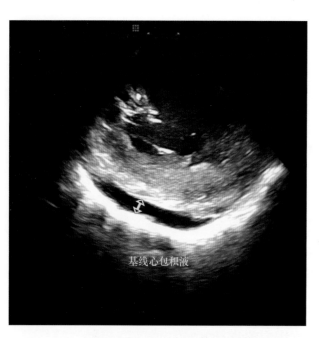

图 11.1 ICE 导管在右心室内评估基线心包积液情况。

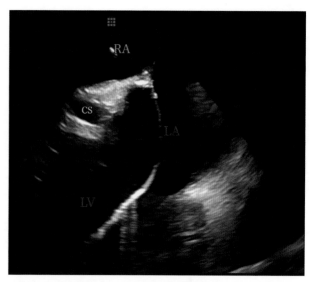

图 11.3 经穿间隔途径，可见标测导管跨过二尖瓣进入左心室。CS：冠状窦；LA：左心房；LV：左心室；RA：右心房。

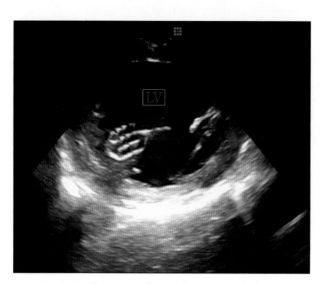

图 11.2 多极标测导管在左心室。LV：左心室。

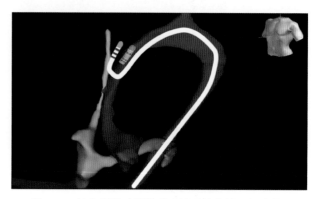

图 11.4 经右侧股动脉鞘送入消融导管并进行建模。

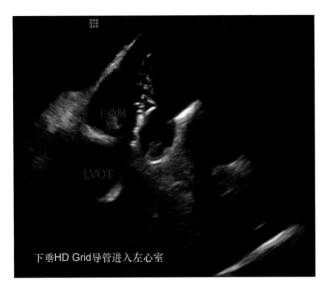

图 11.5　标测导管正下垂跨过主动脉瓣，ICE 下可观察到导管呈现 U 形，如此可避免损伤主动脉瓣。LVOT：左室流出道。

ICE 导管放至右心室。从 home view 起始，打前弯并前送 ICE 导管，即可使其跨过三尖瓣进入右心室，跨过三尖瓣进入右心室后即松掉前弯。

ICE 导管进入右心室后，顺时针旋转，即可看到左心室长轴和乳头肌（**图 11.7**）。如果需要，可以通过 ICE 机器上的左右互换键形成类似于胸骨旁长轴的影像（**图 11.8**）。

轻度的顺时针旋转可观察到靠后的组织结构，

进一步顺时针旋转后，可逐渐观察到靠前的组织结构。按照这一操作规律，首先观察到的是后乳头肌（**图 11.9**），进一步顺时针旋转后，观察到的是前外侧乳头肌（**图 11.10**）。

将 ICE 导管送入左心室，会将乳头肌观察得更加清楚。为了达到这样的效果，首先要做的是将 ICE 导管通过房间隔上的孔道从右心房送入左心房（参见第 4 章）。采用类似于将 ICE 导管从右心房送入右心室的操作，可将其从左心房送入左心室。为了对称地将二尖瓣和左心室放入视野，需将 ICE 导管向前打弯（**图 11.11**），导管即可进入左心室，进入左心室后，松弯，顺或逆时针旋转，即可清楚看到左心室内的解剖结构（**图 11.12**）。

在应用 CARTOSOUND ICE 的病例中，可将 ICE 所见和三维标测系统进行融合（参见第 14 章）。

识别出重要的结构后，即可在 ICE 的指引下，应用标测导管或消融导管进行激动标测或起搏标测。ICE 导管能降低标测或消融导管和腱索缠绕造成损伤的风险。一旦通过激动或起搏标测选定消融位点后，需仔细用 ICE 观察消融导管头端及其与乳头肌和邻近心肌组织的空间位置关系（**图 11.13**）。放电过程中，使用 ICE 持续监测消融导管头端，保证足够的贴靠和稳定性，并注意监测 2 型微泡，避免发生蒸汽爆裂（steam pop）。

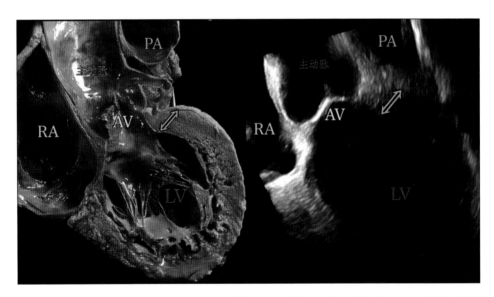

图 11.6　从 home view 轻微顺时针旋转，即可观察到主动脉瓣及主动脉。**绿色箭头代表左心室顶部区域的室壁厚度。**AV：主动脉瓣；LV：左心室；PA：肺动脉；RA：右心房（经 UCLA 心律失常中心 Wallace A. McAlpine, MD, K. Shivkumar MD, PhD 同意和许可后使用）。

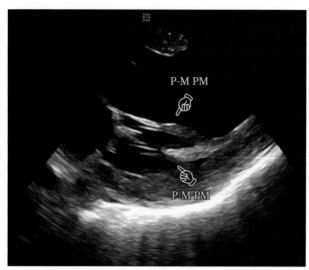

图 11.7 ICE 导管在右心室内顺时针旋转后，即可看到左心室长轴及乳头肌。P-M PM：后内侧乳头肌。

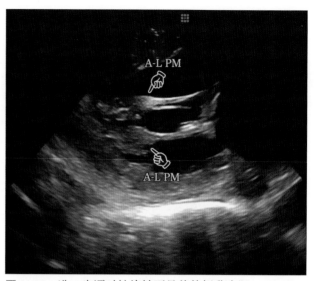

图 11.10 进一步顺时针旋转可见前外侧乳头肌。A-L PM：前外侧乳头肌。

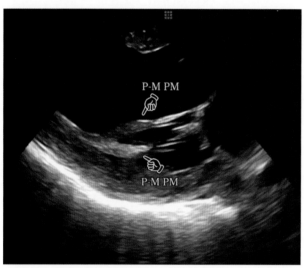

图 11.8 如果需要，可以通过 ICE 机器上的左右互换键形成类似于胸骨旁长轴的影像。P-M PM：后内侧乳头肌。

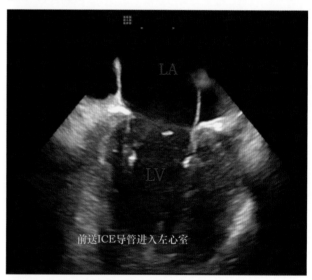

图 11.11 将 ICE 导管向前打弯，将二尖瓣和左心室对称放入视野，前送 ICE 导管经左心房跨二尖瓣进入左心室。LA：左心房；LV：左心室。

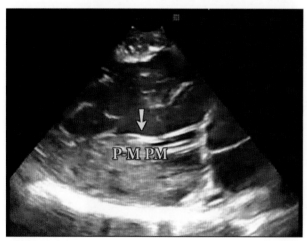

图 11.9 ICE 导管在右心室内，顺时针旋转后可见左心室长轴和乳头肌。最先观察到的乳头肌为后内侧乳头肌。P-M PM：后内侧乳头肌。

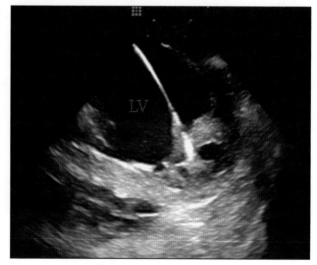

图 11.12 ICE 导管在左心室内，可清晰看到左心室内的结构。LV：左心室。

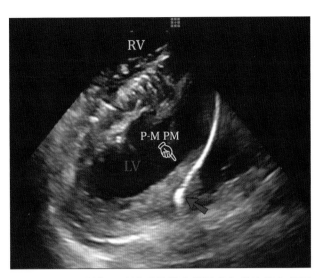

图 **11.13**　ICE 影像显示消融导管头端及其与乳头肌和邻近心肌组织的空间位置关系。LV：左心室；RV：右心室；P-M PM：后内侧乳头肌。

参考文献

1. Enriquez A, Supple GE, Marchlinski FE, Garcia FC. How to map and ablate papillary muscle ventricular arrhythmias. *Heart Rhythm*. 2017;14(11):1721–1728.

第 12 章

如何应用 ICE 进行左心室流出道、冠状动脉窦和左心室顶部室性期前收缩的消融

Ashkan Ehdaie，MD

解剖

由于位置居中，左心室流出道（LVOT）的解剖涉及了左右心、心房和心外膜[1]。在额面电轴上 LVOT 的方向和 aVR 导联近似，指向右上，略向后倾斜。其位于 RVOT 的后下方，和主动脉-心室膜及二尖瓣一起，组成了左心室口[2]。因室性期前收缩（室早）/室速多起源自主动脉瓣叶附近的心肌，此区域需重点关注[3]。LVOT 位居心脏中央，和周围解剖结构关系复杂，因而为了高效而安全地放电消融，需从三维角度对上述解剖关系进行深刻理解。

为了使用 ICE 于直视下观察 LVOT 和主动脉瓣，需要两项技术：①利用二维图像进行三维重建；②利用多个关键点加强横向和纵向解剖关系的理解。ICE 导管通常从股静脉送入右心，因而后续介绍的操作方法和图像，均是在常规方法和常规患者中获得的。屏幕上展现的二维图形并不都是方向准确的，这取决于取图时用到的视角。

右心切面的优势（vantage point）

右心房提供多个用 ICE 观察 LVOT 和主动脉

瓣的角度。home view 时，ICE 导管位于右心房中部，探头朝前，可见三尖瓣、右心室基底漏斗部和主动脉瓣（**图 12.1** A-C）。主动脉瓣在这个位置通常以长轴投射的方式呈现，在二维层面上，任何角度每次只能显现 2 个瓣膜。动态顺或逆时针旋转 ICE 导管，结合周围结构组织关系，可更好识别每个结构的详细信息。无冠窦和右冠状作为右侧间隔的一部分，近似于三尖瓣的前瓣和隔侧瓣[1]。正如预料的一样，当能够看到三尖瓣时，主动脉瓣附近能看到的就是无冠窦（向后接近探头）和右冠窦（向前远离探头）（图 12.1 C，图 12.4 C，▶视频 12.1）。逐渐顺时针旋转 ICE 导管，将逐渐展现向左和向后的组织结构。视野内三尖瓣消失是单独观察主动脉瓣的关键角度。一旦视野也看不到三尖瓣了，右冠窦（向前向右）也不可避免地从视野中消失。另外两个向左、向后的瓣膜——无冠窦和左冠窦连同其他的左心室结构和二尖瓣环等将逐渐显现（图 12.3 A，

视频 12.1　从右心房角度辨认主动脉瓣，并进行顺时针旋转［00:36］。

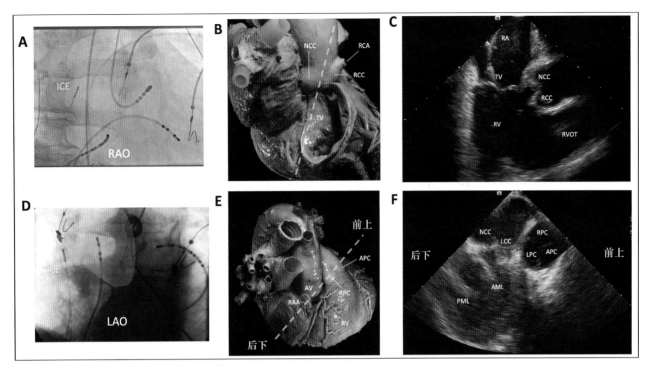

图 12.1　从右心房角度观察主动脉瓣和局部的解剖。**A、B、C.** home view 切面 ICE 图形，导管 X 线位置及与周围结构的关系。**D、E、F.** 右心耳切面 ICE 图形，导管 X 线位置及与周围结构的关系。**黄色虚线代表 ICE 图像对应的二维切面位置。**缩写参照正文。(经许可引用自参考文献 [4]，版权所有者为 UCLA 心律失常中心的 Wallace A. McAlpine MD，K. Shivkumar MD PhD)。RAO，右前斜位；LAO，左前斜位；RCA，右冠状动脉；NCC，无冠窦；RCC，右冠窦；TV，三尖瓣；AV，主动脉瓣；RAA，右心耳；RPC，肺动脉右瓣；RV，右心室；APC，肺动脉前瓣；RA，右心房；RVOT，右心室流出道；LCC，左冠窦；LPC，肺动脉左瓣；AML，二尖瓣前叶；PML，二尖瓣后叶。

视频 12.1)。在某些心脏，可能需要轻轻地打前弯来看清楚这些结构的细节，这取决于下腔静脉到三尖瓣环的距离。

另外一个从右心房观察 LVOT 和主动脉瓣的角度是右心耳 (图 12.1 D-F)。这一角度可以理想地观察长轴的主动脉瓣和其他结构的关系：短轴的肺动脉瓣及瓣叶，左侧心外膜的冠状血管系统，轴向横切的左心室顶部，二尖瓣叶，主动脉瓣瓣上和瓣下的心肌。另外，从这一角度可以直视观察消融导管位置和主动脉瓣周围心肌的关系，避免距离左主干开口过近，造成损伤。

右心室的角度不仅能完成类似于右心房的对于 LVOT 和主动脉瓣的观察，并且能提供一个独特的角度来从各个层面对 LVOT 的全程进行观察。右心室内最实用的角度位于右心室流入和流出道的分界室上嵴水平[1]。这一位置可通过三尖瓣环顶端和间隔部打弯并前送 ICE 导管至 RVOT 近端获得，松弯并顺时针旋转，会逐渐显示相对于右心室

间隔向左和向后的解剖结构。依次看到的组织结构包括室间隔、左心室腔、后内侧乳头肌 (P-M PM) 和前外侧乳头肌 (A-L PM)。识别出前外侧乳头肌后，继续顺时针旋转可辨认 LVOT 附近的其他结构：二尖瓣前叶 (AML)，二尖瓣后叶 (PML)，主动脉 - 二尖瓣连接部 (AMC) 外侧，左心耳，AMC 内侧，LVOT 瓣下起源点，左心室顶，前降支，主动脉瓣，左主干，肺动脉和 RVOT (▶ 视频 12.2)。右心室角度观察到的 LVOT 相比右心房角度会更加靠前靠右。在二维图像上可逐个显示出主动脉瓣，因而在二维图像上，距离探头最近者为右冠窦 (RCC)，最远者为左冠窦 (LCC)。在这一

视频 12.2　从右心室角度顺时针旋转所看到的解剖结构和 LVOT 切面 [00:36]。

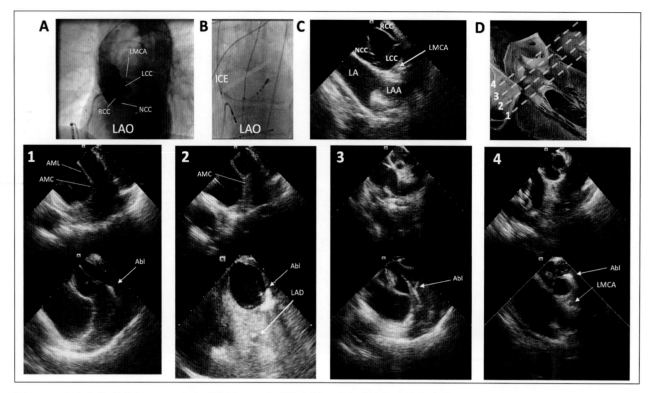

图12.2　右心室角度观察LVOT和主动脉瓣。**A.** 主动脉造影显示主动脉窦和冠状动脉。**B.** ICE导管在RVOT（**黄线代表切面水平**）。**C.** ICE下的主动脉瓣和局部解剖。**D.** 编号黄线的解剖关系与二维图像1-4相对应。**系列1-4**：不同LVOT的ICE切面（**上方**）和对应的导管消融（**下方**）图像。**1.** AML和AMC起始，消融导管位于左心室顶心内膜面。**2.** LVOT瓣叶下和AMC，消融导管位于左心室顶的心内膜面，可见消融部位局部水肿（回声增强区域）。**3.** LVOT瓣叶下水平，消融导管位于LCC瓣下心肌。**4.** LVOT瓣环水平，消融导管位于RCC和LCC交界处。（经许可引自参考文献[4]，版权所有者为UCLA心律失常中心的Wallace A. McAlpine MD，K. Shivkumar MD PhD）。LMCA，左主干；LCC，左冠窦；RCC，右冠窦；NCC，无冠窦；LA，左心房；LAA，左心耳；AML，二尖瓣前叶；AMC，主动脉−二尖瓣连接部；LAD，左前降支；Abl，消融导管；LAO，左前斜位。

角度，无冠窦（NCC）近似于左心房（图12.2，C）。前送和旋转ICE导管，可将这些解剖结构均观察清楚。有目的地旋转ICE导管，是详细了解这一区域解剖的前提。

　　从右心室的角度可将整个LVOT沿长轴横切为多个二维平面。主动脉瓣，尤其是瓣叶之间的闭合程度，可作为ICE下三个不同切面的标志：瓣环切面、瓣环下切面及瓣叶下切面[4]。瓣叶半闭合或未闭合，提示切面接近于瓣叶，为瓣叶下或瓣环下切面。瓣叶完全闭合提示切面接近于真正的瓣环水平（图12.2，D 1-4）。从真正的瓣环水平（瓣叶完全闭合），轻度逆时针旋转，可逐渐显露出瓣环下和瓣叶下水平。反向旋转，即可返回瓣环水平。在这一区域仔细顺、逆时针旋转，有助于熟悉每一切面的解剖，每一个切面，对于理解局部结构的位置关系和指导导管操作，都有所帮助。比如，瓣环水平近似于左心室顶、左主干和肺动脉瓣周围心肌。RCC和LCC之间的瓣环下水平，近似于左心室顶内侧的左右瓣叶间三角区域[5]。LVOT的瓣下近似于左心室顶和AMC。在LVOT的近端，逆时针旋转ICE导管可将切面于左心室口内从主动脉瓣（AV）转换至AMC。这一区域的解剖，在各个切面之间是连续的，逐渐逆时针旋转，展示的切面从左心室顶的心外膜水平变为心内膜水平，从瓣环水平变为瓣叶下水平。利用ICE导管直视消融导管，并指导其在每个切面的操作，对于电生理医生寻找LVOT心律失常起源，有所帮助。

消融导管距离冠状动脉的距离

　　已有报道指出，在LVOT，尤其主动脉瓣附近消融，存在左冠状动脉系统热损伤的风险[6]。应用 ICE 之前，标准操作为应用冠状动脉造影确认消融位点和冠状动脉之间的距离。然而，血管造影无法识别导管的轻微移动，且会受到心动周期的影响。持续的血管造影又会使患者和医护团队遭受大量的 X 线暴露。ICE 克服了这些困难，且能够在整个心动周期中持续监测导管的位置。导管尖端距离冠状动脉的距离，可以直接进行在线测量（**图 12.3 B**）。除与冠状动脉或其开口直接接触外，消融损伤的直径和心外膜脂肪的负荷，也和热损伤有关。

在这种情况下，通过 ICE 的二维切面观察消融导管和主动脉瓣的位置关系，可以替代冠状动脉造影，然而，两者之间并无直接的对比研究。LVOT 的瓣环下及瓣下水平，在正常心脏中，并不接近于从 ICE 右心房及右心室角度看到的左主干（LMCA）开口。在这一区域，ICE 可观察导管位置，避免了冠状动脉造影的使用，并且可在整个心动周期中，实时观察导管的移动（图 12.2 D1-3）。为了避免使用冠状动脉造影，以瓣上心肌为消融靶点时，需在瓣环水平仔细观察导管和主动脉瓣之间的位置关系。短轴角度上消融导管在径向上远离左主干开口（如 NCC、RCC 或两者交界处）可安全进行消融（图 12.3 B）。由于超声探头距离远、升主动脉成角和图像短缩等原因，从右心房角度观察 LMCA 开口具有一定的挑战性，然而，当以 LCC 附近为靶点时，从右心房角度评估 LCC 瓣上心肌和 LMCA 开口的垂直距离，具有优势（图 12.3，C）。从右心室角度也可以看到 LMCA 和 LAD 近段的走行（▶ 视频 12.3）。

视频 12.3　从右心室角度清晰展示左冠状动脉系统走行的影像［00:11］。

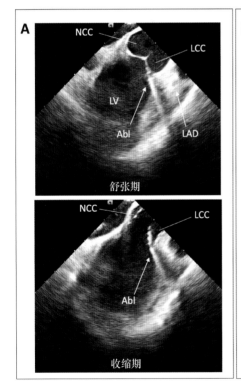
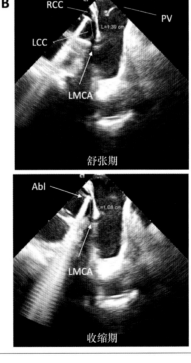
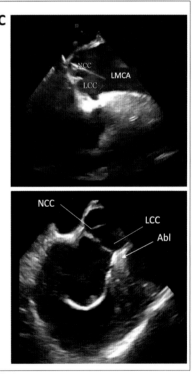

图 12.3　LCC 瓣周消融，可见整个左冠状动脉系统。**A.** 右心房角度的主动脉瓣长轴，采用非 U 形弯的方式进行 LCC 瓣下心肌消融。在这一二维切面中，三尖瓣消失，左心室腔展现，LCC 和 NCC 清晰可见。在整个心动周期中消融导管的位置都能看到。**B.** 右心室角度主动脉瓣的短轴切面，可见消融导管位于 RCC-LCC 交界处（LVOT 瓣环水平）。测量到的消融导管尖端到 LMCA 的开口，随着心动周期变化而不同（**黄线**）。**C.** 展示 LMCA（上图），和从右心房角度显示使用导管 U 形弯操作进行 LCC 瓣下消融以加强稳定性（下图）。NCC，无冠窦；LCC，左冠窦；RCC，右冠窦；LAD，左前降支；LV，左心室；LMCA，左主干；PV，肺动脉瓣；Abl，消融导管。

理论上只有在 RCC 或 RCC-NCC 交界处附近放电时，才会对右冠状动脉（RCA）产生热损伤，但目前的报道仅限于非 LVOT 室早的消融，损伤多在 RCA 远端[6]。正常心脏中，RCA 开口于 RCC 靠后靠外的地方[1]。如同使用诊断性造影导管一样，为了将消融导管送到 RCA 开口，需要一个明显的向后向外旋转的力。从右心房角度，向前向侧方旋转 ICE 探头才能在斜位角度清晰显示 RCA 开口（**图 12.4 A、B**）。类似于 LCC 的消融，RCC 瓣周心肌的消融，可用 ICE 从右心房和右心室角度进行指导（图 12.4 C）。

左心室顶

对起源自左心室顶（LV summit，LVS）的流出道心律失常进行消融具有挑战性，因其起源点可在非内膜部位，且接近于心外膜的冠状动脉。能从心内膜进行左心室顶室早消融的部位包括 LCC、RCC、肺动脉左瓣（LPC），均相当于左心室口部接近于心内膜和心外膜的结构[1]。ICE 可提供每个内膜消融点的局部解剖、导管稳定性、导管和冠状动脉距离的实时信息。

特定的 LVS 室早消融可能以 LCC 瓣周心肌为消融靶点，无论从右心房还是右心室角度，都可用 ICE 指导消融导管到达 LCC 瓣周区域心肌（图 12.2 D3，图 12.3 A）。LVS 最后最内侧区域，可以用这种方式到位。将消融导管推送至 RCC-LCC 交界处的瓣环下区域（小叶间三角区域）的过程也可在 ICE 指导下完成。在这一相对靠前靠内侧的 LVS 区域，室早的消融相对容易成功，这是因为相比靠外侧区域，这一区域的组织内膜和外膜之间距离比较接近（**图 12.5 A**）（▶ 视频 12.4）[1]。上述提到的各种操作，都可以通过右心房或右心室切面，利用 ICE 来评估导管的稳定性以及与 LMCA 的距离。如上所述，LMCA 位于瓣环上水平，消融导管位于瓣环下及瓣叶下水平，多能提供相对安全的距离。

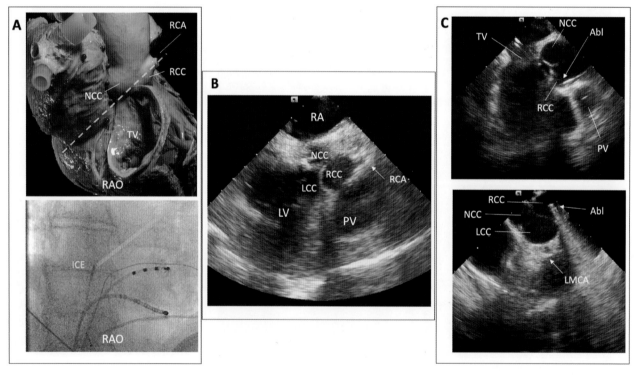

图 12.4　RCC 瓣周心肌消融，可见右冠状动脉。**A.** X 线透视下 ICE 导管和解剖的对应关系。注意到 ICE 导管在右心房内向前侧打弯，以获得 LVOT 的斜位影像。黄色虚线代表图 B 中二维切面水平。**B.** 图 A 切面水平显示的 RCC 和 RCA ICE 影像。**C.** 从右心房（上图）和右心室（下图）角度观察到的 RCC 瓣周心肌消融影像。（图片经许可，取材和再加工自参考文献［6］的插图，版权所有者为 UCLA 心律失常中心的 Wallace A. McAlpine MD 和 K. Shivkumar MD PhD）。RCA，右冠状动脉；NCC，无冠窦；RCC，右冠窦；LCC，左冠窦；TV，三尖瓣；RA，右心房；PV，肺动脉瓣；LV，左心室；LMCA，左主干；RAO，右前斜位；Abl，消融导管。

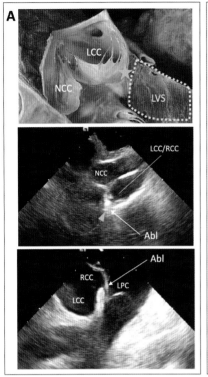
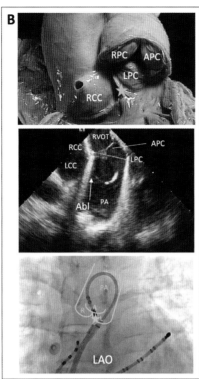
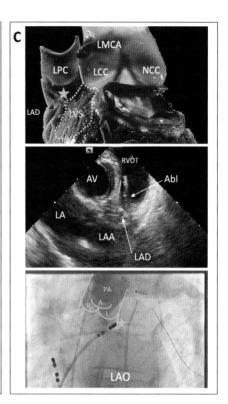

图 12.5　在 ICE 指导下，经心内膜的切入点对左心室顶的室性心律失常进行消融。**A.** 以 U 形弯的形式进入瓣环下，对左右主动脉瓣下的心肌（相当于小叶间三角的位置）进行消融，解剖（**上图**）和 ICE 切面的长、短轴图像（**中、下图**）进行了对应。**B.** 采用 U 形弯的形式，对 RVOT 最靠后的 LPC 周围的心肌进行消融，相当于图 A 中的相邻位置，以治疗左心室顶的室性心律失常。（**上**：解剖对应关系；**中**：右心室切面的 ICE 影像；**下**：X 线影像）。**C.** 在肺动脉前庭（MSI）内侧缘的 LPC 瓣下心肌进行消融（**上**：解剖对应关系；**中**：右心室切面的 ICE 影像；**下**：X 线影像）。注意 LAD 的近端位于 LVS 心外膜的表面。C 中每幅图上的绿线代表 MSI。解剖示意图上的绿色星代表对应消融点。A：肺动脉前瓣；L：肺动脉左瓣；LA：左心房；LAA：左心耳；R：肺动脉右瓣。LVS，左心室顶；APC，肺动脉前瓣；LPC，肺动脉左瓣；RPC，肺动脉右瓣。其他简称参考前图（图片经许可，取材和再加工自参考文献［6］的插图，版权所有者为 UCLA 心律失常中心的 Wallace A. McAlpine MD 和 K. Shivkumar MD PhD）。

视频 12.4　右心房角度（升主动脉长轴）观察到的，以 U 形弯进入 RCC 和 LCC 瓣下（相当于小叶间三角区域）进行左心室顶室早消融的影像［00：10］。

　　肺动脉瓣位于心室-主动脉交界和肺动脉前庭（MSI）的上方（图 12.5 C）[1]。因而肺动脉左窦的心内膜心肌，提供了到达左心室顶部心外膜的独特路径。因而左心室顶的室性心律失常在这一区域，相比左心室内膜或者外膜，具有相对更早或相等的激动时间，并非少见[7]。借助 ICE 从右心室角度可观察导管在 LPC 瓣膜下心肌的位置。当

在短轴上看到主动脉瓣（瓣环水平），并且可见左主干开口时，轻微前送 ICE 导管进入 RVOT，在长轴切面可将 LPC 置于视野中央并可见肺动脉前瓣（APC）。轻微逆时针旋转可使得图像转换至 MSI 内侧，随后立刻出现 LPC 和 APC 的瓣膜下心肌（图 12.5，B）。MSI 的这一角度可通过图像上能见到左前降支和左心耳进行确认，MSI 的内侧和 LVS 心外膜的内侧紧邻（图 12.5 C）。在这一区域对 LPC 和部分 APC 瓣膜下心肌进行消融，可能成功消除 LVS 的室性心律失常[7]。在这种情况下使用 ICE，可以帮助评估导管的位置、导管的稳定性，以及导管和左前降支之间的距离，这在不同的患者中，可能存在一定的解剖变异。

总结

使用 ICE 指导 LVOT 室性心律失常，包括瓣周心肌和 LVS，需要从心脏内的标志切面理解好局部的解剖和图像。使用 ICE，可以在无需 X 线透视和冠状动脉造影的情况下，实时观察导管的位置、运动，以及和心外膜冠状动脉系统之间的关系。

参考文献

1. McAlpine WA. Heart and coronary arteries: An anatomical atlas for clinical diagnosis, radiological investigation, and surgical treatment. Berlin Heidelberg: Springer-Verlag, 1975.
   doi:10.1007/978-3-642-65983-6

2. Yamada T, Litovsky SH, Kay GN. The left ventricular ostium: An anatomic concept relevant to idiopathic ventricular arrhythmias. *Circ Arrhythm Electrophysiol.* 2008;1:396–404.

3. Asirvatham SJ. Correlative anatomy for the invasive electrophysiologist: Outflow tract and supravalvar arrhythmia. *J Cardiovasc Electrophysiol.* 2009;20:955–968.

4. Ehdaie A, Liu F, Cingolani E, Wang X, Chugh SS, Shehata M. How to use intracardiac echocardiography to guide catheter ablation of outflow tract ventricular arrhythmias. *Heart Rhythm.* 2020;17(8):1405–1410. doi:10.1016/j.hrthm.2020.02.037

5. Sutton JP, Ho SY, Anderson RH. The forgotten interleaflet triangles: A review of the surgical anatomy of the aortic valve. *Ann Thorac Surg.* 1995;59(2):419–427. doi:10.1016/0003-4975(94)00893-C

6. Pothineni NV, Kancharla K, Katoor AJ, et al. Coronary artery injury related to catheter ablation of cardiac arrhythmias: A systematic review. *J Cardiovasc Electrophysiol.* 2019;30:92–101.

7. Frankel DS, Mountantonakis SE, Dahu MI, Marchlinski FE. Elimination of ventricular arrhythmias originating from the anterior interventricular vein with ablation in the right ventricular outflow tract. *Circ Arrhythmia Electrophysiol.* 2014;7(5):984–985. doi:10.1161/CIRCEP.114.001456

第 13 章

如何应用 ICE 进行缺血性室性心动过速的消融

Pierre C.Qian MBBS PhD；Usha B. Tedrow MD.MS

ICE 评估心室的工作流程

在放置诊断、标测导管之前，可以先使用 ICE 了解心脏的解剖结构和瘢痕所在的位置。CARTOSOUND（Biosense Webster）系统的 SOUNDSTAR 导管，可以将超声导管采集到的 2D 解剖信息，整合在三维电解剖图上，这样有助于导引关键区域的接触标测。首先，将 ICE 导管置入右心房（RA），从 home view 顺时针旋转导管，将显示出右心室流出道（RVOT）的长轴，以及左心室后上方、主动脉根部、冠状窦以及心中静脉开口、左心房（LA）和房间隔（IAS）。然后，将 ICE 导管放置在三尖瓣进行呼吸门控，校准完成后，在 RVOT 内缓慢旋转 ICE 导管 360°，以获得整个 LV、流出道和 RV 切面。同时，借助超声图像的信息，标记瓣环、主动脉窦、冠状动脉起始部、乳头肌，从而构建完整的解剖结构图。通常只需旋转 ICE 导管即可获得上述切面，但在某些情况下，需要稍微倾斜 ICE 导管，以获得额外必要的切面（图 13.1）。

在 CARTO 系统中，可使用第三方整合软件，如 inHEART（Pessac，France）或 ADAS 3D（ADAS 3D SL Medical，Barcelona，Spain），将三维电解剖模型与 CT/MRI 影像进行融合，以提供更详细的解剖信息，并辅助瘢痕基质的定位。包含流出道和冠状动脉开口的完整双心室标测图，有助于优化、校准三维电解剖模型与 CT/MRI 影像的融合。如果在融合的解剖影像中，观察到冠状动脉和膈神经的走行与瘢痕基质有重叠，上述信息有助于心外膜的消融（图 13.2）。此外，ICE 引导下的冠状动脉开口定位，同样有助于需要在主动脉瓣窦内消融的病例。应用 ICE 导管进行非接触式方法，采集心室的解剖信息，可以快速地构建完整的心室解剖图，并在随后的接触标测中，指导标测导管重点标测特定部位，以确保心室和目标区域被充分地探查和标测。

ICE 指导下的基质标测

缺血性心肌病患者的室性心律失常，常起源于致密瘢痕区域，并由该区域的存活心肌形成的折返所介导。这种瘢痕基质，从形态学上在 ICE 影像中表现为局部心肌变薄、运动功能减退或运动障碍，和室壁瘤的形成。同时，由于病变的心肌变薄、纤维脂肪化，甚至钙化，ICE 影像表现为回声增强，因此，通过 ICE 可以很容易地识别正常心肌和病变心肌之间的过渡区（见图 13.1，▶视频 13.1 和 ▶视频 13.2）。总体来说，引发心律失常的基质区域，表现为强回声和室壁变薄，此外，结合电解剖标测信息，回声强度与电解剖标测的电压呈负相关，即回声越强，电压越低。相关研究结果也表

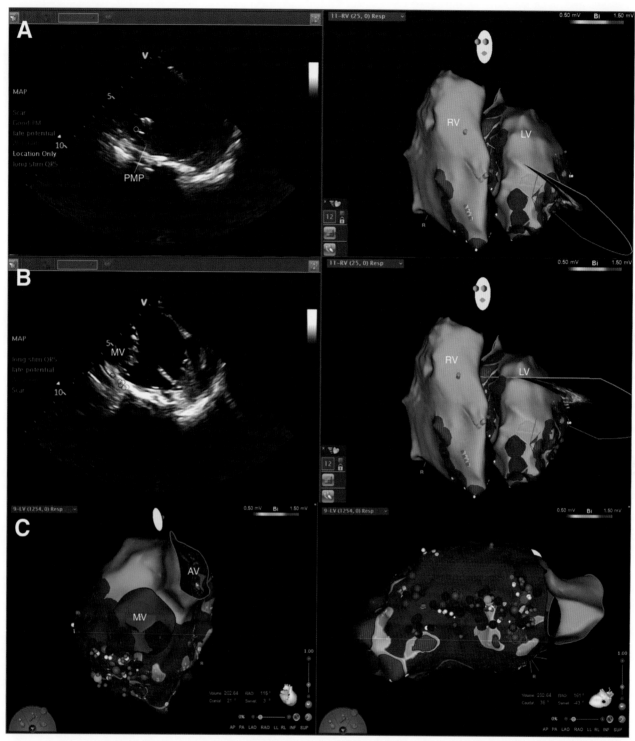

图 13.1 使用 ICE 获取解剖结构，并指导接触标测导管进行基质标测。本图像与视频 13.2 相匹配。应用 CARTOSOUND 系统及 SOUNDSTAR 导管在 RVOT 中 360° 旋转，构建双心室三维解剖图。可见该患者的左心室下外侧区域广泛变薄且回声增强，提示为瘢痕区，结合 PENTARAY 标测导管获得电压信息（**图 A-C**）。在目标区域，使用起搏标测识别 VT 的折返通道，并标记出具有极佳起搏标测图和长 stim-QRS 的位点（**紫色点，图 A-C**）。最后，在 ICE 的辅助下，消融纤维变性和无运动的后内侧乳头肌（**图 A**），并将消融区域延伸至二尖瓣环，以此阻断二尖瓣周边的折返环路（**图 B**）。AV，主动脉瓣；LV，左心室；MV，二尖瓣；PMP，后内侧乳头肌；RV，右心室。

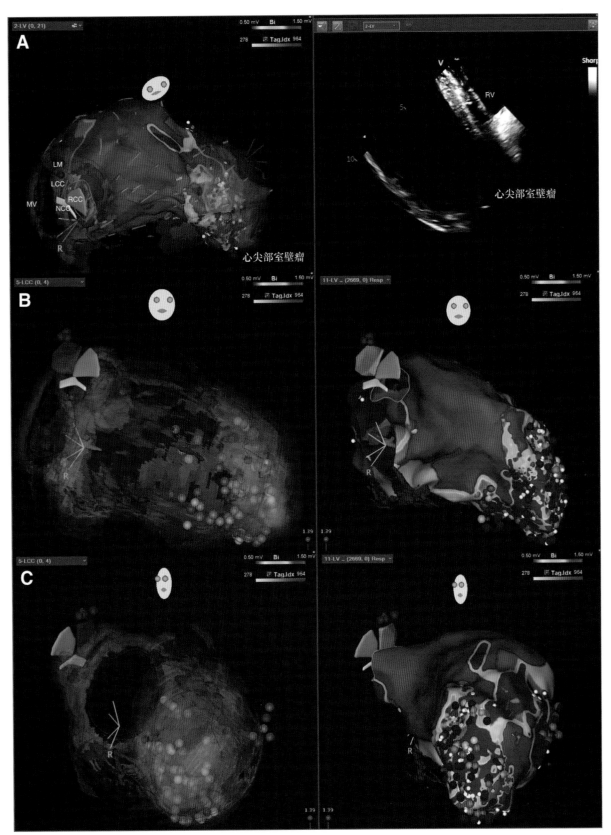

图 13.2　ICE 辅助下的电解剖图和 CT 影像的融合。可在 ICE 上观察到该患者左心室的前壁近心尖部，存在大面积的缺血性室壁瘤。使用 CARTOSOUND 构建左右心室、主动脉瓣、左主干动脉开口（**粉色点**）、二尖瓣和三尖瓣（**图 A**）等解剖结构。然后，与心脏 CT 影像（MUSIC，IHU Liryc）进行融合，显示心尖部室壁瘤范围和室壁瘤区域心肌变薄（**棕色**）。LCC，左冠窦；NCC，无冠窦；RCC，右冠窦；LM，左主干；MV，二尖瓣；RV，右心室。

明，晚期碎裂电位最常见于室壁厚度 < 5 mm 的区域[1-3]。

视频 13.1　使用 ICE 完成的电解剖标测。使用配备 CARTOSOUND 的 SOUNDSTAR 导管创建双心室解剖图，在 RVOT 中逐渐旋转 360°。左图是由多个 2D 图像的多个切面创建的电解剖图。如右图所示，一个 2D ICE 图像，这是穿过室间隔穿过大球状左心室的视图。一个在左心室侧面发现的变薄、回声明亮的区域与先前心肌梗死的区域相对应 [00:07]。

视频 13.2　使用 ICE 辅助基质标测。该图像与图 13.1 配对。使用配备 CARTOSOUND 的 SOUNDSTAR 导管创建双心室解剖图，在 RVOT 中逐渐旋转 360°。应用 PENTARAY 导管进行标测，发现患者存在广泛变薄和回声的下外侧心室瘢痕。随着视频的播放，在左心室外侧显示了心肌变薄的明亮回声区域，使我们对瘢痕基质进行更多的区域标测 [00:37]。

瓣膜平面的标测定位非常重要。下壁心肌梗死相关的室性心律失常，常累及二尖瓣周围的折返环路，消融线常需延伸至二尖瓣环。使用 ICE，可以很容易地确定二尖瓣环的精准位置，并可以实时观察消融导管头端，确保消融期间导管头端与二尖瓣环稳定贴靠（见图 13.1）。当心室基底段发生下间隔室壁瘤时，可应用 ICE 重点探查左心室的上后区域，以便引导之后的标测导管完成充分的接触标测。在右心房内将 ICE 导管向前打弯，或者在近端冠状窦切面，通常可获得观察上述区域的良好切面[4]。当左心室前壁近心尖部存在室壁瘤时，因为左心室的扩张，标测导管难以充分贴靠心肌，未能充分探查目标区域，可能会低估室壁瘤的真实范围。在手术起始阶段，首先使用 ICE 评估左心室和左心房大小，有助于选择合适的入路、鞘管，以及导管的弯型，以优化后续的标测和消融。此外，ICE 还可以识别主动脉钙化、主动脉缩窄，或少见的主动脉二叶畸形等可能会影响到左心室入路的解剖异常。当

然，如果存在心室血栓，ICE 同样可以及时发现。

除瘢痕相关的折返性室性心律失常外，缺血性心肌病患者也可以出现由室早诱发的自主性室性心律失常，甚或心室颤动。此类心律失常通常起源于与梗死区域乳头肌相关或其周边的受损浦肯野纤维。对乳头肌的形状、大小和结构复杂性的了解，以及其与心肌梗死瘢痕关系的识别，有助于指导消融。乳头肌的体积越大，结构越复杂，成功消融的难度就越大[5]。使用 ICE，可引导消融导管到达乳头肌的尖端、乳头肌之间的凹槽或缝隙，以及乳头肌本身或周边的瘢痕区域（图 13.3）。位于粗大乳头肌底部的瘢痕基质，有时可能难以通过心内膜途径到达，此时需要心外膜入路消融[6]。

使用 ICE 引导消融导管到位并监测消融效果

未能充分有效地消融致心律失常基质区域，常常是室速复发的常见原因。而局部解剖因素是决定消融效果的关键，比如阻碍阻抗热的产生或影响热传导，或者需要较深的消融深度。研究表明，致密的心肌瘢痕组织似乎对射频消融更有抵抗力[7]，有时需要更高的功率、更长的消融时间、更少的盐水灌注（如常规半量的盐水灌注）。发生于心肌中层或心外膜的瘢痕，室壁厚度相对有所保留，因此由心内膜消融上述病灶常常面临挑战。此外，缺血性室壁瘤常常伴有附壁血栓，尤其是前间隔室壁瘤。附壁血栓不仅会造成血栓栓塞的风险（尤其是存在新鲜血栓时），而且由于附壁血栓遮挡了底层的病变心肌，还会降低消融损伤的效果。缺血性瘢痕组织相关的心肌钙化，同样会影响消融效果，而这些组织常常与折返性室速的关键峡部相关，是消融的目标区域[8]。当致心律失常的基质较深，且于心内膜面无法有效消融时，ICE 可以帮助确定目标区域是否位于游离壁，是否可经由心外膜入路到达，同时评估目标区域心肌的厚度，是否需要应用灌注针导管消融。在 CARTOSOUND 系统的辅助下，导管头端的位置和之前消融损伤灶的位置，可以投射到心室的 ICE 图像上，这对于了解腔内结构的覆盖范围非常有用（图 13.1 至图 13.3）。

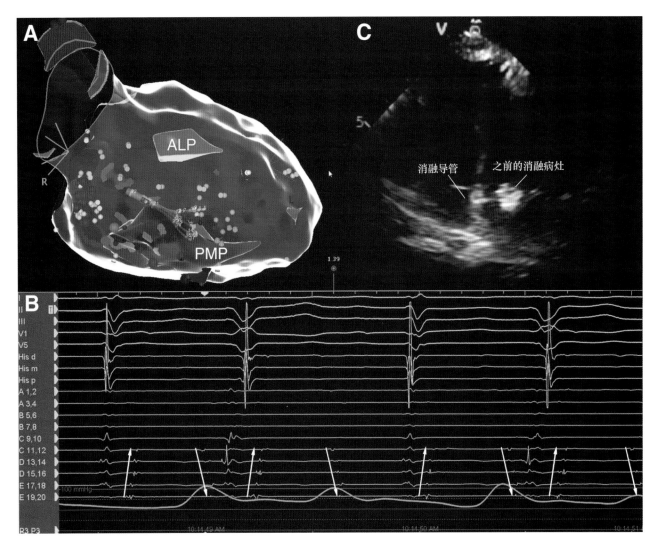

图 13.3　室性心律失常起源于缺血性瘢痕中的乳头肌。此例有广泛下间壁梗死瘢痕的患者，室性早搏起源于瘢痕组织内相对保留的较大的后内侧乳头肌（**图 A**）。使用 CARTOSOUND 获得乳头肌轮廓，并通过放置在后内侧乳头肌上的 PENTARAY 导管记录到晚电位。第一组晚电位在窦性心律和室早时，显示为相同的激动顺序，变化的晚电位延迟间期取决于 RR 间期的变化，表明激动单向传导进入具有递减特性的乳头肌。第二组晚电位领先于室早，且激动顺序与第一组相反。因此，该患者的室早二联律可能是由于重复触发活动或缓慢折返所致，同时伴有乳头肌的间歇性传出阻滞（**B 图**）。在消融过程中，在 ICE 的实时监测下，维持稳定的消融导管位置，有效消融后内侧乳头肌，损伤灶表现为强回声区域（**图 C**）。ALP，前外侧乳头肌；PMP，后内侧乳头肌。

持续的导管-组织间的稳定贴靠，是影响消融损伤效果的主要决定因素[9]，但是有时实现持续稳定的贴靠具有挑战性，尤其是在乳头肌尖部或瓣环周边消融时。导管-组织贴靠的质量和导管头端的运动，可以很容易地在 ICE 上观察到。随着对区域解剖理解的加深，可以在 ICE 辅助下调整消融导管，以保持更稳定的组织贴靠。当需要在主动脉瓣上或瓣下进行消融时，使用 ICE 标记冠状动脉开口，有助于避免消融导管在逆行主动脉入路进入左心室过程中，或在消融过程中，无意中进入冠状动脉，降低相关并发症的风险。此外，应用 ICE 可以持续、实时地显示位于关键部位的消融导管头端的位置，避免了持续的 X 线透视或重复的血管造影。

射频消融过程中，ICE 还可以提前预判汽爆的发生。心肌微气泡的形成导致局部回声增强，随之强回声区域迅速扩大[10]，通常可视为汽爆发生的前兆，而 ICE 可监测到上述过程，即使是在听不见或触觉反馈感觉不到的情况下[11]。此外，ICE 还可以在血流动力学崩溃之前，发现心包积液，以便尽早采取应对措施。还有报道称，ICE 可用来监测术中导引鞘管相关的血栓，并在 ICE 指引下，成功地通过回撤鞘管或直接抽吸血栓，来防止临床栓塞事件的发生[12-13]。

ICE 指导缺血性室速基质标测、消融的预后

虽然 ICE 在室速导管消融术中的应用越来越广泛，但在本章书写时，仅发表了一些回顾性研究。一项应用保险数据的研究表明，尽管因室速再住院率及手术并发症方面无显著差异，但应用 ICE 进行缺血性心肌病室速消融的患者，重复导管消融率更低（12 个月 13.06% vs. 20.4%：$P \leqslant 0.01$）[14]。最近的一项荟萃分析结果显示，在不影响手术安全的情况下，使用 ICE 可减少或消除导管消融术中的 X 线使用。但上述荟萃分析纳入的 10 项研究中，仅 2 项包括室速消融[15]。目前还需要进行前瞻性研究，来精确量化 ICE 在缺血性心肌病患者室速标测和消融中的获益。

总结

ICE 是缺血性室速消融的重要工具，它可以辅助术者更好地理解心脏解剖结构、定位瘢痕基质、识别和克服消融能量传递中的挑战、监测热损伤的形成，并及早发现并发症。此外，整合 ICE 和三维电解剖标测的信息，可以快速获取心脏解剖结构，同时还可以与其他影像相融合，进一步提升了术者对瘢痕基质的认识，有助于术者制订合理的标测和消融策略。

参考文献

1. Picano E, Pelosi G, Marzilli M, Lattanzi F, Benassi A, Landini L, L'Abbate A. In vivo quantitative ultrasonic evaluation of myocardial fibrosis in humans. *Circulation.* 1990;81:58–64.

2. Hussein A, Jimenez A, Ahmad G, et al. Assessment of ventricular tachycardia scar substrate by intracardiac echo-cardiography. *Pacing Clin Electrophysiol.* 2014;37:412–421.

3. Komatsu Y, Jadidi A, Sacher F, et al. Relationship between MDCT-imaged myocardial fat and ventricular tachycardia substrate in arrhythmogenic right ventricular cardiomy-opathy. *J Am Heart Assoc.* 2014;3:e000935.

4. Santangeli P, Hutchinson MD, Supple GE, Callans DJ, Marchlinski FE, Garcia FC. Right atrial approach for ablation of ventricular arrhythmias arising from the left posterior–superior process of the left ventricle. *Circ Arrhythm Electrophysiol.* 2016;9:e004048.

5. Yokokawa M, Good E, Desjardins B, et al. Predictors of successful catheter ablation of ventricular arrhythmias aris-ing from the papillary muscles. *Heart Rhythm.* 2010;7:1654–1659.

6. Enriquez A, Briceno D, Tapias C, et al. Ischemic ventricu-lar tachycardia from below the posteromedial papillary muscle, a particular entity: Substrate characterization and challenges for catheter ablation. *Heart Rhythm.* 2019;16:1174–1181.

7. Barkagan M, Leshem E, Shapira-Daniels A, Sroubek J, Buxton AE, Saffitz JE, Anter E. Histopathological char-acterization of radiofrequency ablation in ventricular scar tissue. *JACC: Clin Electrophysiol.* 2019;5:920.

8. Alyesh DM, Siontis KC, Sharaf DG, et al. Postinfarction myocardial calcifications on cardiac computed tomogra-phy. *Circ Arrhythm Electrophysiol.* 2019;12:e007023.

9. Chik WB, Barry MA, Pouliopoulos J, et al. Electrogram-gated radiofrequency ablations with duty cycle power delivery negate effects of ablation catheter motion. *Circ Arrhythm Electrophysiol.* 2014;7:920–928.

10. Wright M, Harks E, Deladi S, et al. Characteristics of radiofrequency catheter ablation lesion formation in real time in vivo using near field ultrasound imaging. *JACC: Clin Electrophysiol.* 2018;4:1062–1072.

11. Tokuda M, Tedrow UB, Stevenson WG. Silent steam pop detected by intracardiac echocardiography. *Heart Rhythm.* 2013;10:1558–1559.

12. Blendea D, Barrett CD, Heist EK, Ruskin JN, Mansour MC. Right atrial thrombus aspiration guided by intracar-diac echocardiography during catheter ablation for atrial fibrillation. *Circ Arrhythm Electrophysiol.* 2009;2:e18–e20.

13. Ren J-F, Marchlinski FE, Callans DJ. Left atrial thrombus associated with ablation for atrial fibrillation: Identification with intracardiac echocardiography. *J Am Coll Cardiol.* 2004;43:1861–1867.

14. Field ME, Gold MR, Reynolds MR, et al. Real-world outcomes of ventricular tachycardia catheter ablation with versus without intracardiac echocardiography. *J Cardiovasc Electrophysiol.* 2020;31:417–422.

15. Yang L, Sun G, Chen X, et al. Meta-analysis of zero or near-zero fluoroscopy use during ablation of cardiac arrhythmias. *Am J Cardiol.* 2016;118: 1511–1518.

第 14 章

如何在心律失常导管消融术中使用 CARTOSOUND

Paul C. Zei，MD. PhD.

介绍

心腔内超声（ICE）在临床有创心脏电生理术中应用广泛。ICE 的原理、操作规范、注意事项和风险，将在本书的其他章节中进行讨论。在本章中，主要讨论一项基于 ICE 的技术——CARTOSOUND（Biosense Webster）。

ICE 成像时，术者通过导管的超声探头，对心脏结构以及置入心脏的器械进行精确、实时的二维成像。这使得术者对心脏的解剖、导管的位置，以及这两者之间的关系有了更为直观的理解，从而很可能有助于提高手术的安全性、有效性，以及手术的效率。通常情况下，ICE 图像呈现在独立的屏幕上，术者必须在监测 ICE 图像的同时，跟踪标测系统的各项数据、腔内心电图、体表心电图、消融参数和其他辅助数据（如食管腔内温度、患者生命体征等）。因此，在一些复杂的心房或心室消融术中，ICE 图像与电解剖标测的匹配难以精确，这时就需要术者根据经验在不同的显示屏幕之间切换及做出决策。

通过在 ICE 探头中放置核磁传感器元件，从而

使得 ICE 导管在 CARTOSOUND 电解剖标测系统中实现精确定位，这不仅使术者在电解剖标测图中能够识别 ICE 导管，还可以在电解剖图上以正确的三维形式直接显示 ICE 成像。三维实时成像又可将 ICE 上清晰识别的结构呈现、标记并整合到电解剖标测图上。

基本原理和操作原则

在标测和消融过程中，ICE 的心内和心外结构可视化功能，对电生理专家来说至关重要。想要获得这些图像，就需要熟练的导管操作技巧，熟悉心脏结构之间的三维关系，以及它们与 ICE 探头之间的位置关系。CARTOSOUND 导管包括一个改良的 8 Fr 或 10 Fr GE 或西门子导管平台，其磁传感器嵌入导管头端，允许其在 CARTO 标测系统中被实时检测。**图 14.1** 为 CARTOSOUND 导管及其与 CARTO 电解剖标测系统连接的示意图。在本书的其他章节中，对导管的操作和图像解析有所阐述，与 CARTOSOUND 系统相关的具体步骤和问题将在下一节中讨论。

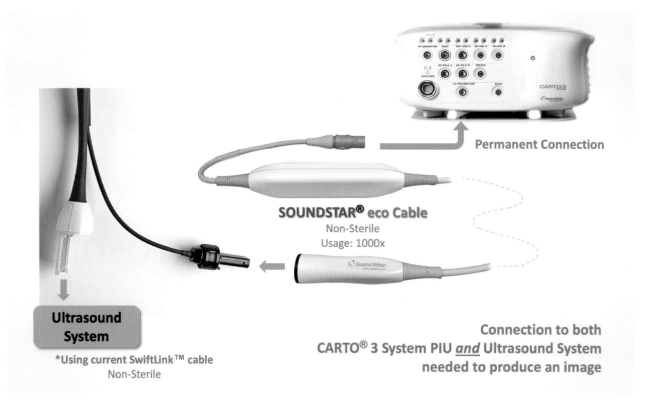

图 14.1 CARTOSOUND 模块 / 系统示意图：ICE 导管通过磁激活传感器来改进成像性能，该传感器能够在 3D 电解剖标测图中定位导管头端。因此，ICE 图像可以整合到电解剖标测图上。如上图所示，一部分连接到超声控制台，另一部分通过患者接口单元（PIU）连接到 CARTO 标测系统（经 Biosense Webster 授权使用）。

实用技术

除了其他章节描述的通用 ICE 系统外，CARTOSOUND 导管在其头端集成了一个磁性传感器。电磁信号借助一根单独的电缆，通过患者接口单元（PIU）输入到 CARTO EAM 系统[1-2]。这使得 ICE 导管的位置可以呈现在 CARTO 电解剖标测图上，并允许 ICE 图像直接显示在 CARTO EAM 系统界面中（图 14.2）。由于 ICE 导管和 2D 图像扇面可以直接在电解剖标测图上直观呈现，ICE 图像上的可视化结构便可整合到三维电解剖标测图中。该过程是在超声扇面中，应用画笔工具直接描绘解剖结构，然后将绘制的解剖图整合到三维电解剖标测图中，如有需要，也可对超声看到的解剖结构进行标记。典型的 CARTOSOUND 工作视图，整合了超声图像和三维电解剖标测图，根据超声导管头端的实时位置，显示相应切面的同时，可显示 ICE 导管、其他标测及消融导管位于建成的三维电解剖图的位置。在本例中，左图显示的是 ICE 导管头端位于右心房

的超声切面，以及位于右心房的消融导管，右图显示的是整合了的实时超声图像、三维电解剖图像，以及超声导管头端、消融导管位于右心房的位置。

在实际操作中，应当牢记几项要素。典型工作流程中，标测员是在 Biosense Webster 受过系统培训的员工，负责将 ICE 图像整合呈现到电解剖标测系统中。医生操作导管以获得需要的结构视图，然后，标测员将图像"冻结"到电解剖标测图上，并使用绘图功能绘制所看到的结构，然后将其合并到电解剖标测图中。为了获取所需结构完整的 3D 解剖图，通常需要调整 ICE 到达多个位置和切面，来勾画整个结构的轮廓。

在电解剖标测图上呈现的超声图像保真度取决于诸多因素。标测系统中准确显示导管位置，需要进行呼吸补偿，另外还需要心脏运动补偿。尽管以详尽的空间和时间分辨率，准确、实时地显示解剖结构和导管位置是理想的，但目前的数据和图像处理仍然存在诸多限制。鉴于此，CARTO 系统只在呼吸门控的同一呼吸周期获取和显示解剖结构和导

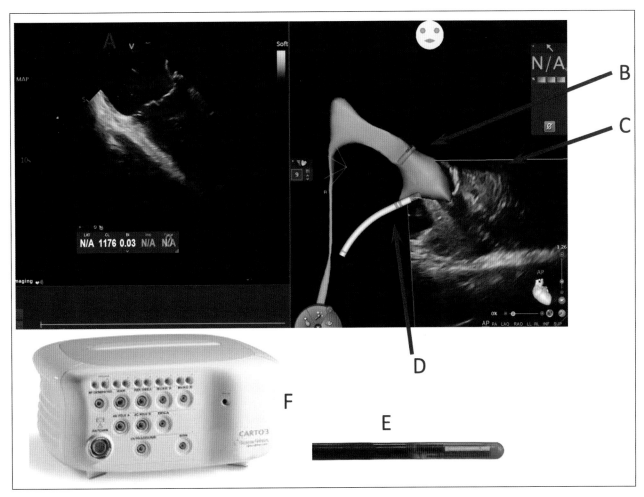

图 14.2　典型的 CARTOSOUND 工作示图：ICE 获取的静止图像可以投影到电解剖标测图上，进而可以在三维解剖图上勾勒出任何 ICE 可视化的结构，并在电解剖标测图上准确地表示出来。**图 A** 标准的 ICE 视图：显示的是 ICE 导管头端在右心房内打出的调整后 home view 切面，可见三尖瓣和右心室。**图 B** 则是整合了的超声图和电解剖图，显示位于右心房的 ICE 导管头端。**图 C** 是整合在三维解剖图上的实时 ICE 影像（**图 A**）。**图 D** 呈现的是在 ICE 视野内可见的消融导管，在电解剖标测图中的实时位置。**E** 图所示为 CARTOSOUND SOUNDSTAR 导管的头端，以及将 ICE 导管连接到电解剖标测系统的 PIU（经 Biosense Webster 授权使用）。

管位置。因此，在呈现解剖和导管位置结果时，会出现一个很小，但通常可察觉的时间延迟。对于 CARTOSOUND 的解剖轮廓绘制功能，上述原则也适用，因为解剖轮廓的绘制，也同样是在呼吸门控过程中执行的。这个过程是迭代进行的，不仅耗时，而且依赖于标测员和术者的技能。

术者在操作 ICE 的过程中，以不同的角度和不同切面获取多个 2D 图像，用以构建心脏结构。随后，标测员将 ICE 在每个切面获取的心脏结构，整合为三维成像，并呈现在电解剖标测图上。同时，可以根据需要对特殊结构进行标注。

ICE 的应用适应证

使用 CARTOSOUND 的合理场景，是对其他影像方式难以精确描绘和可视化的结构进行成像。其工作内容包括对需要标测和消融的目标结构、需要避免碰到的结构进行定位和显示，以及在其他导管进入前，对各心腔进行总体解剖构图。

室上性心动过速

大多数室上性心动过速（SVT）消融手术，无需

ICE辅助即可安全、有效地完成，因此CARTOSOUND在上述手术中发挥的作用较小。而对于某些特定的、有挑战性的解剖位置进行消融，应用ICE将超声影像与三维电解剖标测图进行整合，有利于安全、有效地完成手术。

对于希氏束旁/主动脉无冠窦起源的房速进行消融，CARTOSOUND标测系统能够起到很大的帮助作用。熟悉无冠窦区域与右心房希氏束旁周边区域的毗邻关系，有助于成功标测和消融起源于该区域的房速。应用CARTOSOUND可将主动脉根部的冠状动脉窦超声影像整合在电解剖标测图上，并与右心房解剖图进行融合。**图14.3**中展示了一例希氏束旁区域房速患者，右心房及无冠窦区域标测过程，并成功在无冠窦成功消融。需要关注的是，无冠窦解剖是如何通过超声标测并整合入电解剖标测图的，同时关注如何将消融导管定位在需要消融的部位（逆行主动脉入路）。总体来说，CARTOSOUND系统整合了传统CARTO电解剖标测图及ICE超声标测的影像信息。

心房颤动

心房颤动（房颤，AF）的消融是目前最为常见的导管消融手术。电解剖标测（EAM）和ICE的联合使用，有助于改善房颤消融手术的预后，大大提升手术的安全性、有效性和手术效率。CARTOSOUND对房颤消融的益处体现在左心房标测建模以及左心房消融等相关环节。

首先，最为重要的是，CARTOSOUND可以改善ICE在房间隔穿刺中的使用效率，尤其是在零射线或低射线的情况下[3-4]。

应用CARTOSOUND系统可在房间隔穿刺前辅助建模。建模可帮助识别和构建左心房解剖结构，有助于在房间隔穿刺前，选择合适的鞘管弯型及消融导管（如**图14.4**所示）。该病例在房间隔穿刺前，应用ICE导管在右心房进行操作，通过获得不同的超声切面信息，来构建整个左心房的三维轮廓，甚至包括了左心房后壁的食管走行。此外，CARTOSOUND还可帮助识别一些解剖异常，如明显增厚的房间隔、异常的肺静脉解剖或显著的左上肺静脉与左心耳之间的嵴。

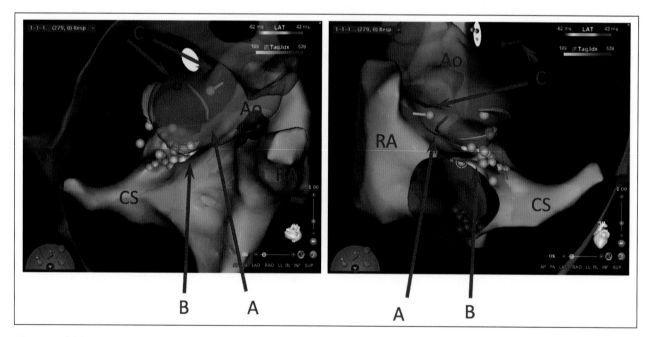

图14.3 应用CARTOSOUND辅助标测和消融无冠窦房速。**左右两图**分别显示了头位、左前斜位（LAO）视图，电解剖标测图由传统导管三维标测，和CARTOSOUND超声建模共同整合完成。将右心房（RA）和主动脉（Ao）图整合后，冠状窦（CS）开口和走行亦显示出来。通过CARTOSOUND的标记，可见主动脉3个瓣叶的轮廓（**A**）和主动脉根部毗邻的解剖结构。消融点覆盖了右心房和主动脉无冠窦（NCC）重叠区域（**B**），最终在无冠窦NCC处消融成功。同时，CARTOSOUND还标记了右冠状动脉（**蓝色**）、左冠状动脉（**紫色**）的开口和走行。

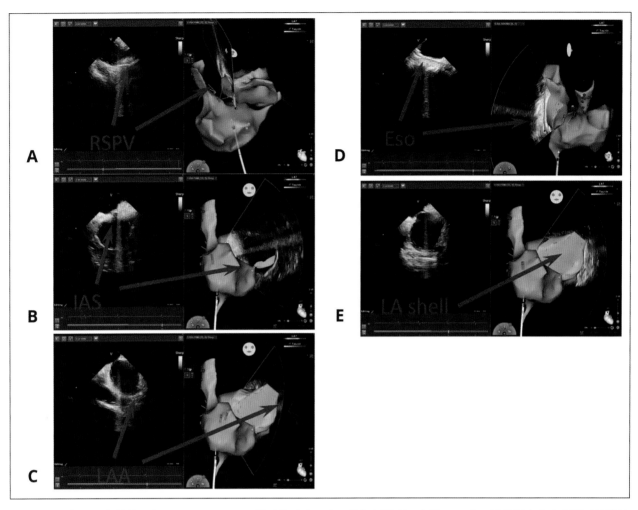

图 14.4　在房间隔穿刺前，应用 CARTOSOUND 辅助构建左心房三维解剖模型。在图 A-D 中，显示了在右心房顺时针旋转 ICE 导管，获得的一系列左心房超声影像，由初始的左侧切面显示的左肺静脉，到间隔面朝右侧切面显示的右肺静脉，甚至包括沿左心房后壁走行的食管（Eso）也同样被标记出来，然后经 CARTOUND 系统将上述超声影像构建成三维的左心房解剖模型（图 E）。RSPV，右上肺静脉；IAS，房间隔；LAA，左心耳；LA shell，左心房模型。

　　在整个房间隔穿刺的过程中，CARTOSOUND 可以实时显示穿刺针鞘位于上腔静脉、心腔内的位置，有助于安全、有效地完成房间隔穿刺。在图 14.5 和 ▶ 视频 14.1 中，CARTOSOUND 超声导管放置在右心房，稍低于上腔静脉的毗邻位置，将 ICE 导管轻微向后、向右打弯，即可在长轴方向显示上腔静脉。在 ICE 导管预先构建的右心房、左心房三维解剖图上，可以实时显示 ICE 导管头端的位置和所对应的超声切面，这有助于术者理解相关解剖，同时可以更好地辅助术者跟踪，并引导房间隔穿刺针鞘安全地进入上腔静脉，进而由上腔静脉下拉至卵圆孔的整个过程。

视频 14.1　CARTOSOUND 定位上腔静脉、长导引导丝、房间隔和左心房，以便进行房间隔穿刺［00:06］。

　　图 14.6 显示了 AF 消融过程中左心房的电解剖标测图。在该病例中，结合 ICE 勾勒出的食管影像信息，CARTOSOUND 在后前位视图上，显示了食管沿左心房后壁的走行，从而在相应区域减少消融能量的释放，降低食管损伤的风险。该方法的潜在优势是可以将整个食管的走行和宽度可视化。当然，一些术者可能会联合使用 CARTOSOUND 和食管温度监测，来避免食管的损伤。

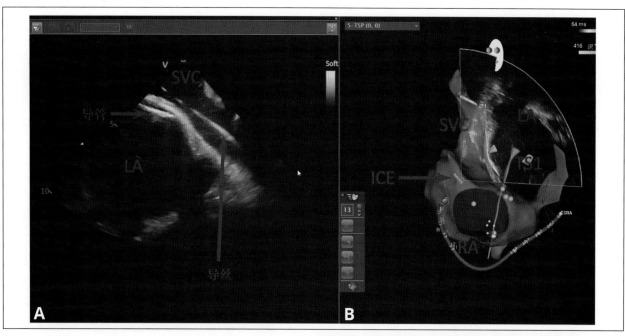

图 14.5 应用 CARTOSOUND 辅助房间隔穿刺。CARTOSOUND 成像的一大优势体现在实时显示 ICE 导管头端的位置和所对应的超声切面，这有助于术者理解相关解剖，同时可以更好地辅助术者跟踪，并引导房间隔穿刺针鞘安全地进入上腔静脉，进而由上腔静脉下拉至卵圆孔的整个过程。**图 A** 显示了上腔静脉（SVC）、左心房（LA）和位于 SVC 中的长导引导丝 ICE 图像，**图 B** 则显示 ICE 导管头端获取图 A 切面时，位于三维解剖图的实时位置。值得一提的是，电解剖标测图不仅可以显示 ICE 导管头端的位置，其对应超声切面也被精确地显示在三维解剖图上，这有助于术者更好地理解相关解剖，并指导相关操作。此外，上述视图可以清楚地显示基于标测导管构建的右心房（RA）电解剖标测图，和基于 ICE 导管构建的左心房图，以及它们之间的毗邻关系。顺便提一下，左图还显示了第一次房间隔穿刺成功后，送入右上肺静脉内的导管。TS1：第一次房间隔穿刺路径。

图 14.6 应用 CARTOSOUND 勾勒出食管（Eso）轮廓，并标记、显示在三维解剖图上。这两张图分别显示了食管的左右两侧边界：**图 A** 为食管的右侧边界；**图 B** 为食管的左侧边界。在两图的左侧只显示在 ICE 图像上勾勒出的食管轮廓；在两图的右侧，粉红色的解剖结构清楚地显示出食管沿左心房后壁的走行。该病例显示患者的食管靠近右肺静脉。LA，左心房；RIPV，右下肺静脉。

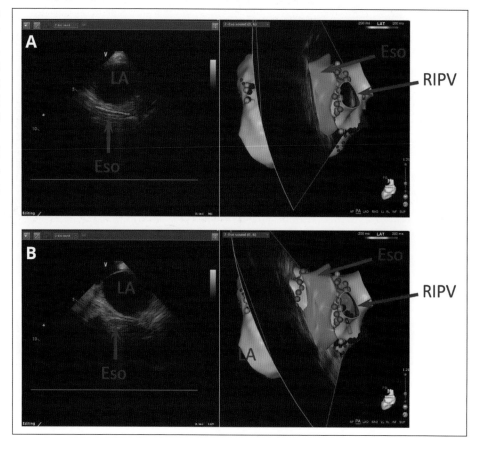

心室的标测和消融

CARTOSOUND 成像在心室标测和消融过程中大有帮助，原因在于很多左心室结构在 3D 成像中更为复杂，很难用其他建模方式清晰显示，例如，左右心室的心内膜表面的肌小梁结构、解剖结构和相互毗邻关系复杂的乳头肌，以及与瓣膜相关的潜在的消融靶点。右心室建模，通常可以通过将 ICE 导管头端送入右心室来获得，具体操作步骤已在相应章节有所阐述。左心室建模，同样也是由操作送入右心室的 ICE 导管完成的。

图 14.7 及所附 ▶ **视频 14.2** 中，图 A 可见在 CARTOSOUND 三维成像中，左心室流出道（LVOT）由超声勾勒出的主动脉瓣 3 个瓣叶构建而成。在本例中，LVOT 起源的室性早搏（PVC），在 CARTOSOUND 系统辅助下，成功实现了无射线的射频消融。整合了主动脉瓣的 CARTOSOUND 三维解剖图，能够帮助术者更好地理解瓣膜结构和消融靶点之间的关系。此外，CARTOSOUND 建模，还可以标记冠状动脉的开口。在本例中，电激动标测或起搏标测一旦识别了理想的消融靶点，即可通过 CARTOSOUND 三维影像清楚地显示主动脉瓣、LVOT 和冠状动脉口之间关系，这有助于确定安全、有效的消融靶点。图 14.7B 图显示了 1 例成功消融乳头肌基底部的室速，左图为左心室 ICE 图像，同时可见位于乳头肌的消融导管头端。右图显示与导管位置相对应的电解剖标测图，可见成功消融靶点位于乳头肌的基底部。乳头肌作为心室消融的一个特殊区域，ICE 成像对于手术的成败至关重要，原因在于乳头肌的三维结构在其他建模方式下无法可视化。而 CARTOSOUND 可以在超声上勾勒出乳头肌的轮廓，并将其整合在三维解剖图上，从而潜在地提高了消融的成功率。

视频 **14.2**　CARTOSOUND 辅助室性心律失常的标测和消融［00：07］。

CARTOSOUND 特殊应用场景

在零射线手术中，CARTOSOUND 系统的另一个应用场景，是能够将留置于心腔内的起搏电极导线可视化，并将其在三维解剖图中标注出来。通常情况下，对于心腔内存在起搏电极导线或 ICD 除颤电极导线的患者，尤其是对于新近植入导线的患者，进行导管操作时，存在导管勾拉、缠绕电极导

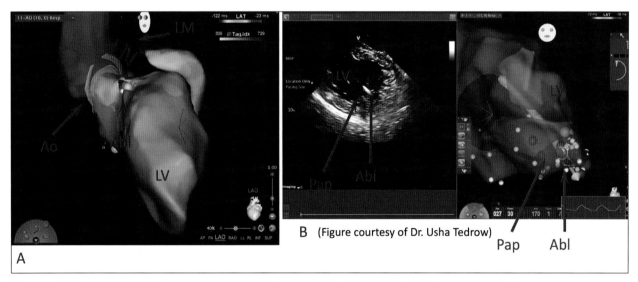

图 14.7　应用 CARTOSOUND 在两个不同的病例中，辅助标测、消融左心室室性心律失常。**图 A** 1 例起源于左心室顶部的 PVC，在主动脉瓣左冠窦邻近的心室内膜面成功消融。值得注意的是，主动脉瓣瓣叶是由 CARTOSOUND 系统构建的。**图 B** 是 1 例起源于乳头肌的室速。**左图**为左心室 ICE 图像，同时可见位于乳头肌的消融导管头端。**右图**显示了使用 CARTOSOUND 在电解剖标测图上绘制的乳头肌轮廓，可见成功消融靶点位于乳头肌的基底部。Abl：消融导管；Pap：后乳头肌；LM：左主干；Ao：主动脉；LV：左心室（图 14.7，图 B，由 Usha Tedrow 博士提供）。

线，从而导致电极导线脱落的风险。在传统 X 线透视指导的手术中，这可能需要在整个术中反复使用 X 线透视，来明确导管及起搏电极导线之间的关系。应用 CARTOSOUND 系统，ICE 成像可以清晰看到并标注起搏电极导线，并将其整合到三维电解剖标测图中，从而避免导管靠近电极导线周边区域。在 **图 14.8** 中，CARTOSOUND 图像显示了对于植入电极导线的患者，进行标测 / 消融的过程。术中通过标记电极导线的位置，避免在术中接近其周边区域。当然，在手术结束时，仍需要谨慎地观察电极导线的位置，并重新程控测试电极导线的电学参数，以确保其未发生移位。

注意事项

为了更加有效、安全地使用 CARTOSOUND，我们需要了解该技术存在的一些局限性。与其他的 ICE 技术一样，CARTOSOUND 成像受限于通过操作 ICE 导管，获得所需超声切面的能力。具体的导管操作、如何获得所需的切面将在其他章节进行阐述。以笔者的经验来看，CARTOSOUND 导管的操作和导管的物理特性，同常规的 GE Acunav 导管没有明显差别。此外，应当牢记超声成像物理学上的不足，即其可视化深度是有限的，因此，通常需要将 ICE 导管，尽可能安全地靠近目标结构，以便充

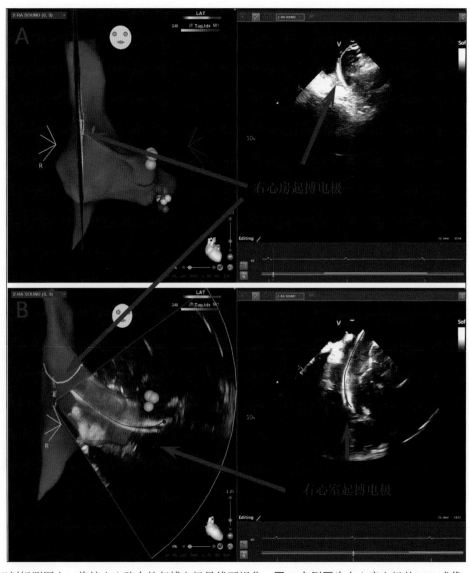

图 14.8 在电解剖标测图上，将植入心腔内的起搏电极导线可视化。**图 A 右侧图**为右心房电极的 ICE 成像，**图 A 左侧图**则显示了心房电极在电解剖标测图上的成像。**图 B 右侧图**为右心室电极的 ICE 成像，**图 B 左侧图**则显示了心室电极在电解剖标测图上的成像，该图还能看到右心房电极的走行。

分、清楚地显示目标结构。

　　CARTOSOUND 的一个特定不足，与其整合实时超声影像和三维解剖标测有关，因为它限制了所整合图像的时间精度。作为一种成像方式，ICE 本身呈现的是实时图像，图像在视觉上显示的时间延迟是人眼无法察觉的，而且超声的采样频率高于心脏运动的采样频率。因此，超声显示的解剖结构位置，在空间和时间上都是准确的。另一方面，CARTO 三维标测系统（以及当前所有其他可用的三维标测系统），在三维建模中引入了一个微小但可感知的时间延迟，这包括基于 ICE 图像勾勒，并整合在三维解剖图上解剖建模。当 ICE 图像叠加在三维解剖图上时，术者很容易感知到这一点。造成这种延迟的原因有 2 个：①呼吸门控 / 补偿：只允许在呼吸周期的同一个阶段采集数据，导致了主动采集点时图像的更新延迟；②视频处理时间，尽管近年来视频处理的速度显著提高，但仍然存在微小的延迟。对于一些特定的解剖部位，进行标测、消融时，如果没有精准识别轻微的运动，即可能导致严重并发症的发生，上述延迟问题显得尤其重要，典型的例子是希氏束旁旁路的标测和消融。在手术过程中，对消融导管在电解剖标测图上位置错误的识别，可能导致房室结或希氏束受损。这并不是 CARTOSOUND 特有的问题，而是目前三维标测系统普遍存在的问题。我们发现，在观看三维电解剖图的同时，通过 ICE 影像实时监测导管–组织间的关系，可以显著降低上述风险。

　　另一个需要牢记的点是，CARTOSOUND 整合的三维解剖影像，来自于标测员的手工勾勒，因此其精准性受限于标测员的经验和技巧。未来电脑自动在超声图像上勾勒解剖结构，有望降低上述风险。另一个重要问题是，若某些结构未能在 ICE 成像时被看到，则无法整合并显示在三维解剖图中。因此术者应在术前，充分考虑可能存在、并需要显示的结构（如起搏电极导线、乳头肌、其他导管等）。

未来的发展方向

　　考虑到 CARTOSOUND 系统在电生理术中的优势，及其日益普及的趋势，不难想象未来该领域必然发展迅速。

　　在作者看来，其他标测系统（NavX，Abbott；Rhythmia，Boston Scientific）应当开发完善 ICE 建模平台。目前仅有 CARTO 用户可以使用 ICE 建模功能。不久的将来，将正在研发、评估的 3D ICE 技术，整合到 ICE-EAM 中将有助于进一步改善 CARTOSOUND 系统的工作流程、易用性，以及提高图像的空间准确性。ICE 自动识别解剖结构的算法，不仅可以提高 ICE 图像勾勒解剖结构的准确性、一致性和可重复性，而且有望进一步提升手术效率。此外，机器人自动化操控 ICE 导管系统，有望提高 ICE 获得所需图像的能力，以及 ICE 导管操作的安全性，从而降低操作难度并减少操作人员数量，来进一步优化手术流程。上述的技术进步，前期可能会在常规的 ICE 平台上实现，进而逐步应用到 CARTOSOUND 系统或其他 ICE-EAM 整合系统中。

参考文献

1. CARTO3 Instructions for Use. Biosense Webster Inc., author and publisher, 2019.

2. SOUNDSTAR 3D Diagnostic Ultrasound Catheter Instructions for Use. Biosesense Webster Inc., author and publisher, 2019.

3. Baykaner T, Quadros KK, Thosani A, et al. Safety and efficacy of zero fluoroscopy transseptal puncture with different approaches. *Pacing Clin Electrophysiol.* 2020 Jan;43(1):12–18.
doi:10.1111/pace.13841. [Epub ahead of print] PubMed PMID: 31736095.

4. Zei PC, Quadros KK, Clopton P, et al. Safety and efficacy of minimal- versus zero-fluoroscopy radiofrequency catheter ablation for atrial fibrillation: A multicenter, prospective study. *J Innov Card Rhythm Manag.* 2020 Nov 15;11(11):4281–4291.
doi:10.19102/icrm.2020.111105. PMID: 33262896; PMCID: PMC7685314.

第 15 章

如何在先天性心脏病患者中应用 ICE

John F. Rhodes，Jr.，MD；Joshua D. Kurtz，MD

介绍

经导管先天性心脏病（先心病）的介入治疗，往往需要多种成像方式互为补充。心腔内超声（ICE）提供了一种术中成像方式，它具有高分辨率、距成像目标解剖结构距离近的特点。此外，ICE 允许一个术者同时进行介入操作和超声成像，无需全身麻醉或经食管操作。这些优点使 ICE 成为准确评估先天性心脏缺陷、实时指导介入治疗的理想辅助影像工具[1]。再者，当先心病介入手术的术者同步操纵 ICE 导管时，可以更好地获得介入治疗所需的超声影像，同时可以对先心病的异常解剖结构有更为深刻的理解。因此，ICE 不仅可以降低患者的手术风险，还可以改善患者的预后[2]。

自 20 世纪初，ICE 即开始作为先心病介入手术的辅助影像工具，被应用于临床[3-4]，尤其是在房间隔缺损（房缺）的介入手术中，因其具有精准评估房缺大小和指导封堵伞释放的双重作用，使得 ICE 快速被临床广泛使用[5]。先心病患者本身未修复的疾病，或既往的外科手术修复史，均将增加手术的复杂性，因此安全和有效地到达目标心腔的心律失常病灶是存在挑战的。此外，先天性心脏缺陷相关的心律失常患者可能会被儿科和成人电生理学家所遇到。本章的重点是介绍 ICE 在这些常见的先心病介入手术中的使用方法。

实用指导

通过股静脉鞘送入 ICE 导管时，术者的手指应靠近 ICD 导管的头端，以避免在送 ICE 入鞘时损坏 ICE 导管头端的超声传感器。可在透视的引导下，将 ICE 导管送入右心房（RA），而不需要借助于导丝。在送入 ICE 的过程中，术者可能需要对 ICE 导管头端进行轻微的打弯，以便能够沿着髂股静脉（沿脊柱朝右打弯）和肝静脉（沿脊柱朝左打弯）安全地送入。由于 ICE 导管利用机械机制来"操控"导管头端，有时难以顺利通过髂股静脉，建议使用 30 cm 的长鞘将 ICE 导管直接导入下腔静脉（IVC）。此外，可以通过调整控制旋钮，来实现 ICE 导管头端多个方向（左右和前后两个平面）的打弯，从而控制超声图像的显示方向（图 15.1）。

一般来说，使用 ICE 的先心病介入手术，是在患者中度镇静的情况下进行的，常规穿刺股静脉（可以是同侧或对侧），分别置入一个 8 Fr 和一个 11 Fr 血管鞘。此外，根据观察目标结构的需要，适当调整 ICE 的参数，例如从右心房观察左心房、左心室结构时，5.5 MHz 的频率通常可以确保足够的穿透性，以观察肺静脉、左心耳（LAA）或左心室（LV）。而当房间隔是我们的观察目标时，10 MHz 的频率虽然组织穿透性差，但可以显著提高房间隔影像的分辨率。

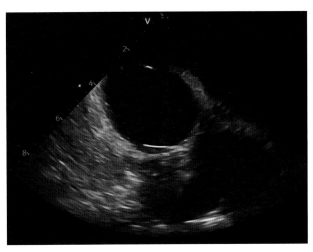

图 15.1　从右心房对房间隔进行 ICE 成像。探头正对着房间隔；前后移动将分别使探头靠近或远离房间隔，左右移动将分别使探头朝向主动脉或上腔静脉。

ICE 导管操作的规范化建议

超声引导下的经导管房间隔封堵术，是最常见的先心病介入手术。随着 ICE 的出现，越来越多的先心病介入专家，选择使用 ICE 作为术中的影像工具，而不再依赖无创超声同仁的帮助[5]。因此，熟悉 ICE 导管的操控及理解其打弯方向至关重要。

ICE 导管的控制装置包括一个大旋钮、小旋钮、锁扣（Lock）、凸起的标志线、手柄和尾线（**图 15.2**）。对于房间隔的介入治疗，ICE 导管首先通过股静脉和下腔静脉进入右心房中部。一旦进入右心房中部，就将凸起的标志线向房间隔方向旋转（即把手柄顺时针旋转 45°），尾线沿工作台保持呈直线，以便精细操作 ICE 导管探查房间隔、评估心房解剖结构。一旦突起的标志线——也就是当黑色

的图像传感器面向房间隔时，就可以通过顺时针旋转锁扣来锁定 ICE 导管。这样可以将导管稳定在右心房中部，使房间隔的图像更加稳定。这时，将 ICE 导管前送到右心房更高的位置，就可以更好地定位房间隔继发孔，及其前上缘和后上缘。另一方面，将 ICE 导管后撤到右心房更低的位置，就可以更好地定位房间隔原发孔、下缘小孔、Chiari 网、前下心房缘、后下或下腔静脉侧心房缘。如果有必要，可以顺时针旋转大旋钮（打前弯），使 ICE 导管更接近房间隔，从而可以更好地对左心房（LA）腔（评估是否存在三房心）、左肺静脉（评估异常左肺静脉）、LAA（评估血栓）和二尖瓣结构进行成像。然后可以逆时针旋转大旋钮（打背弯），使 ICE 导管远离房间隔，向右心房游离壁移动。这个位置通常可以获得更垂直的房间隔图像，有助于更准确地测量房间隔缺损的直径、房间隔边缘长度，以及借助球囊评估房间隔缺损直径，或导丝经过房间隔后测量缺损直径。随后，可以顺时针旋转小旋钮（打右弯），将 ICE 导管的视野向 RA 后方移动，使上腔静脉（SVC）进入视野，从而帮助评估房间隔缺损的边缘和形状。一旦 SVC 进入视野，再顺时针轻微旋转 ICE 手柄就可以看到右肺静脉。至此，从 SVC 视图开始，逆时针缓慢移动小旋钮（打左弯），使 ICE 导管由右心房的后部朝前部扫描，即从房间隔的上腔静脉切面，一直扫描至靠近主动脉的房间隔前上缘。在扫描至中间位置时，稍稍回撤一点 ICE 导管，即可看到房间隔原发孔，评估是否有其他缺损或房间隔裂缝。

如果仍然担心对房间隔的评估不够充分，可以通过逆时针旋转锁扣来解锁 ICE 导管。当定位在右心房中部时，可以将 ICE 导管逆时针旋转 45°，将

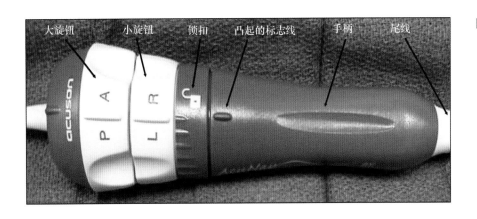

图 15.2　ICE 控制手柄的图片。

大旋钮　小旋钮　锁扣　凸起的标志线　手柄　尾线

凸起的标志线从房间隔转向游离壁。一旦凸起的标志线和黑色图像传感器面向右心房游离壁，就可以通过顺时针旋转锁扣来锁定 ICE 导管。随后，逆时针旋转大旋钮（打背弯），使得 ICE 导管与三尖瓣平行（应注意避免损伤房室结），从而可以从冠状窦由下往上观察房间隔的图像。这个视角经常被用来补充测量房间隔缺损的直径、球囊评估时球囊腰部的直径，或封堵器最终位于房间隔的位置。与右心房中位 ICE 切面相比，该切面还可以更好地评估封堵器左心房盘的位置。

其他可用的 ICE 切面，包括将 ICE 导管送入到上腔静脉中，来观察卒中患者升主动脉中的斑块，或横主动脉弓的解剖结构。此外，将 ICE 探头置于右心室腔内——考虑将跨过三尖瓣的导管作为路标，可以在经导管肺动脉或主动脉介入手术中评估右心室和左心室的心输出量。

图像的利用和解读

在本节中，我们强调 ICE 在最常见的先心病中的标测和消融中的应用：涉及房间隔的疾病包括卵圆孔未闭和房间隔缺损。

卵圆孔未闭

未闭的卵圆孔是胎儿时期正常的解剖结构，由靠下的、较薄的原发房间隔和靠上的、较厚的继发房间隔形成。原发房间隔形成左心房一侧的瓣膜，可以有瘤样扩张的运动。在 20% ～ 25% 的正常成人中，会发生原发房间隔瓣与继发房间隔瓣的分离，形成卵圆孔未闭，从而使左右心房连通，产生双向的分流。卵圆孔未闭的变异情况包括：

- ◆ 管道样卵圆孔未闭——原发房间隔和继发房间隔相互重叠，导致原发房间隔的运动幅度很小（**图 15.3**）。
- ◆ 原发房间隔瘤样扩张——房间隔膨出瘤凸向右心房，偏移＞ 15 mm（**图 15.4**）。

房间隔缺损

继发孔型房间隔缺损，由于左心房较低的顺应

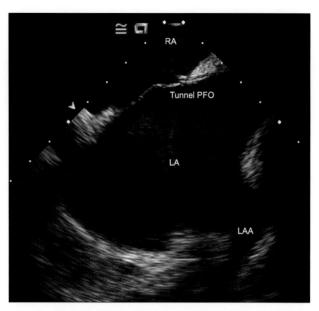

图 15.3 管道样卵圆孔未闭的 ICE 影像：将 ICE 导管的探头由右心房中部房间隔切面打前弯，使得 ICE 探头前移靠近房间隔，显示出管道样卵圆孔未闭（Tunnel PFO）。LA，左心房；LAA，左心耳。

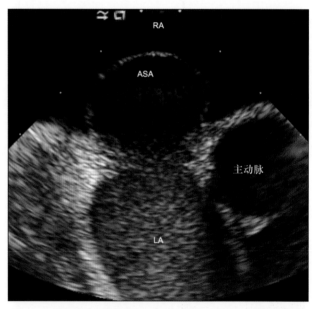

图 15.4 原发房间隔瘤样扩张 ICE 影像：将 ICE 导管的探头由右心房中部房间隔切面打背弯，探头后移，远离房间隔，显示房间隔膨出瘤（ASA）。LA，左心房；RA，右心房。

性和较高的舒张压，存在持续的左向右房间分流，这可能导致右心容量负荷过大，长此以往，将造成心律失常，和继发性毛细血管前肺动脉高压。

- ◆ 继发孔型房间隔缺损——**图 15.5** 显示了一个房间隔缺损患者的 ICE 影像。
- ◆ 彩色血流多普勒——**图 15.6** 显示在穿过房

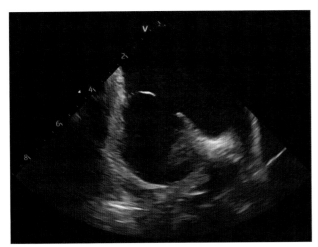

图 15.5　在探头向左移向 SVC 的情况下，从右心房对房间隔进行 ICE 成像，显示房间隔中部有一个继发孔型房间隔缺损，周缘组织良好。

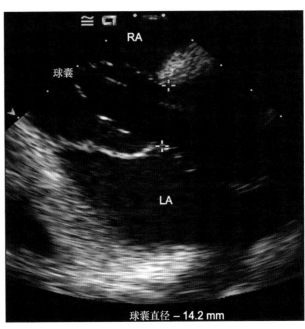

图 15.7　ICE 导管由右心房探查房间隔，显示通过测量球囊直径评估继发孔型房间隔缺损。LA，左心房；RA，右心房。

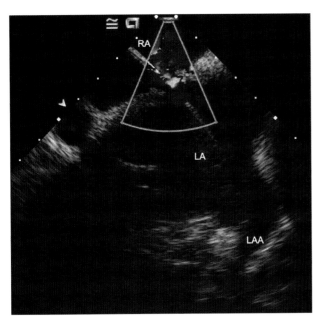

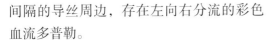

图 15.6　将 ICE 导管打前弯，使 ICE 导管头端更靠近房间隔，从右心房对房间隔进行 ICE 成像，可见穿过房间隔的导丝周边，存在左向右分流的彩色血流多普勒。LA：左心房；RA：右心房；LAA：左心耳。

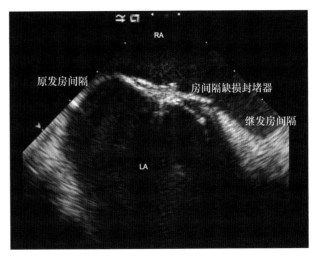

图 15.8　ICE 导管由右心房探查房间隔，显示房间隔缺损封堵装置封闭了继发孔型房间隔缺损。LA，左心房；RA，右心房。

间隔的导丝周边，存在左向右分流的彩色血流多普勒。

◆ 球囊评估房间隔缺损——使用三尖瓣切面，通过测量球囊直径评估房间隔缺损（**图 15.7**）。

◆ ASD 装置位置——**图 15.8** 显示房间隔缺损封堵装置释放后的最终 ICE 影像。

其他的先天性心脏缺陷

除了上述的房间隔异常，ICE 还可以应用于其他的先心病介入手术中。尽管 ICE 的辅助作用毋庸置疑，但据我们的观察，ICE 在先心病患者群体中，还未得到广泛的应用。我们将在后续部分，概述 ICE 在特定先心病介入术中的使用。

在室间隔缺损（VSD）的相关手术中，可以使用血流多普勒评估跨缺损的血流。如果考虑介入封堵，ICE 有助于确定室间隔缺损周边的解剖关系。此外，对于起源于室间隔缺损区域（尤其是修补术后）的室速，ICE 可以帮助定位补片的位置，从而有助于室速的标测和消融。

在部分异常肺静脉连接中，房性心律失常可能出现在异常结构附近。而 ICE 可以确定心房的解剖结构，有助于房性心律失常的标测和消融。请读者参考其他章节中关于心房标测和消融的内容。

对于先天性瓣膜异常，包括肺动脉瓣闭锁或狭窄、主动脉瓣二叶畸形、二尖瓣畸形，常常会在瓣膜修复 / 置换术后或经导管肺动脉瓣修复术后，发生心律失常。对于这类瓣膜术后的心律失常患者，ICE 有助于评估瓣膜装置的功能和结构（**图 15.9**）。不仅如此，尤其是当心律失常起源于瓣膜周边区域的心肌时，标测、消融导管常常难以顺利到达，进而难以完成有效的消融治疗，而 ICE 这时将提供有效的帮助。

在更复杂且更严重的先天性心脏缺陷中，通常涉及多个病变，EP 术者最可能遇到的情况是：以前接受过先心病的修复手术，后来出现心律失常的患者。这类患者的先天性心脏缺陷包括房室管缺陷：如大动脉转位（d）、法洛四联症、左心发育不良和右心发育不良（包括三尖瓣病变，如 Ebstein 畸形、单心室、双出口右心室）。在处理这些病例时，我们建议 EP 术者在术前尽量获得有助于手术操作的影像资料（包括 CT、MRI、三维或四维经胸或经食管超声心动图），这些影像信息，有助于优化术中 ICE 的使用。例如，当打算进行房间隔穿刺或隔板穿刺时，综合运用各种影像学资料，将最大程度地确保穿刺的成功和安全。

总结

本章阐述了 ICE 对于先心病介入间隔封堵术和间隔成形术具有重要的指导意义，并且 ICE 的使用，将全面强化介入医生的诊断和治疗能力。因此，今天的先心病介入专家需要熟练掌握 ICE 导管的操作和图像解读。本章可被视为使用 ICE 来完成更复杂的先天性心血管缺陷手术的基础。

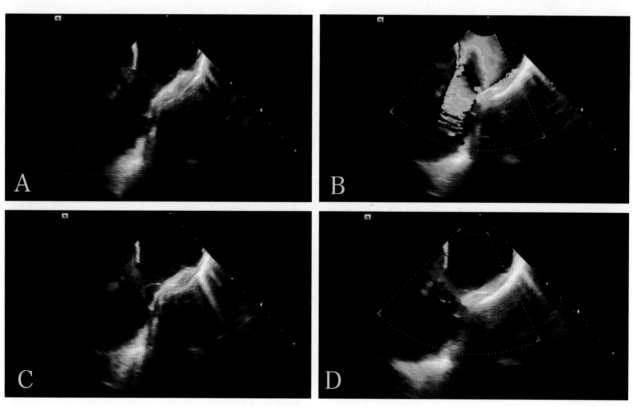

图 15.9 经导管肺动脉瓣置换术后，ICE 导管在肺动脉瓣右心室侧时的成像。**A** 和 **B**. 收缩期 ICE 影像，显示肺动脉瓣没有梗阻。**C** 和 **D**. 舒张期 ICE 成像，显示肺动脉瓣无关闭不全或瓣周漏（图片由西雅图儿童医院提供）。

参考文献

1. Bruce CJ, Nishimura RA, Rihal CS, Hagler DJ, Higano ST, Seward JB, Holmes DR. Intracardiac echocardiography in the interventional catheterization laboratory: Preliminary experience with a novel, phased-array transducer. *Am J Cardiol.* 2002;89:635–640.

2. Bartel T, Konorza T, Arjumand J, et al. Intracardiac echocardiography is superior to conventional monitoring for guiding device closure of interatrial communications. *Circulation.* 2003;107:795.

3. Rhodes JF, Qureshi AM, Preminger TA, et al. Intracardiac echocardiography During transcatheter interventions for congenital heart disease. *Am J Cardiol.* 2003:92:1482–1484.

4. Hijazi ZM, Wang Z, Cao Q, Koenig P, Waight D, Lang R. Transcatheter closure of atrial septal defects and patent foramen ovale under intracardiac guidance: Feasibility and comparison with transesophageal echocardiography. *Catheter Cardiovasc Interv.* 2001;52:194–199.

5. Alkhouli M, Hijazi ZM, Holmes DR, Rihal CS, Wiegers SE. Intracardiac echocardiography in structural heart disease interventions. *JACC: Cardiovasc Interv.* 2018:11(21):2133–2147.

第16章

如何应用 ICE 观察异常解剖以及早期诊断手术并发症

Walid Saliba，MD；Mandeep Bhargava，MD

介绍

对于症状性房颤患者，导管消融（环肺静脉隔离术）已成为一种有效的治疗手段。实时心腔内超声的二维影像结合彩色血流多普勒，可以辅助完成许多心腔内介入操作，而对于房颤、房扑的导管消融治疗，ICE 尤其有效。首先，ICE 可以识别相关解剖结构和潜在的解剖变异、安全有效地辅助完成房间隔穿刺，此外，ICE 还有助于放置标测电极及消融导管、识别左心房（LA）及左心耳（LAA）血栓、评估导管与消融组织的贴靠情况、识别肺静脉狭窄、预防并早期监测手术并发症等。综上所述，ICE 可显著增加介入操作手术的有效性及安全性。

异常解剖

标准操作是将 ICE 导管通过一侧股静脉送至心腔内。实际操作中我们可能会面临不同层面的挑战，而正是在解决这一系列的挑战中，我们不断地提高使用 ICE 的经验。

血管入路和下腔静脉（IVC）

ICE 导管的头端很硬，从股静脉往心腔内送入的过程中应当小心，若遇到阻力则最好在 X 线透视下操作。曾有过 ICD 导管导致静脉系统穿孔的病例报道，且穿孔通常是致命的。当遇到非常曲折的静脉（**图 16.1**），使用 Seldinger 技术送入长鞘，并经长鞘送入 ICE 导管是合理的，这样可以安全地

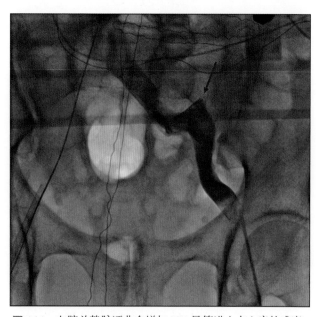

图 16.1 左髂总静脉迂曲会增加 ICE 导管进入右心房的难度。

通过迂曲的血管。偶尔，我们会在较大的静脉（**图16.2**）如肾静脉或肝静脉中看到一些叶状结构，但进一步的 MRI 或 CT 扫描未见类似病变，说明这些可能是一过性血栓、滞留的气体或伪影。

我们遇到的一些罕见病例包括下腔静脉缺失或中断。在这种情况下，我们从颈内静脉放置 ICE 导管，并从同侧颈内静脉的另一条通道进行房间隔穿刺，穿刺前应对房间隔穿刺针重新塑形，最后从颈内静脉通路进行消融。这样的病例，手术难度大且手术时间长，因此我们采用了单次房间隔穿刺法和使用可调弯鞘，而 ICE 保证了手术的安全可行。

三尖瓣峡部和欧氏瓣

三尖瓣峡部（CTI）通常有不同的长度和形状，大多数情况表面呈凹形或平坦，但常常存在变异，可能短且凸出，甚至可能偶尔存在裂缝。在三尖瓣修复或置换术的患者中，解剖结构可能会进一步异常，在这种情况下，ICE 可提供更清晰的视野，直

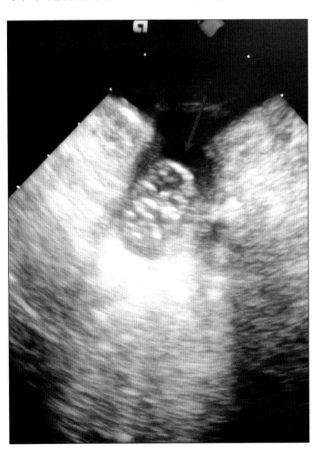

图 16.2　导管推进时可见肝静脉内固有回声密度团块，怀疑血栓或肿瘤，进一步完善 MRI 检查未见异常发现，这可能是一个一过性血栓或者超声伪影。

观看清需要到位和消融的解剖区域，以便更好地完成三尖瓣峡部的电学阻滞（**图 16.3**）。偶尔会遇到一些患者，有很大甚至僵硬、钙化的欧氏瓣，如果没有 ICE 提供实时影像，这些解剖变异则无法被发现。许多这样的欧氏瓣似乎具有心房组织的电学特性，这些欧氏瓣必须彻底消融，有时甚至需要从瓣的两侧消融才能达到线性阻滞。试想一下，如果不使用 ICE 实时辅助，我们将很难发现这些解剖变异。

右心房、瓣膜和主动脉

作为 ICE 使用的常规流程，我们通常会在术前先观察右心房、瓣膜和主动脉。尽管患者在导管消融术前，通常已完成经胸超声心动图对瓣膜病变的筛查，但我们偶尔也会因 ICE 新发现无症状的升主动脉夹层（**图 16.4**）、心房内或间隔部的肿瘤（**图16.5**）或心腔内血栓（**图 16.6**），而不得不中止手术。

房间隔

脂肪瘤样肥大或增厚

房间隔（IAS）卵圆窝部分一般是薄而有弹性的，但有时可出现脂肪瘤样肥大，其主要局限于房

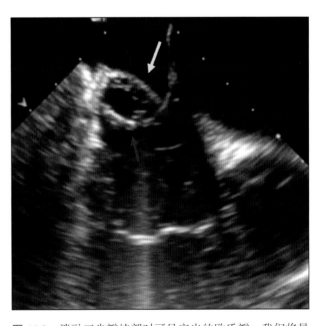

图 16.3　消融三尖瓣峡部时可见突出的欧氏瓣，我们将导管前送打弯呈倒 U 形，到达三尖瓣峡部靠近 IVC-RA 的连接处，进行消融。有时为了实现双向阻滞，甚至需要消融欧氏瓣的上缘。

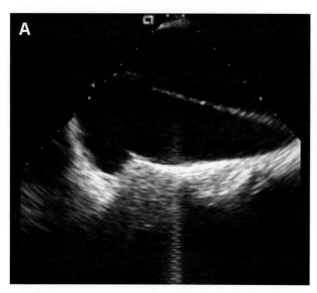
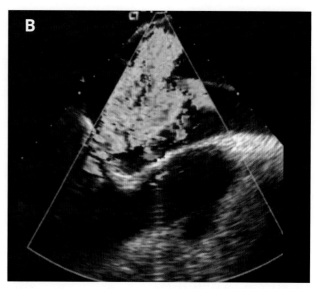

图 16.4　在房间隔穿刺前偶然发现主动脉夹层（**A**），彩色多普勒显示加速的血流（**B**），MRI 证实了主动脉夹层，最终患者接受了主动脉根部手术及 MAZE 手术。

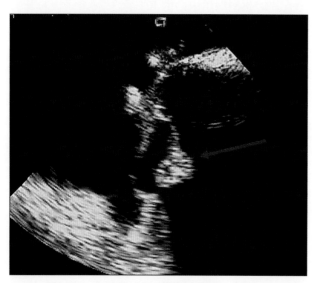

图 16.5　房间隔可见心脏黏液瘤，且有长蒂。

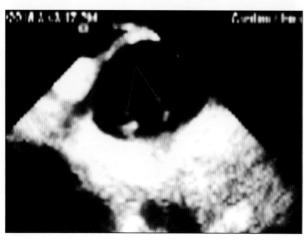

图 16.6　在左心室后壁发现两个小血栓。

间隔上部，但也可呈弥漫性（**图 16.7**，A 图）。此外，由于既往的房间隔缺损（ASD）闭合术、心包补片或其他手术史，房间隔可能增厚或变硬。在这些情况下，应用 ICE 同时辅以射频房间隔穿刺针有助于完成房间隔穿刺。在此类手术中，鞘管和导管移动度常受到限制，应用可调弯鞘可规避上述问题。

房间隔双隔膜

由于原发或继发的房间隔融合等变异，我们有时会看到双隔膜（图 16.7，B 图）。在上述特殊情况下，ICE 在房间隔穿刺过程中可提供安全和实时的影像帮助跨越两层隔膜。

房间隔膨出瘤

大多数房间隔膨出瘤都相当薄且有弹性，当房间隔穿刺鞘滑落至房间隔时，它通常会深深地陷进左心房，导致穿刺鞘可能非常靠近左心房的顶部或侧面（图 16.7，C 图），当针尖突破至左心房，需小心谨慎往前推进，甚至需要回撤穿刺鞘（包括穿刺针、穿刺的内鞘和外鞘）。偶尔会遇到膨出瘤钙化或质地僵硬的，对操作者也是一种挑战，这种情况通常须绕过膨出瘤而非穿过它，才能保证最佳的导管移动度。在上述两种情况下，ICE 辅以射频房间隔穿刺针可以为手术提供更多的操控性和安全性。

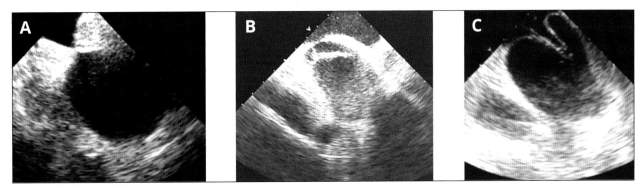

图 16.7　**图 A** 可见脂肪瘤样肥大；**图 B** 可见房间隔双隔膜；**图 C** 可见房间隔膨出瘤。

房间隔缺损（ASD）封堵装置

ASD 封堵装置可能会对房间隔穿刺带来额外的挑战，我们更倾向于在封堵装置的后下方位置进行穿刺（**图 16.8**），但也有报道称通过封堵装置进行房间隔穿刺是安全的。

左心耳

作为探查各种心内结构的一部分，我们通常倾向于观察左心耳以排除心腔内血栓。尽管在目前的实践中，大多数房间隔穿刺术前，均已采用了抗凝治疗，左心耳血栓已很少见，然而，我们仍然会在一些患者的左心房或左心耳内看到"云雾影"，有时甚至在左心耳内发现可疑的超声回声。我们可以把 ICE 放置在右心室流出道、冠状窦，甚至左侧肺静脉（如果存在卵圆孔未闭），以此来获得更清晰的图像。然而，经食管超声心动图（TEE）仍然是

排除可疑心腔内血栓的金标准，当经 TEE 确诊心腔内血栓后，我们不得不中止手术。

ICE 现已成为许多中心评估左心耳解剖结构、明确解剖形状和变异、确定左心耳大小、左心耳封堵装置定位、评估封堵后残余漏以及最终放置左心耳封堵器的标准操作。关于左心耳方面的更多内容见其他章节。

左心房

左心房（LA）也存在变异，比如前后或横向维度的变异，其形状通常是垂直或水平的。对于合并脊柱后凸、漏斗胸、膈肌麻痹、肺切除术等骨骼畸形的患者，左心房和房间隔可能完全转位。在这种情况下，ICE 在评估和指导房间隔穿刺、导管放置和肺静脉隔离方面将会非常有帮助，而常规透视则不适用，甚至会误导术者。偶尔也会遇到三房心

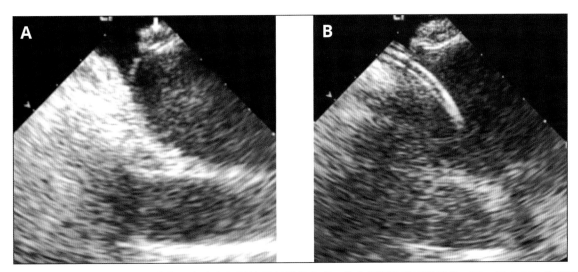

图 16.8　**图 A** 示应用 Amplatzer 封堵装置完成房间隔缺损封堵的患者，其房间隔的后下位影像；**图 B** 示在 ICE 的指导下成功完成房间隔穿刺并置入 Mullen 鞘。

或假腱索导致间隔分区的情况（**图 16.9**）。

肺静脉（PV）

肺静脉共干、分离开口以及额外的肺静脉血管

大多数左肺静脉进入左心房之前，倾向于汇聚成不同形式的类似短共干开口。有时，左肺静脉也

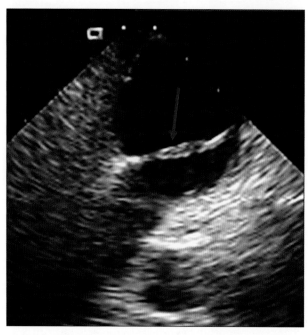

图 16.9 ICE 在右上肺静脉（RSPV）的长轴切面可见左心房有假腱索，并且有一束与 RSPV 开口紧密相连。**箭头**显示腱索穿过 RSPV 的开口。

会以两个完全独立的分支形式汇入左心房，两个分支之间有个非常明显的脊部。大约 10%～15% 的患者左侧肺静脉呈真正的共干，左上、左下肺静脉（LSPV、LIPV）在进入左心房前相互融合，并形成清晰的前庭进入左心房（**图 16.10**）。了解这种解剖变异对完成肺静脉隔离和避免肺静脉狭窄至关重要。左侧肺静脉之间更倾向于上下关系，因此当超声探头竖直放置在右心房时，可以在同一切面上观察到左上、左下肺静脉。罕见情况下，LSPV 可垂直并开口于左心房顶部而非朝向左心房侧壁。左下肺静脉（LIPV）通常有一些来自主动脉的压痕，严重时左下肺静脉管腔可能受到明显挤压，导致多极或环形标测电极很难进入。

相对而言，右侧肺静脉之间走行更趋向于前后关系，这导致 ICE 很难在垂直轴向上于同一切面同时看到 2 根右肺静脉。它们通常有分离的开口，很少见到右肺静脉共干。从上下方向看，在短轴切面中通常看到它们各自开口，呈"猫头鹰眼"样形态（**图 16.11**，A 图）。然而，想获得长轴切面，必须将 ICE 导管向后倾斜，从而看到 2 条静脉。RIPV 更倾向于管状形态，更早分支，而 RSPV 更倾向于漏斗状形态，并更靠近右肺动脉。

右中肺静脉通常是 RSPV 的分支，但右中肺静脉很少有独立的开口和隆突，从而将其与 RSPV 和 RIPV 分开（图 16.11，B 图）。

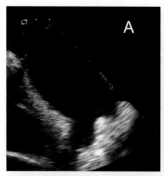
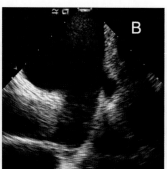
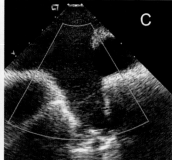
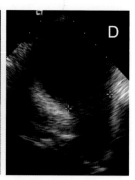
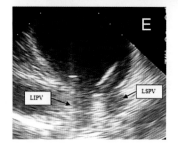

图 16.10 左肺静脉的变异。LSPV 和 LIPV 的长轴视图。大多情况，在长轴同一切面可看到两条肺静脉。先出现的是 LSPV，相对水平，在该图中的 4 点钟方向可见。LIPV 有些垂直，出现在 6 点钟区域。左侧 2 根肺静脉在进入左心房之前，常常融合成不同形式共干开口。**A** 图可见左肺静脉类似短共干；**B** 图可见一个小的 LSPV 和大的 LIPV；**C** 图可见左肺静脉短共干；**D** 图可见左肺静脉长共干；**E** 图可见左上、左下肺静脉单独成管状形态，分别汇入左心房。

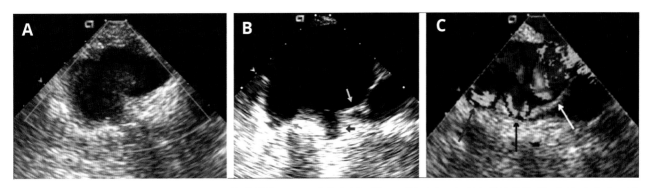

图 16.11　右肺静脉的变异。**A** 图显示右肺静脉横截面呈 "猫头鹰眼" 样。**B** 图显示 3 个独立的肺静脉开口汇入左心房，且右中肺静脉独立开口，彩色多普勒血流图进一步证实了该结构（**C** 图）。

狭窄、支架和器械

对于二次房颤导管消融的患者，我们常规于术前行 CT 扫描来筛查是否存在肺静脉狭窄。但有些患者由于特殊情况，比如肾功能不全等，可能无法行 CT 检查，ICE 则可以帮助评估肺静脉狭窄和肺静脉支架（**图 16.12**），以及左心耳封堵装置等，从而提高手术的安全性和有效性。

部分肺静脉异常连接主动脉瓣二叶畸形

先天发育异常通常在术前 CT 检查中发现，但有时也可在手术过程中通过 ICE 被首次发现（**图 16.13**）。

手术并发症的监测

与 ICE 相关的并发症

与 ICE 导管使用相关的并发症比较罕见。然而，ICE 导管头端相对较硬，在血管内推送的过程中可能导致血管损伤和（或）穿孔，应强调谨慎操作。在心房内及流出道区域或冠状窦内操作 ICE 导管时，也应谨慎操作，以尽量减少心脏穿孔和心脏压塞的风险。

对于心腔内有起搏器导线的患者，在右心房 / 右心室操作 ICE 导管时应谨慎。有报道称，当 ICE 导管尝试向后打弯时（为了在长轴切面看清右侧肺静脉），导管头端穿过心房电极导线的 U 形弯，导致心房电极脱位。因此，对于此类患者，间断应用 X 线透视，有助于减小电极导线脱位的风险。

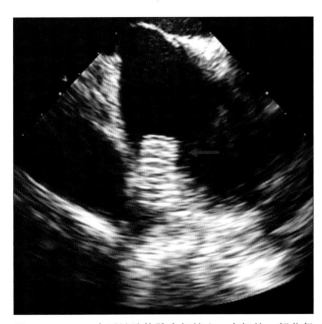

图 16.12　LIPV 内可见肺静脉支架植入。支架的一部分仍突出于左心房内。

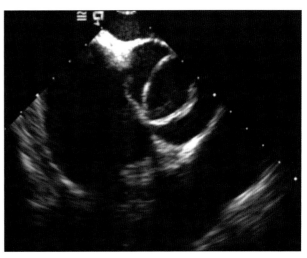

图 16.13　主动脉瓣二叶畸形。

早期发现并发症

ICE 有助于早期发现导管消融术中的并发症，进而帮助术者尽早进行干预。而且，在我们早期经验中，对特定并发症的识别改变了我们的手术流程，比如抗凝方案的改变等。

识别错误的房间隔穿刺位点

对于房间隔解剖异常（包括房间隔膨出瘤、房间隔脂肪瘤样增厚、房间隔缺损封堵术后等）的患者，ICE 可以精准识别安全、有效的房间隔穿刺部位，进而将穿刺针鞘安全地送入左心房，从而避免潜在的严重并发症，包括意外穿刺入主动脉

（图 16.14）、穿刺入房间隔封堵器导致其移位（图 16.15）、穿刺位点不佳导致导管操作困难，以及在穿刺房间隔膨出瘤时，增加后壁或左心房顶部穿孔的风险（图 16.7，图 C）等。

心脏穿孔及心脏压塞

应用 ICD 导管时，常规在术前评估基线状态的心包情况，并在术中实时监测积液量的变化，有助于 ICE 早期发现心包积液（通常在右心室的下壁及左心房的后壁）。ICE 可在心脏压塞导致明显血流动力学改变之前探测到心包积液，从而使术者尽快行心包穿刺，对并发症早期干预，同时在引流心包积液过程中可持续监测积液量变化（图 16.16）。

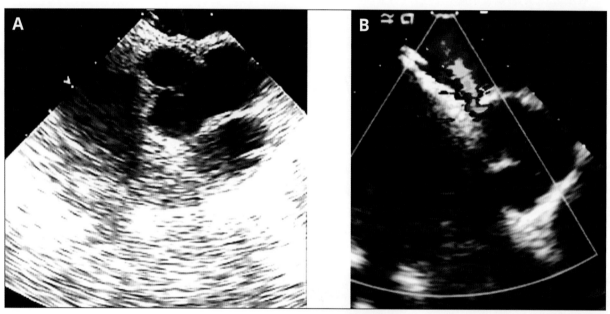

图 16.14　在动物实验室中，误在狗的无冠窦部位穿刺入主动脉。图 A 为穿刺部位的长轴切面，图 B 为短轴切面的彩色血流图显示残余漏。

图 16.15　脱入左心房的房间隔封堵器。

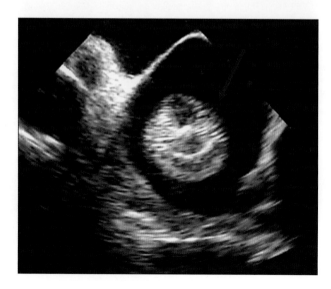

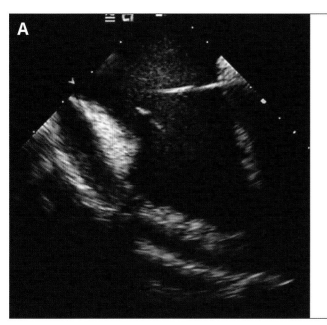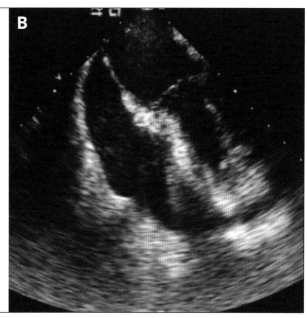

图 16.16　导管消融术中，在血流动力学出现异常之前，发现心包积液。**图 A** 为右心室侧发现心包积液，**图 B** 为心室舒张期右心房及右心室受压塌陷。

焦痂的形成

焦痂形成通常与高功率消融相关，尤其是在周围血流循环不畅的区域，高功率消融易导致消融导管或环形标测导管头端过热，造成局部碳化（**图 16.17**）。上述焦痂牢固附着在导管上，因此自发血栓栓塞的可能性小。但需要注意的是，导管头端有焦痂附着时，应在 ICE 引导下小心将导管回撤至鞘管内，并在回撤时保持负压抽吸，以尽量减少附着物脱落和栓塞事件。

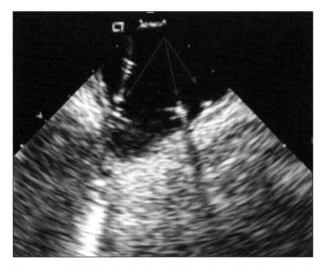

图 16.17　环形标测电极上的强回声，当导管撤出体外后，被证实是附着在导管上的焦痂。

血栓形成

血栓形成常见于房间隔穿刺鞘的头端或导管上（后者发生率较低）。当 ACT ＜ 350 s 时，血栓形成更为常见（**图 16.18**），虽然该现象不会影响特定的急性干预，但它导致了手术过程中抗凝方案的改变，有助于术者在手术过程中及时调整抗凝策略。在房间隔穿刺前应用肝素可将鞘管或导管上形成血栓的风险降至最低。房间隔穿刺成功后，用肝素化生理盐水持续冲洗鞘管，并在整个手术过程中维持 ACT 在 300 ～ 400 s。在大多数情况下，当 ICE 实时监测到鞘管头端或导管上形成血栓凝块后，可使用连接在鞘管尾端的大容量注射器施加负压，将血块吸入鞘内，并将鞘安全撤回右心房，从而预防严重系统性栓塞事件发生（▶视频 16.1，**图 16.19**）。在射频消融手术过程中，附着于心房壁的血栓也可被 ICE 实时监测到。偶尔我们在做二次消融的患者中，看到偶发血栓附着于已经钙化的左心房后壁，在房间隔穿刺前看到上述结果的话，便终止后续消融手术（参见图 16.6）。

壁间血肿的形成

在左心房消融过程中有关壁间血肿的报道，应当与心房壁血栓进行区分（**图 16.20**）。壁间血肿的形成，可能与房间隔穿刺操作损伤间隔或左心房后

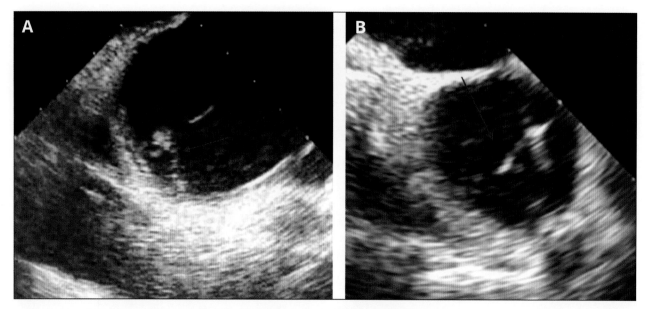

图 16.18　在消融手术过程中，尽管应用了抗凝治疗，仍可见鞘管头端血栓形成（图 A），以及鞘身血栓形成（图 B）。

视频 16.1　显示房间隔穿刺鞘头端血栓，回抽后证实为新鲜形成血栓。应用大的 60ml 注射器施加负压进行回抽，以避免血栓脱入左心房［00：08］。

壁后应用抗凝剂有关，或者是消融本身引起心房壁内出血造成的。壁间血肿相对罕见，通常在随访过程中自行消失，无临床后遗症。然而，有报道称特定大小和位置的壁间血肿可影响肺静脉血流，也有报道称持续增长的大壁间血肿与左心房塌陷、血流动力学障碍相关，需要紧急手术。

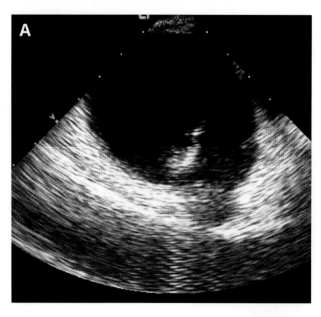

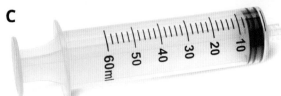

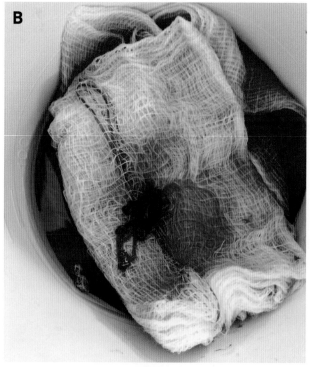

图 16.19　图 A 可见房间隔穿刺鞘头端血栓形成，回抽后证实为新鲜血栓形成（图 B）。应用一个大的 60ml 注射器（图 C）施加负压，以避免血栓脱入左心房。

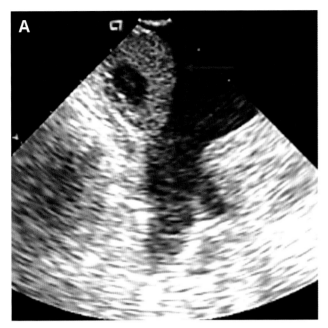
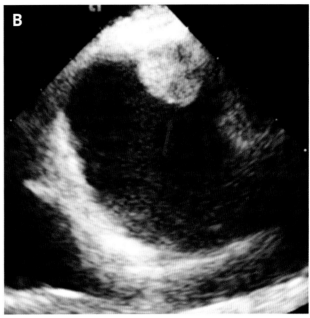

图 16.20　房间隔穿刺及消融术后，可见 RIPV 下边界壁间血肿形成（图 A、图 B）。血肿可能会变大，进而阻塞肺静脉血流或影响左心房充盈，导致血流动力学障碍，需要手术干预。

应用多普勒技术监测肺静脉血流速度

有报道称在肺静脉开口消融术后，肺静脉血流流速出现轻到中度的增加，患者似乎能很好地耐受，并且在术后 3 个月随访时肺静脉血流速度恢复到基线。因此，肺静脉隔离后出现的急性肺静脉血流改变，并不是慢性肺静脉狭窄的有效预测因素。另外，ICE 可实时监测导管位置，以确保消融不在肺静脉内进行，特别是在解剖结构异常的患者中尤为重要。

导管缠绕

已有报道称导管可缠绕在二尖瓣、人工二尖瓣或肺静脉支架内。应用 ICE 可使上述结构可视化，在标测和消融过程中仔细操作，避免导管缠绕上述结构。在肺静脉支架突出（图 16.12）至左心房，或二尖瓣机械瓣置换术后需要标测瓣环的患者中，ICE 的作用尤为突出。

左心房食管瘘的预防

房颤消融术后的左心房食管瘘是一种罕见但严重的并发症。ICE 可实时监测食管沿左心房后壁的走行，该技术优于 X 线下检查食管温度探头的位置。此外，ICE 可实时监测食管损伤，可更好地调节该区域的能量输送，降低左心房食管瘘的风险。

其他并发症

房颤消融期间应用 ICE 发现的其他并发症，包括附着于心房壁上的血栓、拔除电极导线时附着于电极导线的栓子（图 16.21）、消融过程中汽爆后心房壁上形成的凹坑（图 16.22），以及在交换鞘管 / 导管过程中导致的空气栓塞。

一个偶然但有趣的发现是在零射线手术过程中，推送 ICE 时观察到了怀孕的子宫（图 16.23）。

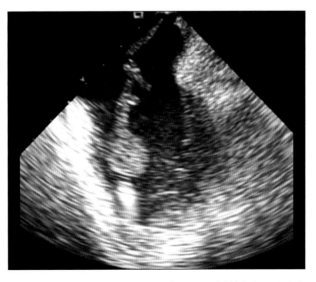

图 16.21　在右心室电极导线拔除后，三尖瓣瓣叶上可见残余大块血栓或赘生物。在电极导线拔除之前，即可见上述血栓或赘生物，但拔除术后仍有很大一部分附着在瓣膜上。

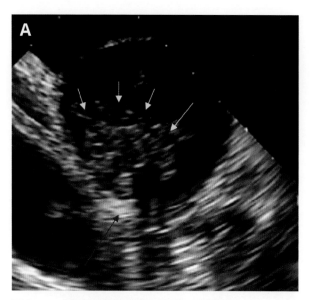 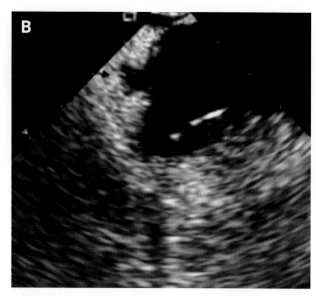

图16.22 图 **A** 可见在消融过程中，汽爆产生一连串气泡，随后可见心房壁上形成凹坑（**图 B**）。多普勒成像未显示凹坑外有任何血流活动。

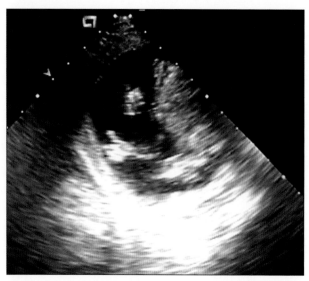

图16.23 孕妇在接受装置植入手术时，ICE 推送的过程中，可见子宫里的胎儿对我们竖起大拇指，祝我们手术顺利。

结论

    ICE 在导管房颤射频消融术中扮演着重要角色。它能够为复杂的左心房和肺静脉解剖提供实时影像，有助于快速识别解剖变异，并有助于制订消融手术方案。此外，ICE 的使用对于早期发现手术并发症至关重要，以便于及时有效地采取相应措施。

参考文献

1. Saliba W, Cummings JE, Tomassoni G, Natale A. Intracardiac echocardiography: Transseptal catheterization. In Natale A (Ed.), *A Manual on Intracardiac Echocardiography*, Informa Healthcare, Informa UK Limited, Oxon, UK. 2006;99–105.

2. Bhargava M, Schweikert RA, Hao S, Natale A. Intracardiac echo imaging during catheter ablation for atrial fibrillation. In Natale A (Ed.), *A Manual on Intracardiac Echocardiography*, Informa Healthcare, Informa UK Limited, Oxon, UK. 2006;59–90.

3. Marrouche NF, Martin DO, Wazni O, et al. Phased-array intracardiac echocardiography monitoring during pulmonary vein isolation in patients with atrial fibrillation: Impact on outcome and complications. *Circulation*. 2003; 107:2710–2716.

4. Verma A, Marrouche N, Natale A. Pulmonary vein antrum isolation: Intracardiac echocardiography-guided technique. *J Cardiovasc Electrophysiol*. 2004;15(11):1335–1340.

第 17 章

如何应用 ICE 进行左心耳封堵

Akanibo Da-Wariboko，MD；Apoor Patel，MD；Miguel Valderrábano，MD

介绍

左心耳封堵（left atrial appendage closure，LAAC）已成为非瓣膜性心房颤动患者（nonvalvular atrial fibrillation patients，NVAF）中有系统抗凝治疗禁忌或其他合理指征寻求替代治疗的标准选择，用于预防心源性栓塞[1]。在指导左心耳（left atrial appendage，LAA）器械封堵方面，传统上金标准的成像模式是经食管超声心动图（transesophageal echocardiogram，TEE）。与 TEE 相比，多项研究已验证了心腔内超声（ICE）在左心耳封堵中的应用[2-6]。值得注意的是，两组之间的植入成功率无差异，并且并发症发生率相似。使用 ICE 可以避免全身麻醉的需要，从而缩短患者的恢复时间和周转时间，同时减少透视时间。

ICE 已成为电生理学家的重要工具；在此我们讨论其在左心耳封堵器放置中的应用[7]。

术前准备

通常使用 TEE、增强 CT 或心脏磁共振成像在术前进行心脏成像，以进行左心耳的解剖分析和排除左心耳血栓。术前成像对于规划手术和提高手术安全性非常重要，可以降低不适合的左心耳解剖特征所带来的风险。需要注意左心耳的大小（口部直径、深度）、解剖变异（鸡翅、西兰花、风筝袋）和方向。医生可以评估左心耳与可用的左心耳封堵器械的兼容性。此外，如果存在房间隔膨出瘤或房间隔脂肪瘤性肥厚，将会增加经间隔穿刺的难度，也应该予以注意。如果存在房间隔封堵伞，那么在计划手术时更要注意其位置。值得注意的是，所有这些信息都可以在手术过程中使用 ICE 进行收集，因此，对于熟练掌握 ICE 的术者，通常可以完全省去上述术前 TEE/CT/MRI 检查。

工作流程
建立股静脉通路——血管超声引导下
在 ICE 引导下将 ICE 导管送入右心房
房间隔穿刺前，使用 ICE 评估 LAA：排除血栓、了解解剖特性、开口大小、着陆区面积
肝素化——ACT 达到目标值
ICE 引导下房间隔穿刺（单穿），并扩张房间隔穿刺区域
将 ICE 导管送入左心房，调整出适合释放装置的 ICE 切面
送传送鞘至左心房
将传送鞘放置在着陆区域
释放左心耳封堵器
根据需要回收和重新定位
评估 P.A.S.S. 准则（见下文）
释放装置，从左心房撤回鞘管
确认没有心包积液

股静脉通路

在血管超声引导下，使用改良的 Seldinger 术行股静脉血管穿刺。

通过导丝送入两个短鞘：一个 8 Fr 的短鞘用来交换传送鞘，另一个为 9 Fr 或 10 Fr 的鞘（取决于 ICE 导管的直径）。

通过 9 Fr 或 10 Fr 鞘送入 ICE 导管，根据 ICE 成像将导管沿股静脉送到右心房（RA）。保持下腔静脉在视野内，顺时针和逆时针轻柔旋转导管。如有阻力，则向前或向后轻微移动导管。在到达下腔静脉和右心房交界区域时，可能需要将 ICE 导管轻微打弯，以确保导管沿正确的方向进入右心房。

评估血栓

从 home view 切面起始，将 ICE 导管打前弯，同时逆时针旋转以保持三尖瓣环在视野中，然后将 ICE 导管送入右心室（RV）。轻轻松开前弯，顺时针旋转可见室间隔，进一步顺时针旋转，从前向后可依次显示出左心室、后乳头肌、前乳头肌、二尖瓣及主动脉瓣、左心耳、左心耳嵴部、左上肺静脉（LSPV）。进行左心耳口部和着陆区的测量。同时，在这个切面上，可以通过观察左心耳来排除血栓的存在（**图 17.1**）。也可以通过将 ICE 导管推进到左肺动脉来获取左心耳切面。

抗凝

为了防止导管相关的血栓形成，应在房间隔穿刺前静脉使用肝素。常规予 80 ～ 100 U/kg 的肝素静推，使 ACT 维持在 250 ～ 300 s 的治疗目标。静脉给药 15 min 后检查 ACT，手术过程中每 30 min 监测一次。

房间隔穿刺

首先将 ICE 导管送入右心房显示出房间隔的切面，然后将 ICE 导管向后、向右打弯，可以显示出上腔静脉（superior vena cava，SVC）与右心房的交界处。此时在 ICE 直视下将 J 形导丝送入上腔静脉。沿导丝将房间隔穿刺鞘（Preface，Biosense，SL-1 Abbott 或其他）送入上腔静脉（**图 17.2**，A）。撤导丝，冲鞘管；可以看到盐水从上腔静脉回流到右心房（也可用于确认长鞘在上腔静脉中的位置）。沿鞘送入房间隔穿刺针（Baylis NRG，Baylis Medical 或 Brockenbrough，Medtronic）。ICE 直视下缓慢地将房间隔穿刺针和 Preface 鞘整体回撤至卵圆窝（图 17.2，B），一旦到达合适区域后即行房间隔穿刺（图 17.2，C）。通过超声及房间隔穿刺针的压力变化确认穿刺成功，扩张鞘沿穿刺针前送入左心房（图 17.2，D），保持扩张鞘和外鞘位置不变的同时撤出穿刺针，交换成 Amplatz 导丝

图 17.1 右心室切面中的左心耳。A. 左心耳切面的 ICE 导管位置。B. 左心耳的清晰图像。该影像可在操作前用于排除左心房及左心耳（LAA）血栓。

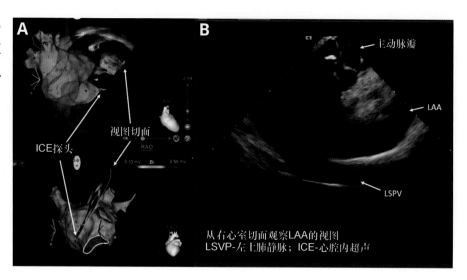

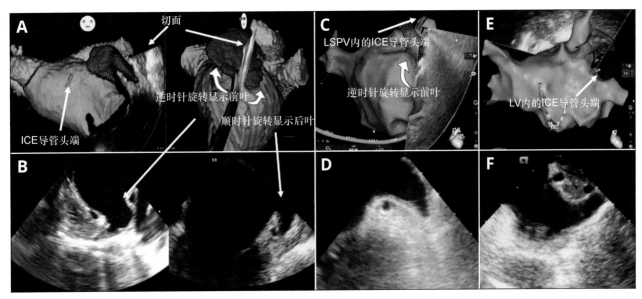

图 17.2 左心耳的三个主要切面。**A.** 通过 3D 解剖显示左心房的 "home" 切面。ICE 导管头端位于左心房中心，ICE 切面朝向左心耳（**左图**）。左前斜位显示 ICE 切面穿过左心耳（**右图**）。顺时针旋转使切面朝向左心耳后叶，逆时针旋转显示前叶。此时左心房嵴部顶端清晰可见。**B.** 相对应的 ICE 切面。**C.** LSPV 切面。ICE 导管由 LSPV 朝向左心耳，逆时针旋转将前叶带入该平面。**D.** 相应的 ICE 切面。**E.** 二尖瓣环左心耳切面。前送导管至二尖瓣，成像平面朝上。**F.** 左心室基底部左心耳视图。3D，3 维；ICE，心腔内超声；LSPV，左上肺静脉；LV，左心室（图像复制经 Patel 等人、Heart Rhythm Society 许可[8]）。

（Boston Scientific）。向后旋转鞘管将导丝引导至 LSPV（图 17.2，E）。沿导丝前送 Preface 鞘进一步扩张房间隔穿刺部位（图 17.2，F）。然后沿导丝撤出 Preface 鞘将其交换为 Watchman 传送鞘（14 Fr）。房间隔穿刺部位被传送鞘进一步扩张，并将传送鞘回撤到右心房。

左心房 ICE 成像

ICE 引导下行左心耳封堵的成像内容大部分需要将 ICE 导管放置在左心房内完成，这就需要经房间隔穿刺送 ICE 导管入左心房。有两种方法：为 ICE 导管专门进行一次穿刺，或者沿 Watchma 输送鞘经过同一房间隔穿刺处将 ICE 导管送到左心房中。

对于后一种方法，在进行首次房间隔穿刺和鞘管扩张后，即可将 ICE 导管送入左心房（可在 X 线透视下或根据 ICE 自身成像完成）。完成首次房间隔穿刺后，将 Watchman 输送鞘回撤至右心房，保留导丝。此时可以将 ICE 导管送入左心房。具体步骤如下：保持 Amplatz 导丝在 ICE 切面的同时，将 ICE 导管打前弯；一旦 ICE 导管靠近 Amplatz 导丝，即可将 ICE 导管送入左心房。ICE 导管经过

房间隔后，调整 ICE 切面显示出位于 LSPV 中的 Amplatz 导丝，并沿导丝将外鞘及其扩张鞘送入左心房，然后将导丝和扩张鞘撤出，充分冲洗外鞘，消除并避免气泡。此时 ICE 导管和 Watchman 输送鞘均通过同一个房间隔穿刺孔，并沿同一根导丝穿过房间隔。然后应用 ICE 导管从左心房中找到左心耳的切面。我们通常使用以下 3 个切面（**图 17.3**）。

◆ 左心房 home view：将 ICE 导管头端放置在左心房内，面向左心耳。左心房嵴可以充分进行展示。顺时针旋转使左心房嵴进入视角画面，展示左心耳后部，逆时针旋转出现二尖瓣和主动脉，展示左心耳前缘。所示的图像近似于 TEE 上的 45° ～ 90° 时的切面。

◆ LSPV 切面：将 ICE 导管送至 LSPV 增加导管的稳定性。在 ICE 导管经过房间隔进入左心房后顺时针旋转，切面中显示出 LSPV，然后于无射线下送 ICE 导管至 LSPV。在 LSPV 中，将 ICE 导管头端朝前，首先显示出左心房嵴，然后显示出左心耳。顺时针旋转导管将显示左心耳后叶及后侧基底部，而逆时针旋转可看到左心耳前叶。

◆ 跨二尖瓣切面：该切面需要将 ICE 导管打前

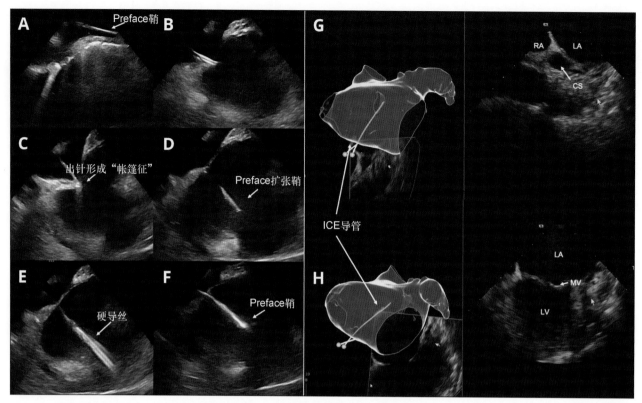

图 17.3 房间隔穿刺路径。**A.** Preface 鞘沿导丝进入上腔静脉；**B.** 导丝交换为房间隔穿刺针后，将组件整体下撤至卵圆窝；**C.** 出针形成"帐篷征"；**D.** 穿刺后送扩张鞘覆盖针尖；**E.** 将硬导丝导引至 LSPV；**F.** Preface 鞘推入进一步扩张穿刺点；**G.** 在穿刺处送入 ICE 导管至左心房；**H.** 超声导管头端位于左心房。LA，左心房；LSPV，左上肺静脉；LV，左心室；MV，二尖瓣；CS，冠状窦。

弯，同时逆时针旋转跨过二尖瓣。一旦 ICE 导管跨过二尖瓣，将 ICE 导管轻轻旋转（在任一方向上）向外发出声束，再将其回撤至左心室基底部对左心耳进行成像。这个切面近似 TEE 135° 时的切面，但我们不建议操作者期望 ICE 能和 TEE 之间完全吻合。

结合使用上述切面，可以获得左心耳开口的直径和深度，以选择合适的 Watchman 尺寸。更多示例见**图 17.4**。

近年来，3D ICE 导管已被引入市场。尽管它们在左心耳封堵方面的实用性尚待确定，但它们具有多平面成像的优势，无需导管重新定位，并能提供左心耳开口的正面视图。Seimens AcuNav 3D volumetric ICE 导管的初步使用经验显示其在指导结构性操作方面具有潜力[7]。NuVision（Nuvera Medical）的 4D ICE 导管允许实时 3D 成像，具有 90°×90° 的视野和独立的远端尖端旋转功能（**图 17.5**）。

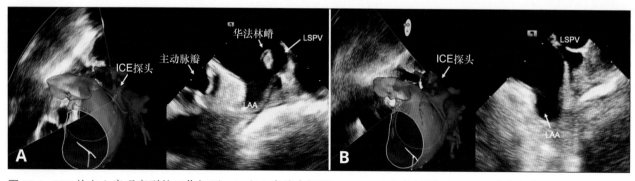

图 17.4 ICE 从左心房观察到的工作切面。**A.** 左心房腔内切面；**B.** LSPV 方向切面。ICE，心腔内超声；LAA，左心耳；LSPV，左上肺静脉。

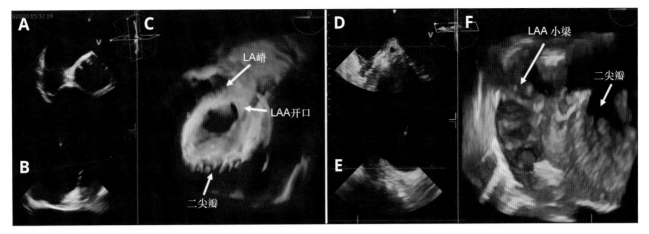

图 17.5　3D ICE，左心耳的长轴及短轴切面。**A.** 左心耳长轴切面；**B.** 左心耳开口切面；**C.** 3D 成像；**D-E.** 左心耳长轴切面；**F.** 左心耳长轴切面，肌小梁清晰可见。LA，左心房；LAA，左心耳（图像复制经 Patel 等、Heart Rhythm Society 许可[8]）。

封堵器释放

沿鞘管将猪尾导管导入左心耳。准备好根据术前和 ICE 测量结果选择的封堵器，将其沿输送鞘输送到位。对于 Watchman 来说，定位时通常需要对左心耳进行造影，进行全深度的评估，因为鞘管需要深入左心耳。**图 17.6** 和 **17.7** 分别显示左心房 home 视图和 LSPV 视图下的 Watchman 定位示例。

然而，对于 Watchman FLX，只需要到近端左心耳颈，整个定位过程仅在 ICE 引导下就可以完成，示例见**图 17.8**。

P.A.S.S 准则

应用上述讨论的不同 ICE 切面，从前至后对封堵器边缘进行观察，确保封堵器放置在左心耳的远端或开口处。然后，在 ICE 直视下行牵拉测试，并确认封堵器锚定良好且稳定。同时，理想的封堵效果应满足：放置于左心耳内的封堵器，其尺寸同原始尺寸相比，受压缩小 8% ～ 20%，且能够完全封闭左心耳开口、覆盖所有分叶。此外，结合彩色血流多普勒从多个切面进行观察，排查是否存在残余漏，封堵器周围的残余漏小于 5 mm 是可以接受的。鉴于左心耳内血流流速较低，建议将超声参数"奈奎斯特极限"设置稍低一些更好。根据术中实

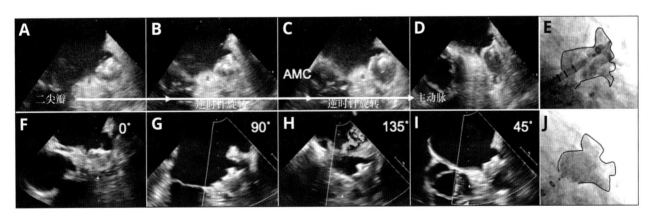

图 17.6　从左心房 home 视图位观察 Watchman 释放。**A-D.** 从后叶开始逆时针旋转 ICE 导管，显示的影像依次为二尖瓣（**图 A、B**），主动脉瓣-二尖瓣结合部（AMC）（**图 C**），以及主动脉瓣（**图 D**）。**F-I.** 相应角度的 TEE 视图。**E、J.** Watchman 封堵前后的左心耳造影（图像复制经 Patel 等人、Heart Rhythm Society 许可）。

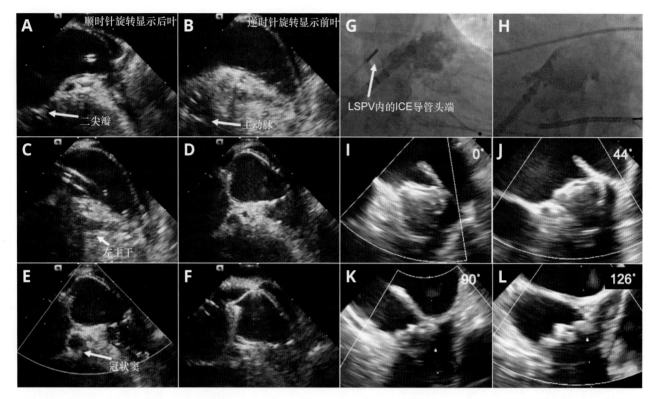

图 17.7 从 LSPV 切面观察 Watchman 释放。**A.** LSPV 初始切面。注意左心房嵴靠近 ICE 探头，嵴部尖端不可见。可以看到左心耳后叶旁边的二尖瓣以及一部分猪尾导管。**B-C.** 逆时针旋转 ICE 导管，显示左心耳前叶。评估完整的左心耳深度，然后将鞘管插入左心耳内。注意主动脉根部以及冠状动脉左主干段。**D-F.** Watchman 开始释放（**图 D**），通过顺时针旋转 ICE 导管，朝向左心耳后叶，配合多普勒检查有无泄漏并最终释放（**图 F**）。**G、H.** 左心耳造影显示 ICE 位置和释放后情况。**I-L.** 封堵 45 天后的 TEE 图像显示封堵器位置和效果极佳。ICE，心腔内超声；LSPV，左上肺静脉（图像复制经 Patel 等人、Heart Rhythm Society 许可[8]）。

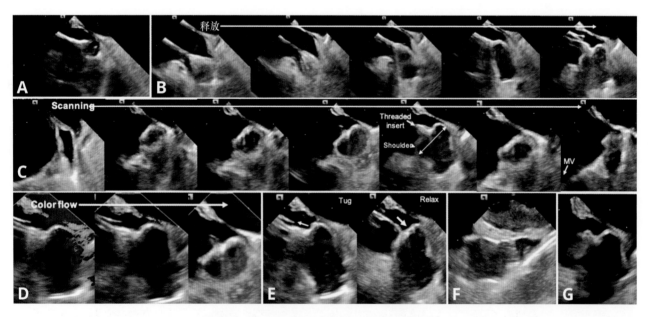

图 17.8 从 LSPV 切面观察 Watchman FLX 释放。

际情况，必要时回收封堵器并重新定位。直至满足 P.A.S.S. 准则，并得到团队的一致认可后释放封堵器，将输送鞘从左心房中撤出，并留取如前所述的最终图像，最后从左心房撤回 ICE 导管。

优势

ICE 对电生理学家来说是非常熟悉的工具。它能够提供与经食管超声心动图相媲美的正交视图，用于评估左心耳（LAA）。同时，ICE 能够良好地显示出卵圆窝，并精准引导房间隔穿刺。此外，应用血流多普勒对左心耳进行近距离检查，来排查封堵器周边残余漏，同传统左心耳造影法相比，可减少造影剂的使用和 X 线的曝光量。根据我们中心的经验，ICE 的常规使用，可完全消除基础肾功能不全患者造影剂肾病的风险。最后，ICE 的应用也使得这类手术不再需要全身麻醉。Hemam 等的报告显示，ICE 的应用使得患者在手术室中的时间缩短了 18%，周转时间提高了 45%，X 线透视时间减少了 33%。这在整体上有助于患者的康复，并避免了全身麻醉和气管插管相关的潜在风险[9]。

临床证据

维生素 K 拮抗剂和新型口服抗凝药物（NOACs）长期以来一直被用于预防缺血性卒中和系统性血栓栓塞。指南强调了使用抗凝药的重要性；然而，在某些患者群体中仍然存在挑战，包括严重出血、副作用、药物相互作用和服药依从性差等。在超过 90% 的非瓣膜性房颤（NVAF）病例中，左心耳被确定为心房血栓的主要来源[10]。相比之下，在瓣膜性房颤中，这一比例为 60%。该研究提供的数据表明，左心耳封堵可能对预防卒中具有潜在价值。现在有几种左心耳封堵装置可供选择，并正在进行持续试验，以评估它们作为非药物干预手段在 NVAF 患者中用于一级和二级预防心源性栓塞性卒中的有效性[11-22]。PLAATO 系统（ev3 Endovascular）是美国食品和药物管理局（FDA）首次批准的封堵器；由于商业原因，该设备在 2007 年停产。目前，

Watchman 设备是唯一获得 FDA 批准用于预防房颤患者卒中的左心耳封堵系统。Amplatzer Amulet 设备（Abbott）已获得 CE 认证，在欧洲和其他国家可用。

Watchman 设备已经在 2 个多中心前瞻性随机临床试验中进行了研究，这两个非劣效研究比较了 Watchman 与华法林在房颤患者长期抗凝的候选人中的使用。PROTECT AF[23] 显示，与华法林相比，LAAC 的综合终点事件（全因卒中、心血管或未知原因死亡和全身性栓塞）相对风险降低了 40%；然而，LAAC 的并发症发生率较高，促使进行第二项研究。随后的 PREVAIL 试验[24] 保持了类似的研究设计，但主要目的是评估安全性。该研究结果显示了持续一致的结果，并且在新老植入者中的并发症发生率较低。

Amplatzer Cardiac Plug 2 是 Amulet 的第二代产品，目前在美国仅允许研究使用。大部分可用数据来自美国以外的注册研究，显示了高植入成功率和良好的短期结果[25-28]。目前，Amplatzer Amulet 左心耳封堵器试验正在进行中，预计于 2024 年 8 月完成，评估其与 Watchman 设备相比的安全性和有效性[18]。

局限性 / 陷阱

要求术者对相关解剖有着透彻的理解，并具有在心脏内安全操作 ICE 导管的能力。一些术者可能更喜欢双穿房间隔送入 ICE 导管，这可能会增加并发症的风险。在一项研究中[4]，使用 ICE 指导与 TEE 指导 Amplatzer 左心耳封堵相比较显示，ICE 组的透视时间更长，但这也可能与封堵器种类或术者经验有关。

并发症

ICE 是介入手术（如左心耳封堵）的重要影像工具，因为它能够实时、直观地监测和发现手术相关的并发症，包括心包积液 / 心脏压塞或导管相关血栓形成。

结语

ICE 在 Watchman 置入中能够完全替代 TEE 的使用，并避免了全身麻醉。临床实践中，我们只需要稍微修改手术流程，理解 ICE 的相关解剖切面，并摆脱依赖 TEE 指导的心态即可。

参考文献

1. Reddy VY, Doshi SK. 5 year outcomes after left atrial appendage closure: From the PREVAIL and PROTECT AF Trials. *J Am Coll Cardiol*. 2017;70:2964–2975.

2. Matsuo Y, Neuzil P, Petru J, et al. Left atrial appendage closure under intracardiac echocardiographic guidance: Feasibility and comparison with transesophageal echocardiography. *J Am Heart Assoc*. 2016;5:e003695.

3. Frangieh A, Alibegovic J, Templin C, et al. Intracardiac versus transesophageal echocardiography for left atrial appendage occlusion with Watchman. *Catheter Cardiovasc Interv*. 2017;90(2):331–338.

4. Bert S, Pastormerlo LE, Santoro G, et al. Intracardiac versus transesophageal echocardiographic guidance for left atrial appendage occlusion: The LAAO Italian Multicenter Registry. *J Am Coll Cardiol Cardiovasc Interv*. 2018;11(11): 1086–1092.

5. Nielsen-Kudsk JE, Berti S, De Backer O, et al. Use of intracardiac compared with transesophageal echocardiography for left atrial appendage occlusion in the Amulet Observational Study. *J Am Coll Cardiol Cardiovasc Interv*. 2019;12(11):1030–1039.

6. Alkhouli M, Chaker X, Alqahtani F, Raslan S, Raybuck B. Outcomes of routine intracardiac echocardiography to guide left atrial appendage occlusion. *JACC Clin Electrophysiol*. 2020;6(4):393–400.

7. Silvestry FE, Kadakia MB, Willhide J, Herrmann HC. Initial experience with a novel real-time three-dimensional intracardiac ultrasound system to guide percutaneous cardiac structural interventions: a phase 1 feasibility study of volume intracardiac echocardiography in the assessment of patients with structural heart disease undergoing percutaneous transcatheter therapy. *J Am Soc Echocardiogr*. 2014;27(9):978–983. doi:10.1016/j.echo.2014.04.022. Epub 2014 Jun 11. PMID: 24930123.

8. Patel A, Venkataraman R, Schurmann P, Dave A, Valderrábano M. Left atrial appendage occlusion using intracardiac echocardiography. *Heart Rhythm*. 2021;18(2): 313–317. doi: 10.1016/j.hrthm.2020.09.021. Epub 2020 Oct 5. PMID: 33031962; PMCID: PMC7854490.

9. Heman M, Kuroki K, Schurmann PA, et al. Left atrial appendage closure with the Watchman device using intracardiac vs transesophageal echocardiography: Procedural and cost considerations. *Heart Rhythm*. 2019;16(3):334–342.

10. Blackshear JL, Odell JA. Appendage obliteration to reduce stroke in cardiac surgical patients with atrial fibrillation. *Ann Thorac Surg*. 1996;61(2):755–759. doi:10.1016/0003-4975(95)00887-X. PMID: 8572814.

11. Boersma LVA. (Jan 1, 2021 – May 1, 2026) Left Atrial Appendage Occlusion for AF Patients Unable to Use Oral Anticoagulation Therapy (Compare-LAAO). Identifier NCT04676880. https://clinicaltrials.gov/ct2/show/NCT04676880

12. Reddy V. (July 7, 2020 – April 2029) Amplatzer Amulet LAAO vs NOAC (CATALYST). Identifier NCT04226547. https://clinicaltrials.gov/ct2/show/NCT04226547

13. Wazni O. (May 20, 2019 – November 2024) Comparison of Anticoagulation With Left Atrial Appendage Closure After AF ablation (OPTION). Identifier NCT03795298. https://clinicaltrials.gov/ct2/show/NCT03795298

14. Korsholm K Nielsen-Kudsk JE, Damgaard D, Johnsen SP. (January 1, 2019 – October 1, 2030) Left Atrial Appendage Occlusion Versus Novel Oral Anticoagulation for stroke prevention in Atrial Fibrillation. A Multicenter Randomized Clinical Trial. (Occlusion-AF) Identifier NCT03642509. https://clinicaltrials.gov/ct2/show/NCT03642509

15. Fray WA. (February 22, 2019 – June 2025) The CONFORMAL Early Feasibility Study. Identifier NCT03616028. https://clinicaltrials.gov/ct2/show/NCT03616028

16. Landmesser U. (February 28, 2018 – February 28, 2023) Left Atrial Appendage CLOSURE in Patients With Atrial Fibrillation Compared to Medical Therapy (CLOSURE-AF). Identifier NCT03463317. https://clinicaltrials.gov/ct2/show/NCT03463317

17. Reddy V, Stone G. (December 27, 2017 – December 1, 2028) WaveCrest Vs. Watchman TranssEptal LAA Closure to REduce AF-Mediated STroke 2 (WaveCrest2) Identifier NCT03302494. https://clinicaltrials.gov/ct2show/NCT03302494

18. Saw J, Reddy V, Buchbinder M. (February 1, 2017 – December 2025) Assessment of the Watchman Device in Patients Unsuitable for Oral Anticoagulation (ASAP-TOO). Identifier NCT02928497. https://clinicaltrials.gov/ct2/show/NCT02928497

19. **Lakkireddy D, Thaler D, Windecker S. (August 2016 – August 2024) Amplatzer Amulet LAA Occluder Trial (Amulet IDE). Identifier NCT02879448. https://clinicaltrials.gov/ct2/show/NCT02879448**

20. Marten Rosenqvist. (May 3, 2017 – May 2030) Prevention of Stroke by Left Atrial Appendage Closure in Atrial Fibrillation Patients After Intracerebral Hemorrhage. Identifier NCT02830152. https://clinicaltrials.gov/ct2/show/nct02830152

21. Pavel Osmancik. (October 13, 2015 – May 2020) Left Atrial Appendage Closure vs. Novel Anticoagulation Agents in Atrial Fibrillation (PRAGUE-17). Identifier NCT02426944. https://clinicaltrials.gov/ct2/show/NCT02426944

22. Richard Whitlock, MD. (July 2012 – November 2022) Left Atrial Appendage Occlusion Study III (LAAOS III). Identifier NCT01561651. https://clinicaltrials.gov/ct2/show/NCT01561651

23. Reddy VY, Sievert H, Halperin J, et al. Percutaneous left atrial appendage closure vs warfarin for atrial fibrillation: A randomized clinical trial. JAMA. 2014;312(19):1988–1998. doi:10.1001/jama.2014.15192. Erratum in: *JAMA*. 2015;313(10):1061. PMID: 25399274.

24. Holmes DR Jr, Kar S, Price MJ, et al. Prospective randomized evaluation of the Watchman left atrial appendage closure device in patients with atrial fibrillation versus long-term warfarin therapy: The PREVAIL trial. *J Am Coll Cardiol.* 2014;64(1):1–12. doi:10.1016/j.jacc.2014.04.029. Erratum in: *J Am Coll Cardiol.* 2014;64(11):1186. PMID: 24998121.

25. Freixa X, Abualsaud A, Chan J, et al. Left atrial appendage occlusion: Initial experience with the Amplatzer Amulet. *Int J Cardiol.* 2014;174(3):492–496. doi:10.1016/j.ijcard.2014.03.154. Epub 2014 Mar 28. PMID: 24820753.

26. Lam SC, Bertog S, Gafoor S, et al. Left atrial appendage closure using the Amulet device: An initial experience with the second generation Amplatzer cardiac plug. *Catheter Cardiovasc Interv.* 2015;85(2):297–303. doi:10.1002/ccd.25644. Epub 2014 Sep 5. PMID: 25158644.

27. Gloekler S, Shakir S, Doblies J, et al. Early results of first versus second generation Amplatzer occluders for left atrial appendage closure in patients with atrial fibrillation. *Clin Res Cardiol.* 2015;104(8):656–665. doi:10.1007/s00392-015-0828-1. Epub 2015 Mar 4. PMID: 25736061.

28. Urena M, Rodés-Cabau J, Freixa X, et al. Percutaneous left atrial appendage closure with the Amplatzer cardiac plug device in patients with nonvalvular atrial fibrillation and contraindications to anticoagulation therapy. *J Am Coll Cardiol.* 2013;62(2):96–102. doi:10.1016/j.jacc.2013.02.089. Epub 2013 May 9. PMID: 23665098.

第 18 章

如何应用 ICE 进行电极导线拔除

Mouhannad M. Sadek，MD；Robert D. Schaller，DO

介绍

心脏植入电子装置（cardiac implantable electronic device，CIED）电极导线的经静脉拔除（transvenous lead extraction，TLE）业已成为电极导线管理的重要部分[1]。TLE 可能出现以下重大并发症，包括血管损伤、瓣膜撕裂和心脏穿孔，但是概率很小[2]；电极导线植入年限越长，内皮细胞纤维化越重，与周围组织的粘连也越牢固，以上因素均可导致电极导线拔除风险上升[3-4]。

电极导线拔除术中应用超声影像对于诊断和并发症管理十分必要[1]。应用经食管超声心动图（TEE）监测术中并发症的技术已经成熟，是许多电极导线拔除中心的首选[5-6]。但是 TEE 也有局限性，比如需要熟悉 TEE 操作的第二位术者，探头位置可能对 X 线影像造成干扰，对于右心室结构（包括三尖瓣）观察不清。血管内超声在电极导线拔除中也有应用[7]；但是因为频率固定，导管不可调弯，在现代电生理实验室中并非常备，应用血管内超声不切实际。近年来，相控阵心腔内超声（ICE）应用术中监测，评估电极导线相关血栓和赘生物，确定血管或心肌粘连的位置，监测术中并发症[8-9]。尽管需要增加一条静脉通路，但心腔内超声可由电极导线拔除术者亲自操作，并且可以更加清楚地观测右心各结构及电极－组织粘连部位。

电极导线拔除手术流程

首先诱导全身麻醉，建立多条静脉通路用于液体复苏，置入临时起搏导线，放置上腔静脉封堵球囊和抓捕器（**图 18.1**，A 图）。在左侧股静脉建立一条静脉通路用于导入 ICE 导管，便于站立于患者左侧的术者进行操作。获取基线 ICE 影像后，在准备于上半身侧进行电极导线拔除操作前，将一透明的无菌贴膜放置在患者腰部，覆盖经股静脉放置的各种导管，这样术者可以在无菌条件下操作股静脉导管（图 18.1，B 图和 C 图）。在进行上半身的操作前，术者需重新刷手穿衣。如果是因电极导线感染进行的拔除手术，在不覆盖无菌贴膜的条件下操作 ICE 导管也是合理的。

基线心腔内超声影像

为了获得清晰的基线影像，在放置其他导管或导线之前，在心腔内超声影像引导下将 ICE 探头推进到心脏内。在右心房、右心室和上腔静脉内进行成像，评估电极导线粘连组织密度、三尖瓣功能、有无心包积液和电极导线粘连具体部位。

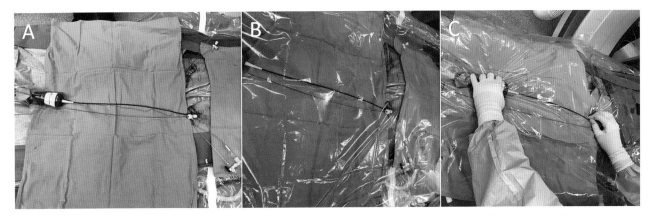

图 18.1　手术准备和覆盖无菌贴膜。**A.** 左侧股静脉通路用于放置上腔封堵球囊的导丝、ICE 导管和临时起搏电极导线。右侧静脉通路用于放置抓捕器。**B.** 在进行电极导线拔除操作前，以无菌的透明贴膜覆盖股静脉导管以防止污染。**C.** 术者可以站在患者左侧在无菌贴膜的保护下操作 ICE 导管。

电极导线附着的回声影

电极导线附着的回声影（lead-adherent echodensities，LAE）是指在超声影像上经常可以发现的附着在电极导线上的各种形状和大小的声影。LAE 在菌血症患者中被认定为赘生物；在其他情况下通常为血栓组织。相比于经食管超声心动图，LAE 更容易被 ICE 检出；在电极导线拔除术前，72% 的患者中都能检出 LAE[8-9]。大部分 LAE 出现在右心房，位于三尖瓣环后方或瓣环水平；或者位于上腔静脉内。LAE 的形状和大小，对于手术策略具有参考价值（**图 18.2**）。

自上腔静脉至电极头端附着处，利用 ICE 追踪电极导线，常常会发现无临床意义的细小纤维条索（＜ 1 cm），孤立的此种超声影像发现并不能被视为感染（图 18.2，图 A）。若 ICE 检出较大赘生物（图 18.2，图 B），可施行在 ICE 指导下的经皮赘生物抽吸术[10]，但仍需进一步研究。出现巨大赘生物（＞ 4 cm）时，可以考虑外科拔除；虽然如此，若巨大赘生物为新近形成，外科拔除并非必需。当发现巨大且呈现强回声的陈旧血栓组织时，需警惕伴随严重临床后果的栓塞事件（图 18.2，图 C）。

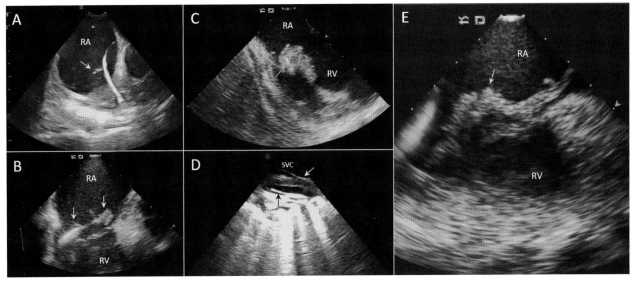

图 18.2　电极导线附着的回声影。**A.** 右心房内电极导线上常见的细小纤维影（**黄色箭头**）。**B.** 附着于右心室电极右心房部分和三尖瓣环部分的多重组分赘生物（**黄色箭头**）。**C.** 位于右心房内附着于右心室电极导线的大块陈旧血栓组织（**蓝色箭头**）。**D.** 上腔静脉内附着于电极导线（**黑色箭头**）的长条形血栓组织（**黄色箭头**）。**E.** 电极导线拔除术后残留的长条形血栓组织，自上腔静脉起源，穿过三尖瓣环。

在电极导线拔除术后，应重复 ICE 检查，以期发现术前未发现、术中自电极导线上脱离下来并遗留在心腔内的 LAE，这些 LAE 可能需要临床处理（▶ 视频 18.1）。

视频 18.1　一个来源于上腔静脉的大血栓，可能是从拔出的电极导线上脱落下来的，随着心动周期的变化，可见血栓在三尖瓣环的心房侧和心室侧来回摆动［00:06］。

血管和心肌附着部位

组织和电极导线之间的附着部位在超声影像上表现为电极–组织接触界面的线状回声影，代表电极导线和软组织之间的纤维化/钙化组织（图 18.3）。将超声导管送入右心室，可以评估右心室心肌、乳头肌和调制束；粘连部位的常见表现为钙化"炮弹"影子（图 18.3，图 A）。在右心房和上腔静脉，因为心肌和血管壁较薄，粘连更难于被发现（▶ 视频 18.2）。在轻轻牵拉电极导线时观察超声影像，若电极导线和邻近组织一同移动，则提示存在粘连（图 18.3，图 C 和图 18.4，图 B；▶ 视频 18.3）。

视频 18.2　推送激光鞘分离与电极导线粘连的欧氏嵴。注意观察，激光鞘激活后，是如何分离与电极导线粘连的相关组织的［00:09］。

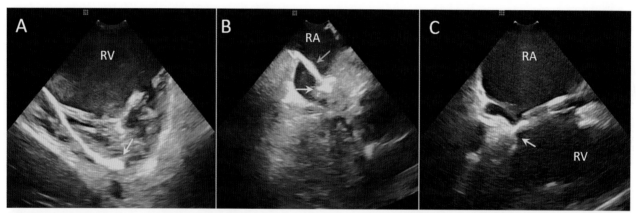

图 18.3　心肌粘连　A. 右心室（RV）电极导线头端与右心室心肌粘连紧密，形成"炮弹"样外观。B. 拔除鞘管（黄色箭头）正在通过欧氏嵴部位的粘连。C. 拔除鞘管在右心室底部遇到严重粘连，鞘管与心肌有较大的成角。RA：右心房。

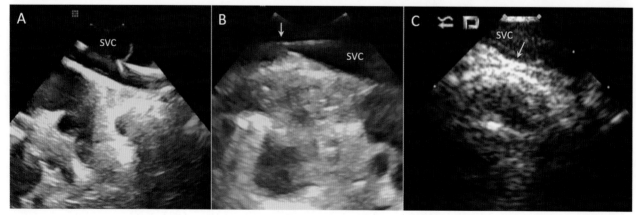

图 18.4　电极导线与上腔静脉粘连。A. 电极导线在上腔静脉内处于游离状态。注意电极导线上可见附着血栓。B. 通过向上牵拉电极导线发现上腔静脉随导线一同移动，证实两者之间存在粘连（黄色箭头）。C. 电极导线和上腔静脉间形成紧密粘连，两者之间呈强回声（黄色箭头）。

视频 18.3　从上方轻微牵拉电极导线，即可见电极导线和上腔静脉同步移动，提示两者之间存在粘连 [00:05]。

电极导线与沿途组织发生粘连，已经被证实可作为电极导线拔除困难的预测因素[8]。若发现粘连部位位于上腔静脉，则应采取相应策略以降低手术并发症风险，例如采用上腔途径和下腔途径同时拔除，可以避免上腔鞘管以较大的角度进入上腔静脉[12]；经验性放置上腔静脉封堵球囊；旷置电极导线（当目标电极导线拔除为非必需时）或者转诊至外科进行拔除。严重的右心室内电极导线粘连对于电极导线拔除工具的选择也十分重要；可以考虑应用内径较大的鞘管，联合应用外鞘管，应用机械切割鞘管，或采用非常规入路（如颈内静脉）进行拔除以获得更好的同轴性（图 18.3，图 C）。

三尖瓣功能评价和电极附着

电极导线拔除术前评估三尖瓣功能十分必要。植入 CIED 的患者常存在基线三尖瓣反流，可能的病因包括结构性心脏病、肺动脉高压或者电极导线–瓣膜相互作用。附着于三尖瓣叶或者瓣下结构的电极导线可能导致三尖瓣损伤，导致三尖瓣反流加重。在标准的彩色多普勒评价基础上，将 ICE 导管轻微打弯靠近三尖瓣环，可以观察三尖瓣环是否存在粘连（**图 18.5**，图 A）。若瓣叶和电极导线可自由移动，则此段电极导线未发生粘连。三尖瓣隔瓣的观察通常比较困难，需要轻轻牵拉电极导线来判断是否存在粘连（图 18.5，图 B 和 ▶ 视频 18.4）。因包含右心室乳头肌在内的瓣下结构一般组织较厚，粘连更为常见；出现粘连时，电极导线拔除时更容易对三尖瓣的功能造成损伤（图 18.5，图 C）。电极导线拔除术前的这些发现，可能会导致手术策略的改变，包括转诊至外科进行拔除[13]。在这种情况下，避免过度牵拉电极导线是十分重要的注意事项；粘连部分的牵拉需要在 ICE 监测下进行，从而避免牵拉过度。如果在应用拔除鞘管时不能安全地施加足够的牵引力，则可以从股静脉抓捕电极导线以"缓冲"瓣下结构上的牵引力，最终借助能量鞘管剥离粘连。

视频 18.4　局部回声增强的超声影像，提示电极导线与三尖瓣瓣下组织存在粘连 [00:05]。

术中影像及并发症识别

当开始电极导线拔除操作时，ICE 导管一般被放置在右心房，因此处导管较为稳定且能够观察到诸多结构，包括三尖瓣、右心室心肌和心包腔等。ICE 导管也可放置在其他目标区域，包括上腔静脉

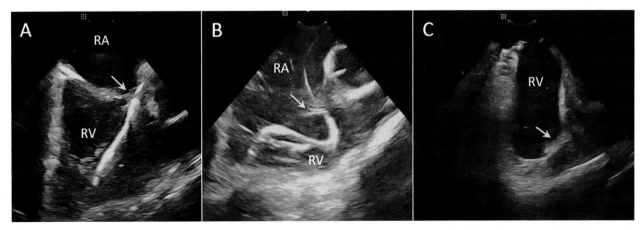

图 18.5　电极导线与三尖瓣叶和瓣下结构发生粘连。**A.** 电极导线附着于三尖瓣叶上（**黄色箭头**）。**B.** 电极导线附着于三尖瓣瓣下结构（**黄色箭头**）。**C.** 电极导线附着于右心室乳头肌（**黄色箭头**）。RA：右心房；RV：右心室。

和右心室，并且随着目标区域的变化而移动。当右心室内存在粘连时，牵拉右心室心尖部时，经常出现血压下降[8]。其他借助于 ICE 确定的低血压的常见病因包括新发心包积液，三尖瓣撕裂伴随反流加重，出现血栓（可能并存肺栓塞），右心室心肌向心腔内翻折造成右心室充盈减低（**图 18.6** 和 **18.7**）[14]。无名静脉或者上腔静脉的损伤常常不易被 ICE 发现，除非合并心包反折以下的损伤且出现心包积液时（图 18.6，图 A）。

术后 ICE 影像

电极导线拔除术后，应再次进行 ICE 影像评估，重点关注心包腔和三尖瓣反流程度。有时也可观察到新发的血栓（图 18.2，图 E），与电极导线相关的"鬼影"不同，后者常出现在原来电极导线粘连的部位，在超声影像上呈现为管状回声（图 18.6，图 C 和 ▶ 视频 18.5）。这些钙化的电极导线粘连组织被证实可与感染相关，可导致不良临床结局[9, 15]；虽然如此，目前不建议进行常规移除。

视频 18.5　电极导线经静脉拔出后，三尖瓣环心室侧仍可见与电极导线粘连的残余组织［00:04］。

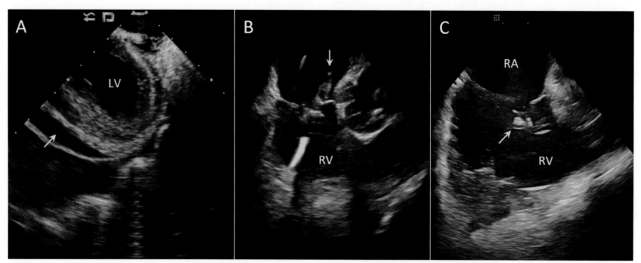

图 18.6　电极导线拔除后影像。**A.** 电极导线拔除术后新发心包积液；**B.** 拔除心室电极导线后出现三尖瓣叶脱垂，将导致三尖瓣反流加重；**C.** 三尖瓣下电极导线粘连处出现的"鬼影"，三尖瓣反流无加重。LV：左心房；RA：右心房；RV：右心室。

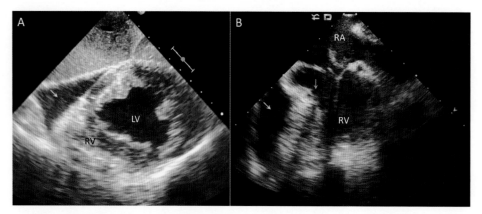

图 18.7　牵拉右心室电极导线时超声影像。**A.** 放置于胃腔内的经食管超声探头显示右心室塌陷，新出现的无回声区提示新发心包积液（**黄色箭头**）。**B.** ICE 显示右心室心尖部与除颤电极导线头端相粘连，牵拉电极导线时心肌和心包分离，出现假腔（**黄色箭头**）。

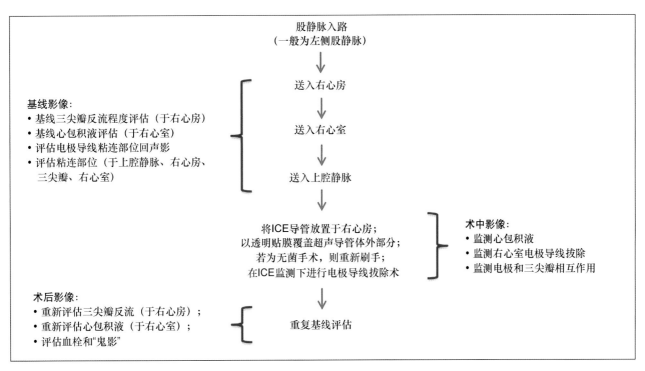

图 18.8 ICE 操作流程。

结论

电极导线拔除手术中应用 ICE，可以进行手术危险分层，围术期监测，术后评估，使得 ICE 这一当代导管室常见的影像工具得到充分利用。步进式操作 ICE（**图 18.8**）可以提供独特的信息，例如：电极和组织是否存在粘连；电极导线相关赘生物尺寸、回声强弱的评估；以及三尖瓣功能的评估和术后并发症的评估。ICE 影像可帮助术者做出临床决策，例如是否需要经验性从下腔途径抓捕电极导线，评估施加在电极导线上的张力大小，术中动态评估手术风险，以决定是否继续进行或者放弃电极导线拔除操作。

参考文献

1. Kusumoto FM, Schoenfeld MH, Wilkoff BL, et al. 2017 HRS expert consensus statement on cardiovascular implantable electronic device lead management and extraction. *Heart Rhythm.* 2017;14:e503–e551.

2. Wazni O, Epstein LM, Carrillo RG, et al. Lead extraction in the contemporary setting: the LExICon study: An observational retrospective study of consecutive laser lead extractions. *J Am Coll Cardiol.* 2010;55:579–586.

3. Epstein AE, Kay GN, Plumb VJ, Dailey SM, Anderson PG. Gross and microscopic pathological changes associated with nonthoracotomy implantable defibrillator leads. *Circulation.* 1998;98:1517–1524.

4. Sood N, Martin DT, Lampert R, Curtis JP, Parzynski C, Clancy J. Incidence and predictors of perioperative complications with transvenous lead extractions: Real-world experience with National Cardiovascular Data Registry. *Circ Arrhythm Electrophysiol.* 2018;11:e004768.

5. Regoli F, Caputo M, Conte G, et al. Clinical utility of routine use of continuous transesophageal echocardiography monitoring during transvenous lead extraction procedure. *Heart Rhythm.* 2015;12:313–320.

6. Oestreich BA, Ahlgren B, Seres T, et al. Use of transesophageal echocardiography to improve the safety of transvenous lead extraction. *JACC Clin Electrophysiol.* 2015;1:442–448.

7. Beaser AD, Aziz Z, Besser SA, et al. Characterization of lead adherence using intravascular ultrasound to assess difficulty of transvenous lead extraction. *Circ Arrhythm Electrophysiol.* 2020;13:e007726.

8. Sadek MM, Cooper JM, Frankel DS, et al. Utility of intracardiac echocardiography during transvenous lead extraction. *Heart Rhythm.* 2017;14:1779–1785.

9. Narducci ML, Pelargonio G, Russo E, et al. Usefulness of intracardiac echocardiography for the diagnosis of cardiovascular implantable electronic device-related endocarditis. *J Am Coll Cardiol.* 2013;61:1398–1405.

10. Richardson TD, Lugo RM, Crossley GH, Ellis CR. Use of a clot aspiration system during transvenous lead extraction. *J Cardiovasc Electrophysiol.* 2020;31:718–722.

11. Bongiorni MG, Di Cori A, Soldati E, et al. Intracardiac echocardiography in patients with pacing and defibrillating leads: A feasibility study. *Echocardiography*. 2008;25: 632–638.

12. Schaller RD, Sadek MM, Cooper JM. Simultaneous lead traction from above and below: A novel technique to reduce the risk of superior vena cava injury during transvenous lead extraction. *Heart Rhythm*. 2018;15:1655–1663.

13. Maheshwari A, Desai ND, Giri J, Kobayashi T, Kolansky DM, Schaller RD. Use of intracardiac echocardiography during transvenous lead extraction to avoid a catastrophic injury. *JACC Clin Electrophysiol*. 2019;5:744–745.

14. Sadek MM, Epstein AE, Cheung AT, Schaller RD. Pseudo-tamponade during transvenous lead extraction. *Heart Rhythm*. 2015;12:849–850.

15. Le Dolley Y, Thuny F, Mancini J, et al. Diagnosis of cardiac device-related infective endocarditis after device removal. *JACC Cardiovasc Imaging*. 2010;3:673–681.

第 19 章

如何应用 ICE 进行心包腔内导管消融

Nicholas Palmeri，MD；Andre d'Avila，MD，PhD；Eduardo B.Saad，MD，PhD

介绍

在心脏电生理术中，心腔内超声（ICE）已成为导管消融的重要辅助工具[1]。X 线透视曾是可视化导管位置的主要手段，然而现今 ICE 可以在无射线的情况下，实时显示心脏的解剖结构，从而促进了心律失常消融手术的多样化[2-3]。在当前的技术条件下，电生理术者可以通过 ICE 实时监测导管操作，以及射频消融能量的释放，从而安全有效地推动心脏电生理手术的发展。

正如 ICE 已成为左心房入路和房间隔穿刺的常规工具一样[4]，随着对心外膜心律失常认识的加深，心外膜标测和消融手术也变得越来越普遍。虽然 X 线透视能够显示位于心包腔内的导管，但由于心包腔内的解剖边界较少，通过 X 线来确定导管的精确位置仍面临挑战。在 ICE 时代，实时显示导管的位置，对于心外膜消融来说至关重要。

本章将描述应用 ICE 指引导管进入心包腔，并进行心外膜消融的实用技巧。此外，还将回顾在心包腔内使用 ICE 导管（或称之为：心包腔内超声，intrapericardial echocardiography，IPE）的相关文献。以期通过这种方式提高有经验的电生理术者对如何在心包腔内使用 ICE 的认识。

应用 ICE 可视化心外膜结构并进行消融

多年前，电生理术者就开始应用心脏超声追踪心腔内电生理导管的操作。经食管超声心动图（transesophageal echocardiography，TEE）具有良好的分辨率，能减少干扰和阴影，但是 TEE 存在一些胃肠道并发症的风险，并且通常需要气道保护。而 ICE 不仅有上述 TEE 的优点，且不需要气道保护，此外，ICE 导管的操作，同电生理医生日常操作的心腔内导管类似，并不增加技术难度，而且更容易实现术者的意图，且不需要额外的超声医生。目前的研究结果表明，术中未使用 ICE，是电生理手术发生心脏穿孔的最重要的独立危险因素[7]。鉴于 ICE 具备上述诸多优点，不难想象 ICE 有望彻底取代 TEE[5-6]，成为无射线导管消融的重要影像工具[8-9]。

ICE 用于心外膜消融中的一个重要作用，是确定心外膜的基质特征。ICE 可在消融前，评估左心室的整体情况，以及局部的组织特征，且评估结果具有很强的敏感性（**图 19.1** 和 ▶ **视频 19.1**）。一项包含 18 例患者的研究结果显示，ICE 成像的心外膜强回声与心外膜基质标测的异常电压（碎裂电位、晚电位）有很强的一致性[10]。在该人群中，碎裂电位和晚电位的部位似乎与 ICE 标测异常区域结果相关；其中一部分患者在心脏 MRI 检查中也

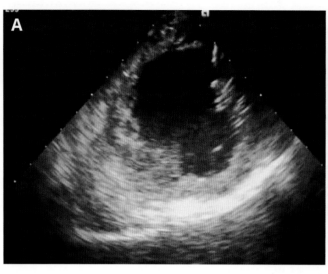
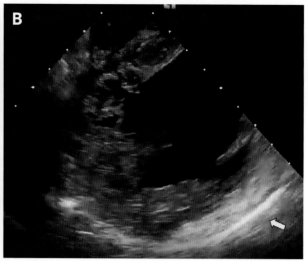

图 19.1　使用 ICE 识别心外膜病变基质。**A.** 一名 50 岁男性非缺血性心肌病患者的 ICE 图像，可见左心室侧壁心外膜下存在强回声区，最终在该区域成功消融。**B.** 一名 61 岁男性的 ICE 图像，该患者是一名前马拉松运动员，患有非缺血性心肌病，显示心肌中层和心内膜下强回声。强回声区域的心肌活检显示斑片状纤维化。最终在该区域进行基质改良消融（**箭头**）。

证实了相应瘢痕。基于这些发现，作者指出，同检查过程相对繁琐的心脏 MRI 相比，ICE 是一种更为简单实用的可视化异常心肌（瘢痕组织）的影像手段（图 19.1），且 ICE 无需使用钆造影剂，并避免了因植入心脏除颤器（ICD）导致的 MRI 伪影成像欠佳。鉴于此，ICE 可能最终成为确定室速消融基质的关键工具。

视频 19.1　一名 61 岁男性的 ICE 图像，该患者是一名前马拉松运动员，患有非缺血性心肌病，显示心肌中层和心内膜下强回声。强回声区域的心肌活检显示斑片状纤维化。最终在该区域进行基质改良消融。（视频与图 19.1B 相对应）[00:12]。

　　不容忽视的是，脂肪可以通过阻隔心脏组织，导致不能产生足够的组织损伤，因此心外膜脂肪可能是心外膜消融的一个重要障碍[11]。使用 X 线透视无法显示心外膜脂肪；而电解剖标测中的低电压区，提示可能为心外膜脂肪，但这并不是确定的。只有超声可根据组织密度的对比，将脂肪和心肌区分开来（**图 19.2**，另参考 ▶19.2A 和 19.2B），因此 ICE 在识别心外膜局部组织特性方面，具有重要价值。

视频 19.2A　左心室长轴影像显示明显的心外膜脂肪，这使心外膜消融面临挑战。（视频与图 19.2A 相对应）[00:03]。

视频 19.2B　左心室短轴影像显示明显的心外膜脂肪，这使心外膜消融面临挑战。（视频与图 19.2B 相对应）[00:03]。

　　除心外膜脂肪外，另一个影响心外膜消融的重要结构是，位于心外膜室间沟的血管系统，ICE可以帮助定位、描绘上述结构。冠状动脉造影是目前显示动脉系统的金标准，但需要穿刺外周动脉和使用造影剂。而 ICE 没有上述弊端，并且通常可以看到血管结构（包括冠状动脉）[12]。避开心外膜的重要血管，对于心外膜消融的安全性来说至关重要。

　　除了可视化此类特殊的解剖结构，ICE 还可用于定位心包腔内导管位置。ICE 已被用于室上性心动过速（SVT）的消融，尤其是其用于旁路的消融

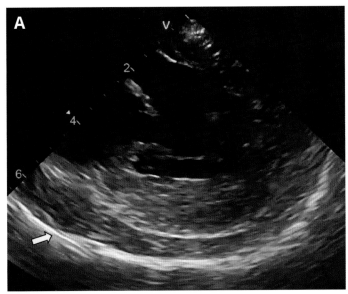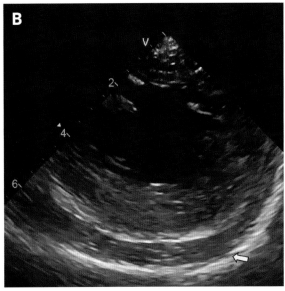

图 19.2　明显的心外膜脂肪：使用 ICE 可见明显的心外膜脂肪（箭头）（图 A 长轴切面和图 B 短轴切面）。这些发现对于制订消融策略很重要，因为脂肪将会隔离心外膜，阻碍充分的组织损伤穿透。

已有数十年的历史[13]。这些旁路解剖是心外膜的，但大部分旁路可以在心内膜面成功消融[14]，但有时需要进行心外膜消融[15-16]。双极消融术[17]或心内膜-心外膜联合消融[15]可能是必要的，而 ICE 在引导消融导管到达关键消融部位方面，发挥着无可替代的作用。比如说，一些旁路的解剖位置活动性非常大，尤其是沿着三尖瓣环走行的旁路，ICE 可以帮助监测消融导管贴靠组织的稳定性，以便向旁路输送足够的消融能量。除旁路外，其他类型的 SVT 也可能需要心外膜消融。已有报道称，先天性心脏病人群中发现了起源于心外膜的房性心动过速病例[18-19]，对于这些患者的消融手术，ICE 可显著减少 X 线的使用。

尽管需要穿刺心包，但心外膜消融仍然是室速治疗的重要策略[20]。现有研究结果表明，同传统的心内膜标测消融相比，心内膜与心外膜联合标测、消融疗效更佳[21]，因为最佳的消融部位常需要心外膜入路（图 19.3 和 ▶ 视频 19.3）。在某些情况下，双极消融为心外膜或心肌中层部位消融提供了更好

视频 19.3　位于心包腔中的消融导管影像。（视频与图 19.3C相对应）[00:11]。

的组织穿透性[22]，因此需要同时显示心内膜和心外膜的导管位置。虽然上述情况通常需要 X 线透视，但在任何情况下，ICE 对于导管位置和稳定性的确定都更具优势。

在一些特别复杂的心外膜解剖区域，ICE 可显示相关解剖结构，帮助制订消融策略。在左心室穹顶部室速消融中，常常需要通过不同形式的心外膜入路进行消融。比如有些病例，需要经冠状静脉到达消融靶点；有些需要经逆行主动脉途径到达主动脉根部。遇到上述情况，同 X 线透视相比，ICE 对冠状动脉和心外膜脂肪的成像更为出色。电解剖标测无法显示邻近血管（除非已有导管进入这些区域），这使得该区域的消融面临挑战[23]。将电解剖标测图与术前获得的心脏 CT 或心脏 MRI 影像进行整合，可能有助于识别解剖变异，但整合的影像并不是实时的。因此，ICE 是安全有效消融上述区域的关键。

ICE 在心外膜心律失常消融中将继续发挥重要作用。尽管心内膜消融最常见，但成功终止心律失常有时也需要心外膜消融，而 ICE 是达到这一目的的必要工具。ICE 可以用来表征许多心包腔内结构，甚至可以从心外膜心肌检查中获得有价值的诊断信息。随着 ICE 和心外膜入路应用的增加，电生理术者可以从各个角度完全可视化心脏，从而为整个疾病谱提供治疗。

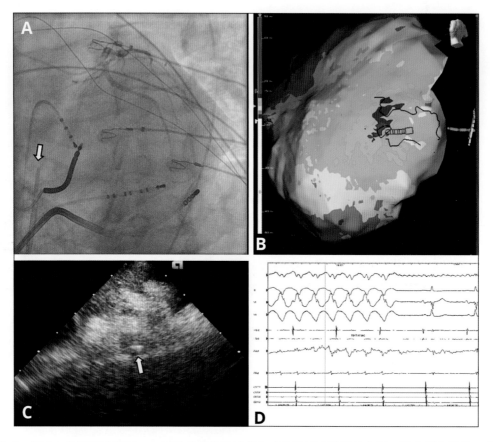

图 19.3 应用 ICE 指导心外膜室速消融。**A.** 冠状动脉造影过程中，透视显示导管的位置。箭头所指是位于右心房的 ICE。**B.** 心外膜电解剖标测图，显示目标消融区域。**C.** ICE 显示位于心包腔内的消融导管（**箭头**）。**D.** 消融 1.5 s 即终止室速。ICE：心腔内超声。

心包腔内超声和冠状窦超声心动图

尽管 ICE 最常见的应用环境是心腔内，但 ICE 也可以放置在心包内和冠状窦，进行超声检查。将 ICE 导管放置在心包进行检查称为心包腔内超声（IPE，也称为经皮心包内超声心动图，PICE）。这使得电生理术者可在术中，从心包的角度检查心脏结构。冠状窦超声心动图（CSE）是 ICE 导管的平行应用，利用心外膜视角和冠状窦的稳定性来显示心内膜和心外膜结构。

随着心律失常的心外膜评估变得越来越普遍，这些技术将变得越来越重要。心包腔比血管内腔或心内膜腔具有更少的解剖限制，导管操作的自由度是一个巨大的优势，熟悉这些技术对于电生理术者来说必不可少，因为许多时候心外膜消融是控制心律失常的最佳方法。但临床实践中，由于担心并发症，通常只在特定情况下才会进入心包腔进行标测和消融，但现有研究结果表明，心外膜标测和消融的并发症其实相对罕见[24]。

如前所述，心包入路是通过剑突下入路将 Tuohy 针引入 Larrey 三角区域完成的[20]。将造影剂注入心包腔以确认穿刺位置正确，但如果同时使用 ICE，也可以使用直接的超声显影。在许多方面，心包穿刺的风险类似血管穿刺，正如皮下出血在血管穿刺中不可避免，一定程度的心包内出血也很常见。如果出血速度缓慢，通常血流动力学改变不显著，即使在手术过程中心包内出血有一定的蓄积，也可以很容易通过心外膜入路进行引流。在心包穿刺过程中使用 ICE，可有效除外心包积液，也可检测到可怕的"双右心室穿刺"，若没有 ICE，上述并发症可能直到手术结束时才会被发现。值得庆幸的是，此类严重并发症在心包穿刺中非常罕见，但当它发生时，ICE 可帮助立即识别。ICE 还可用于监测心内膜并发症，例如导管从心室内膜面穿孔，进入心包腔等（**图 19.4** 和 ▶视频 **19.4**A、19.42B）。

视频 **19.4A**　应用 ICE 观察到导管穿破心室进入心包。（视频与图 19.4A 相对应）［00:10］。

视频 **19.4B**　ICE 显示穿孔的导管位于心包腔内。（视频与图 19.4B 相对应）［00:07］。

　　一旦术者安全地操作进入心包，就可以将 ICE 导管从心腔内取出并送入心包。在送 ICE 导管之前，应擦干净 ICE 导管上的血液或碎屑以减少心包炎症，然后将导引鞘和 ICE 或 IPE 导管送至心脏的下壁（陡峭入路，＞ 45° 角）或心脏前壁（浅层入路，＜ 45° 角）。心包的反射主要在心脏的后面形成边界。心包壁层和脏层表面的黏膜表面，作为天然的润滑成分，可以简化 ICE 在心包腔内的操作。将 ICE 送入心包后，就可以最大限度减少 X 线的透视，因为 ICE 导管所处的位置，使得视野变得更为清晰，同时无需透视即可清楚地看到心内导管的位置，从而进一步减少 X 线的使用。

　　虽然 IPE 导管在前心包腔的操作基本上不受阻碍，但位于心脏后端的心包隐窝会限制其运动。但其实这是有利的，因为凹陷为 IPE 导管提供了稳定性。心脏电生理中的许多重要结构，包括左心房、二尖瓣环、冠状窦和左心室后壁，从这个位置都可以很容易地看到。将导管定位在前间隙也同样很容易，因为导管稳定在前胸壁和心脏之间。

　　从心包观察心脏的影像效果非常出色。在没有骨骼或肺阴影干扰的情况下，图像非常清晰，且没有解剖限制，可以实现精细的图像优化。同操作 ICE 相比，术者与导管头端之间的距离较短，便于导管操作。最早，是在动物模型中展示了一系列基本的心包超声图像［25］。将 ICE 导管放置在心包腔的侧后方，超声束指向前方和右侧，即可获得纵向四腔切面（见图 19.1）。近场区域可见左心室，远

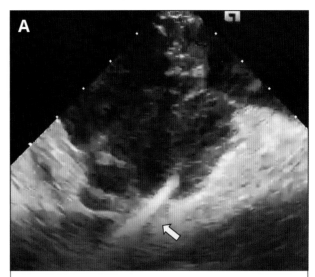

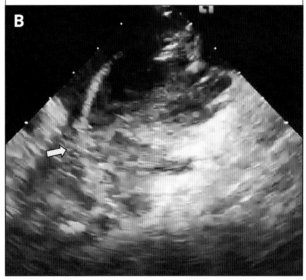

图 19.4　应用 ICE 观察到导管穿破心室进入心包。**A.** 消融期间，导管从左心室内的瘢痕区域穿出（**箭头**）；**B.** ICE 图像显示导管在心包腔内（**箭头**）。

场区域可见右心室。在进行心内膜导管操作时，此切面可用于显示左心室和乳头肌。当观察导管与乳头肌的贴靠时，短轴切面可能更具优势，这可以通过旋转和打弯 ICE 导管来实现。通过将 ICE/IPE 导管置于心包腔的更上方（可以从前入路，也可以将导管置于横窦），来观察 LVOT 和 RVOT［26］，这时主动脉和肺动脉以及置入其内的导管清晰可见。

　　IPE 在导管消融术的临床应用早有报道，通常该技术常用于室速的消融，但如前所述，旁路消融也是 IPE 的另一个潜在应用场景［26］。与 ICE 相比，在此类研究中观察到的 IPE 的一个主要优势是无导管间的相互影响。此外，在植入左心耳封堵装置术

中，置于冠状窦的 ICE 也可用于显示左心耳[27-28]，该切面的优势在于辅助术者评估封堵装置的深度和并发症（如左心耳穿孔）。当然，我们也可以将 ICE 导管送入左心房，来观察心外膜结构，如冠状窦[29]。总之，在一些特定的情况下，IPE 对手术帮助很大。

随着心外膜入路变得越来越普遍，扩大 IPE 的应用场景，辅助心房消融同样可能是有用的。虽然电解剖标测技术近年来取得了巨大进步，但超声在显示导管-组织贴靠、确认稳定性和评估组织移位方面是一种优越的影像工具。ICE 还可用于显示血管结构。例如，在沿二尖瓣峡部进行消融时，可使用超声显示冠状动脉回旋支[30]。当消融导管进入左心房时，即可通过 ICE 进行上述操作，但 IPE 可以简化上述操作。

将 IPE 的应用场景扩展到室上结构，很可能是未来的发展方向。从心包腔进入心脏的超声检查，是一种用于各种介入治疗、显示心脏结构的新兴手段。新型设备（如前向超声探头）也可用于这项工作，但在心包腔内使用此类设备的经验有限[31]。我们需要对该技术进行进一步评估。

总结

随着导管技术的不断发展，心脏电生理的临床实践也日新月异。虽然 X 线透视曾经是该领域的主要成像手段，但 ICE 正迅速成为新的主导模式。对 ICE 的熟悉不仅没有限制新技术的发展，反而为心外膜结构的成像和心包内部的成像提供了新的机遇，以 IPE 形式，从心包进行超声检查是一种操作更自由的新兴手段。

正如 X 线技术主导了经皮血管内介入治疗的早期阶段一样，心包腔内导管的操作同样依赖于术者对 ICE 和 IPE 的熟悉程度。鉴于该模式的诸多优点，新的创新将与更先进的基于导管的超声系统共同发展。随着我们对心外膜结构的致心律失常作用认识越来越多，熟悉 ICE 和 IPE 相关超声技术，对于致力于治疗心律失常的电生理医生来说，是必不可少的。

参考文献

1. Hijazi ZM, Shivkumar K, Sahn DJ. Intracardiac echocardiography during interventional and electrophysiological cardiac catheterization. *Circulation*. 2009;119(4):587–596. doi:10.1161/CIRCULATIONAHA.107.753046

2. Anter E, Silverstein J, Tschabrunn CM, et al. Comparison of intracardiac echocardiography and transesophageal echocardiography for imaging of the right and left atrial appendages. *Heart Rhythm*. 2014;11(11):1890–1897. doi:10.1016/j.hrthm.2014.07.015

3. Desimone CV, Asirvatham SJ. ICE imaging of the left atrial appendage. *J Cardiovasc Electrophysiol*. 2014;25(11):1272–1274. doi:10.1111/jce.12536

4. Ren J-F, Marchlinski FE. Utility of intracardiac echocardiography in left heart ablation for tachyarrhythmias. *Echocardiogr Mt Kisco N*. 2007;24(5):533–540. doi:10.1111/j.1540-8175.2007.00426.x

5. Themistoclakis S, Rossillo A, Bonso A, Raviele A. Intracardiac echocardiography for implantation of LAA occlusion devices: A further step toward the ICE era? *Heart Rhythm*. 2007;4(5):572–574. doi:10.1016/j.hrthm.2007.02.007

6. Goya M, Frame D, Gache L, et al. The use of intracardiac echocardiography catheters in endocardial ablation of cardiac arrhythmia: Meta-analysis of efficiency, effectiveness, and safety outcomes. *J Cardiovasc Electrophysiol*. 2020;31(3):664–673. doi:10.1111/jce.14367

7. Friedman DJ, Pokorney SD, Ghanem A, et al. Predictors of cardiac perforation with catheter ablation of atrial fibrillation. *JACC Clin Electrophysiol*. 2020;6(6):636–645. doi:10.1016/j.jacep.2020.01.011

8. Razminia M, Willoughby MC, Demo H, et al. Fluoroless catheter ablation of cardiac arrhythmias: A 5-year experience. *Pacing Clin Electrophysiol*. 2017;40(4):425–433. doi:10.1111/pace.13038

9. Saad EB, Slater C, Inácio LAO, Santos GVD, Dias LC, Camanho LEM. Catheter ablation for treatment of atrial fibrillation and supraventricular arrhythmias without fluoroscopy use: Acute efficacy and safety. *Arq Bras Cardiol*. 2020;114(6):1015–1026. doi:10.36660/abc.20200096

10. Bala R, Ren J-F, Hutchinson MD, et al. Assessing epicardial substrate using intracardiac echocardiography during VT ablation. *Circ Arrhythm Electrophysiol*. 2011;4(5):667–673. doi:10.1161/CIRCEP.111.963553

11. d'Avila A. Epicardial catheter ablation of ventricular tachycardia. *Heart Rhythm*. 2008;5(6):S73–S75. doi:10.1016/j.hrthm.2008.01.035

12. Santoro A, Baiocchi C, D'Ascenzi F, Mondillo S, Valente S. Zero-fluoroscopy catheter ablation of premature ventricular contractions at left coronary cusp near left main coronary artery. *Clin Case Rep*. 2020;8(10):1952–1956. doi:10.1002/ccr3.3035

13. Ren J-F, Schwartzman D, Callans DJ, Marchlinski FE, Zhang L-P, Chaudhry FA. Intracardiac echocardiographic imaging in guiding and monitoring radiofrequency catheter ablation at the tricuspid annulus. *Echocardiogr Mt Kisco N.* 1998;15(7):661–664. doi:10.1111/j.1540-8175.1998.tb00664.x

14. d'Avila A, Brugada P. Atrioventricular connections present in patients with Wolff-Parkinson-White syndrome are composed of working myocardium. *Pacing Clin Electrophysiol.* 1994;17(11 Pt 1):1832–1833. doi:10.1111/j.1540-8159.1994.tb03754.x

15. Valderrábano M, Cesario DA, Ji S, et al. Percutaneous epicardial mapping during ablation of difficult accessory pathways as an alternative to cardiac surgery. *Heart Rhythm.* 2004;1(3):311–316. doi:10.1016/j.hrthm.2004.03.073

16. Ho I, d'Avila A, Ruskin J, Mansour M. Images in cardiovascular medicine. Percutaneous epicardial mapping and ablation of a posteroseptal accessory pathway. *Circulation.* 2007;115(16):e418–e421. doi:10.1161/CIRCULATIONAHA.106.673855

17. Derejko P, Miszczak-Knecht M, Sliwka M, Dzwonkowska D, Bieganowska K. Bipolar ablation of epicardial posteroseptal accessory pathway. *J Cardiovasc Electrophysiol.* 2019; 30(10):2125–2129. doi:10.1111/jce.14086

18. Mah D, Miyake C, Clegg R, et al. Epicardial left atrial appendage and biatrial appendage accessory pathways. *Heart Rhythm.* 2010;7(12):1740–1745. doi:10.1016/j.hrthm.2010.08.013

19. Upadhyay S, Walsh EP, Cecchin F, Triedman JK, Villafane J, Saul JP. Epicardial ablation of tachyarrhythmia in children: Experience at two academic centers. *Pacing Clin Electrophysiol.* 2017;40(9):1017–1026. doi:https://doi.org/10.1111/pace.13152

20. Aryana A, Tung R, d'Avila A. Percutaneous epicardial approach to catheter ablation of cardiac arrhythmias. *JACC Clin Electrophysiol.* 2020;6(1):1–20. doi:10.1016/j.jacep.2019.10.016

21. Cardoso R, Assis FR, d'Avila A. Endo-epicardial vs endocardial-only catheter ablation of ventricular tachycardia: A meta-analysis. *J Cardiovasc Electrophysiol.* 2019;30(9): 1537–1548. doi:10.1111/jce.14013

22. Koruth JS, Dukkipati S, Miller MA, Neuzil P, d'Avila A, Reddy VY. Bipolar irrigated radiofrequency ablation: a therapeutic option for refractory intramural atrial and ventricular tachycardia circuits. *Heart Rhythm.* 2012;9(12): 1932–1941. doi:10.1016/j.hrthm.2012.08.001

23. Rivera S, Vecchio N, Ricapito P, Ayala-Paredes F. Nonfluoroscopic catheter ablation of arrhythmias with origin at the summit of the left ventricle. *J Interv Card Electrophysiol.* 2019;56(3):279–290. doi:10.1007/s10840-019-00522-1

24. Aryana A, d'Avila A. Epicardial approach for cardiac electrophysiology procedures. *J Cardiovasc Electrophysiol.* 2020;31(1):345–359. doi:10.1111/jce.14282

25. Rodrigues ACT, d'Avila A, Houghtaling C, Ruskin JN, Picard M, Reddy VY. Intrapericardial echocardiography: A novel catheter-based approach to cardiac imaging. *J Am Soc Echocardiogr.* 2004;17(3):269–274. doi:10.1016/j.echo.2003.10.024

26. Horowitz BN, Vaseghi M, Mahajan A, et al. Percutaneous intrapericardial echocardiography during catheter ablation: A feasibility study. *Heart Rhythm.* 2006;3(11):1275–1282. doi:10.1016/j.hrthm.2006.07.025

27. Enriquez A, Saenz LC, Rosso R, et al. Use of intracardiac echocardiography in interventional cardiology: Working with the anatomy rather than fighting it. *Circulation.* 2018;137(21):2278–2294. doi:10.1161/CIRCULATIONAHA.117.031343

28. Ho ICK, Neuzil P, Mraz T, et al. Use of intracardiac echocardiography to guide implantation of a left atrial appendage occlusion device (PLAATO). *Heart Rhythm.* 2007;4(5):567–571. doi:10.1016/j.hrthm.2007.01.014

29. Flautt TJ, Spangler AL, Prather JW, Lan DZ. A novel mapping and ablation strategy of the mitral isthmus using intracardiac echocardiography in the left atrium. *Heart Rhythm Case Rep.* 2018;5(2):80–82. doi:10.1016/j.hrcr.2018.10.010

30. West JJ, Norton PT, Kramer CM, et al. Characterization of the mitral isthmus for atrial fibrillation ablation using intracardiac ultrasound from within the coronary sinus. *Heart Rhythm.* 2008;5(1):19–27. doi:10.1016/j.hrthm.2007.08.029

31. Stephens DN, Truong UT, Nikoozadeh A, et al. First in vivo use of a capacitive micromachined ultrasound transducer array-based imaging and ablation catheter. *J Ultrasound Med.* 2012;31(2):247–256. doi:10.7863/jum.2012.31.2.247

第 20 章

ICE 的未来

Mohammad Salehizadeh，PhD；Jayender Jagadeesan，PhD

介绍

本章将对心腔内超声当前的新技术，以及未来的发展方向进行概述。在导管消融术中，可以使用不同类型的影像系统，来实时获取导管的位置信息，包括 X 线透视、三维电解剖标测（EAM）和 ICE。ICE 使用位于导管头端的超声传感器，来实时获取软组织结构的影像。与其他模式相比，ICE 更受欢迎，因为它不涉及任何有害的 X 射线辐射，并且可以提供实时的心脏二维、三维或四维解剖成像，同时定位标测和消融导管，并能够实时监测消融能量传递过程中导管-组织界面的情况。目前 ICE 导管技术的创新包括：①开发机器人辅助的操控系统；②二维、三维和四维 ICE 成像的进展；③声辐射力脉冲成像技术（acoustic radiation force impulse，ARFI）和损伤应变成像技术；④基于机器学习的 ICE 图像处理算法。本章下文重点介绍了这些领域的一些最新进展。

机器人辅助的 ICE 操控系统

ICE 导管机器人自动化操控系统有望改善心脏消融患者的预后。虽然心脏导管消融的效果已经得到确认，但在心房颤动（AF）复发率方面仍然令

人失望。难以确保病变达到透壁坏死导致了这种高复发率。通过 ICE 导管自动化操控系统，可以减轻术者需要同时操纵 ICE 和消融导管的需求，此外，能够实时成像消融导管，提供预定的解剖视图，并实时监测损伤的建立。世界各地有多个研究小组正在致力于开发机器人辅助操控系统，该系统可以实时自主操控，同时跟踪消融导管并监测损伤灶的形成。消融导管是否应由术者本人操控或像 ICE 导管一样由系统自动操控仍在研究中。在本部分，我们概述了有关 ICE 导管机器人自动操控系统的几项研究工作，并指出这方面未来的方向。

Kesner 等人[1]对三维超声引导的机器人导管用于二尖瓣修复进行了研究。他们能够在二尖瓣环的外环快速伺服下补偿摩擦和电机回程。在他们的伺服机制中，发现单个线性自由度的电机致动器足以在追踪消融导管的同时补偿瓣膜运动。Loschak 等人[2]首次在体内使用 ICE 导管进行准确的目标追踪，并对呼吸运动进行补偿和过滤。他们直接利用了 AcuNav 超声图像导管手柄（Siemens Healthineers，Inc.），并通过电机控制操纵手柄上的 4 个自由度旋钮来控制导管头端的方向（图 20.1）。这 4 个自由度包括导管头端的前进 / 后退、左右打弯、前后打弯、顺逆时针旋转。

使用机器人操控 ICE 导管的一个优势是能够自

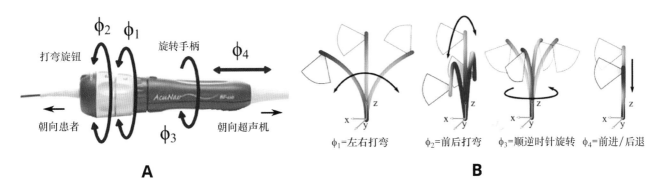

图 20.1　AcuNav 超声导管手柄控制旋钮（**图 A**）和通过不同旋钮来控制 ICE 导管头端的移动，从而调整 ICE 切面（**图 B**）（图片由参考文献［2］提供）。

主控制导管，向临床医生提供预定义的解剖视图。Kim 等人[3]引入了两个自动操纵 ICE 导管的应用模块。第一个是视图恢复，允许术者在治疗过程中保存视图，并通过按钮一键自动返回至这些视图。这个定位过程是通过创建预期视图库来构建的，可以使用路线图路径规划器进行循环，让术者不仅可以观察治疗过程，还可以监测手术并发症。第二个是基于数据驱动的方法，用于补偿导管弯曲的非线性行为导致的运动模型误差，从而更精确地控制导管头端。

精准控制 ICE 导管对于防止损伤周围结构，以及确保 ICE 导管保持所需的姿态是很重要的。为此，需要一个准确的数学模型，根据所输入的变量信息来描述 ICE 导管的行为。Yu 等人[4]研发了一种基于高斯的概率模型，能够学习导管由静止到动作控制的标测过程。所提出的位置控制框架包括导管平移模型和远端工作空间模型，同时补偿固有的非线性和外部扰动，来近似一般的运动学。此外，Ganji 等人[5]研发了一种系统，有望替代术者的手，精确和半自动地远程操纵导管。在他们的工作中，可操纵导管的远端轴被建模为由刚性链接和关节组成的连续操控装置。

之前回顾的相关研究存在一个共同的不足之处，即上述研究均仅基于导管的运动学模型和常曲率的理论假设，而整个导管弧的动力学分析是至关重要的，因为在跳动的心脏环境中，血流加速度和外部惯性力，与机器人动力学相比显著不同[6]。

由于三维（3D）心脏超声的空间分辨率有限，以及复杂的解剖心脏结构，基于图像的导管检测具有挑战性。Yang 等人[7]使用监督学习的方法，研究了基于图像检测的 3D 图像特征，并且能够提高基于体素分类的准确性。在他们的方法中，他们将 Frangi-vesselness 算法拓展为多尺度的对象特征和 Hessian 元素特征，从而在三维超声序列中提取更具识别性的导管体素信息。此外，Koolwal 等人[8]实现了基于无迹粒子滤波算法的左心房导管定位，这是一种用于随机状态估计的蒙特卡洛算法。该算法确定了可移动机器人（ICE 导管）在其环境（左心房）中的位置。

研究人员还探索了使用不同驱动技术来弯曲 ICE 导管的远端。基于拉线的驱动可能会导致导管远端的非线性驱动，拉线疲劳和远端导管的精确控制困难。Boskma 等人[9]展示了在静止环境中，使用二维（2D）超声来控制磁驱动导管。在他们的原型中，永久磁铁被连接到导管尾端。他们使用欧拉-伯努利梁理论来表征导管的弯曲。与拉线驱动相比，磁驱动的导管在空间受限的心血管介入操作中成功率更高。最近一系列针对设计灵巧磁驱动系统的研究已经启动，以便安全地与手术室工作流程无缝连接[10]。

改进的 ICE 影像

硬件是 ICE 导管技术取得进步的另一个方面，可以让医生更好地了解心脏动力学，并更好地实时显示快速运动的心脏解剖结构。在这一部分，我们概述了几个关于 ICE 导管硬件开发的研究工作，并指出了这方面的未来发展方向。

Whitman 等人首次使用 3D 超声导管，指导手术机器人进行操作[11]。他们使用 3D 超声导管自动引导手术机器人，将位于体外桥血管内的两个针尖接触在一起，迈出了在动物模型中使用该系统进行血管内手术的第一步。此外，Ren 等人[12]对一种新的外科器械检测框架进行了研究，该框架基于具有简单、高效的像素级强度处理的可变功率超声图像。在这个方案中，无需使用复杂的特征提取方法，就可以通过估算最优功率水平，并比较不同超声传感器功率水平的像素值，将金属外科器械与组织区分开来。

3D ICE 较 2D 显著改善了心脏腔内血栓大小、位置的识别能力。但是，引导 3D ICE 导管进入血管、心腔内的大口径长鞘，潜在可能造成血栓的形成、脱落，进而导致危及生命的严重并发症。Yastrebov 等人[13]在 8 只成年绵羊中，进行了 3D ICE 指导下的左心室辅助装置植入研究。该研究结果强调了上述血栓风险，此外该研究还显示了 3D ICE 在即刻诊断肺栓塞中的价值。

Lee 等人[14]研发了一种集成微型电机的实时 3D ICE 导管原型，允许薄型 64 元素，6.2 兆赫兹相控阵换能器在仰角方向内部振荡。将微型电机集成到导管头端，使其具有之前导管无法实现的独特功能。组件的设计旨在简化阵列的旋转，包括用于换能器和微型电机的微型固定装置，以及低扭矩柔性换能器互连件。关于四维（4D）ICE，更高的容积率有助于医生更好地了解心脏动力学，并更好地可视化瓣膜等快速运动的心脏解剖结构。集成电机驱动以实现 4D ICE 的唯一问题是与驱动机制的顺从性和反向间隙相关，这可能会导致位置相关的偏差[14]。

许多基于导管的结构性心脏病介入手术，需要实时成像来引导装置的释放和监测术中并发症。目前 2D ICE 导管的缺点是：ICE 影像切面固定与导管头端平行。因此，更为复杂的结构性心脏病介入手术，如二尖瓣相关介入手术，需要使用实时 3D（也称为 4D）ICE 影像，从而提供大视野。Wildes 等人[15]研究了一种 4D ICE，它是一个微型的 2D 阵列换能器，具有整合传输/接收专用的集成电路，

用于提供实时 3D 心脏内超声影像（图 20.2）。4D ICE 显著减少了 X 射线在电生理消融手术中的使用。在相同的 4D ICE 技术背景下，Wigen 等人[16]演示了使用临床超声系统和矩阵阵列换能器，在不使用造影剂的情况下，实时进行 4D 体内矢量流成像，用于心腔内血流的评估。心脏内血流矢量流信息，结合能量损失、容积流量变化、涡流形成特征、压力梯度图和粒子滞留时间等参数，对于心肌病和瓣膜病的诊断具有重要的临床价值。

X 线透视作为标准的心脏介入手术成像技术，存在深度信息缺失，同时增加患者和术者的辐射暴露风险的不足。Graham 等人[17]首次使用集成机器人视觉伺服系统的光声成像系统，用于导航在体静脉内和心腔内的心脏导管。他们的研究结果表明，机器人光声成像系统有望成为心脏介入术中 X 线成像的替代方案，并且无需使用任何电离辐射，即可增强静脉内、心腔内的导管头端可视化程度。例如，光声成像可以在光纤导管头端与心内膜接触时分辨出光纤导管的尖端。

现有在售 ICE 导管的主要不足是：ICE 阵列中的每个元件都通过单独的线缆连接到后端数据采集通道，而这是目前提高 ICE 图像质量和拓宽视野的瓶颈。减少线缆数量，可以减少在 MRI 下（而不是使用 X 射线血管造影）使用 ICE 导管时的射频消融（RF）产热，并提高 ICE 导管的操控性和降低 ICE 导管的成本。在这方面，Rashid 等人[18]和 Jung 等人[19]提出了一种单芯片、减少线缆的有源 ICE 导管系统，具有可编程的发射波束成形和接收时分多路复用功能。

追踪消融导管的同时，实时影像同步反馈消融灶的形成过程，对于确保损伤灶的透壁性坏死是非常重要的。Stephens 等人[20]首次在体测试了基于 CMUT 技术的多功能 ICE 导管。这种 ICE 导管（图 20.3）能够同时进行 EAM 导航、超声成像和射频消融，有望成为改善心脏介入消融手术的新方向。实际上，损伤的形成会改变心壁的应变，因此，量化实时影像中心肌应变的变化，理论上可以表明损伤的程度。

在本部分结尾，超声探头的设计经常需要在尺寸、成本与性能之间进行权衡[15]。未来对 4D ICE

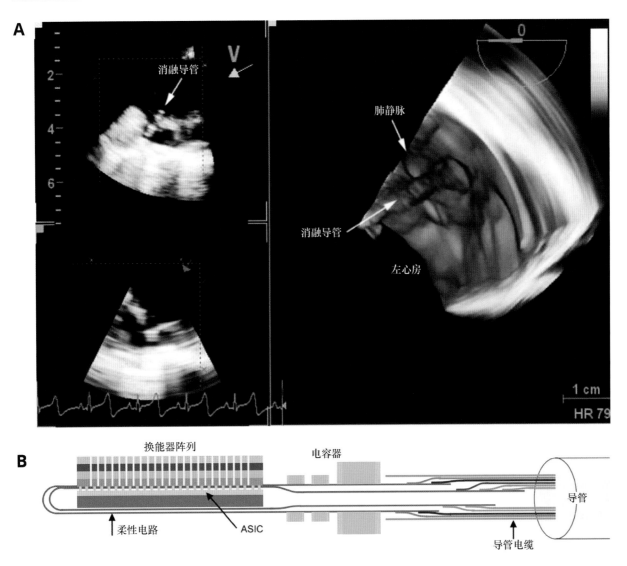

图 20.2　**A.** 4D ICE 视图显示位于左心房、靠近肺静脉的消融导管。视图的参数：55°×55°×6 cm（深）；刷新速率：50 vol/s。**B.** 换能器、专用集成电路（ASIC）柔性电路、导管电缆和连接方案（图片由参考文献［15］提供）。

的研究将改善这一窘境，有望通过经济实惠的一次性 ICE 导管实现实时、高质量的 3D 成像。

使用 ICE 监测消融灶的损伤程度

如果术中可精准显示，并评估损伤的程度，将有望提高消融手术的安全性和成功率。在本节中，我们将回顾几项使用 ICE 导管进行消融损伤监测的研究工作，并指出该领域未来的一些发展方向。

心腔内心肌弹性成像，是指利用消融损伤区域的心肌收缩期应变减少来成像的技术。心肌弹性成像技术，可用于监测体内消融灶的形成过程，并评

估消融灶的大小。将 ICE 与心肌弹性成像技术相结合，可以提供一种损伤的可视化手段，并在手术过程中实时评估损伤灶的大小、表面积和深度，从而提高射频消融手术的成功率。

Grondin 等人［21］证实在临床消融手术前、术中、术后，可以使用 ICE 以高时间分辨率和高线密度，对犬和人体内的心肌应变进行成像。通常来说，预期在射频消融后，损伤区域的心肌应变幅度会减小（**图 20.4**）。该研究的一个局限性是心脏排空期的识别是根据心肌壁的相对位移，而不是心电图信号获得的。尽管位移图像时间分辨率很高，但

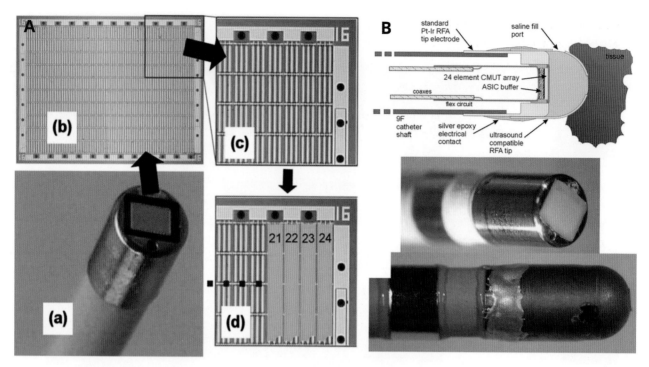

图 20.3 **A.** 未上市的基于 CMUT 技术的 9 Fr ICE 导管，带有金属的射频消融头端电极和 24 元件 CMUT 阵列。**B.** 带有消融头端电极的 CMUT-ICE 导管的结构示意图（图片由参考文献［20］提供）。

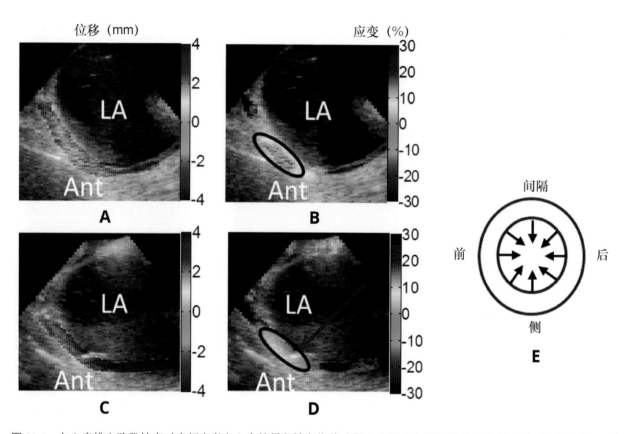

图 20.4 左心房排空阶段结束时房颤患者左心房的累积轴向位移（**图 A 和图 C**）和累积轴向应变（**图 B 和图 D**）。**E.** 左心房位移示意图显示，**图 A 和 B** 在射频消融之前，而**图 C 和图 D** 在射频消融期间。黑椭圆表示消融区域，**红箭头**表示消融导管。前壁向内移动。在前壁观察到径向增厚，消融前的绝对应变约为 15.2%±9.0%，在消融区域降至约 2.6%±3.1%。LA：左心房；Ant：前（图片由参考文献［21］提供）。

是由于是手动选择，心动周期的时相可能无法完美匹配运动中的心脏消融术前、术中、术后的不同情况[22]。对心电图和消融数据进行同步采集和存储的问题，在后续研究中得到了解决。为了表征消融损伤的程度，首先将损伤灶切除并用氯化四唑染色。最后，将使用心肌弹性成像评估的损伤灶大小，与组织学测量的切除损伤灶大小进行比较。Bunting 等人[22]证实了心肌弹性成像技术可以检测到损伤灶之间的间隙。

Sloun 等人[23]利用组织多普勒进行损伤灶的评估和透壁性的测定。组织多普勒超声能够测量组织应变，因此可用于监测和量化消融损伤引起的心壁硬化。他们展示了如何训练深度神经网络，以稳健地实现多普勒成像功能，称为 "DopplerNet"。他们的学习单元利用基于编码器-解码器架构的卷积网络来学习多普勒特征。

目前在临床使用的二维 ICE 导管，难以对心肌组织的正面区域进行成像，需要进行细致的平移和旋转 ICE 导管，进行阵列扫描。Kim 等人[24]研究了使用螺旋状阵列换能器，在多个仰角平面上同时进行基于 ICE 的声辐射力脉冲（ARFI）成像，从而在速度和易用性方面改进了当前方法。ARFI 是通过测量声辐射力脉冲造成的组织在声束方向声的位移来成像的一种模式。Hollender 等人[25]于 2012 年证实了使用 ICE 线性相控阵，在整个心动周期中对心肌进行基于 ARFI 的无创测速是可行的。根据他们的工作，ICE 导管的 ARFI 剪切波测速提供了一种微创方法来量化跳动心脏的心肌弹性和收缩力。在 2019 年，Hollender 等人[26]提出了一种通过自动分割匹配 B-Mode 图像，来估算空间变化的施加力图的方法，并使用这些图来标准化 ARFI 图像，从而降低空间变异性。该技术主要预期用途是心内成像。与腹部成像不同，在腹部成像中，每层的具体声衰减是未知的。而对于心腔内超声，可以合理地假设任何辐射力束的路径均由血液或心脏组织组成。

目前，在射频消融术中，仅有几种有效的方法来检测心肌的透壁损伤。在临床实践中，医生使用消融电极头端的阻抗变化，和导管头端记录的电位振幅减小程度等间接参数，来评估消融的损伤。

Smorgon 等人[27]证明了使用心腔内超声可以在手术过程中可视化肺静脉开口，并使用心脏超声斑点跟踪技术评估肺静脉开口组织形变速度。心腔内超声斑点跟踪技术基于普通二维超声斑点空间模式的分析。跟踪心动周期间斑点的运动，可以对心肌形变数据进行三个空间方向（纵向、径向和周向）的半定量处理。

ICE 的图像处理算法

图像处理和机器学习领域的最新进展，已经能够更准确、更自主地识别 ICE 导管获取的图像中的特征。这使得 ICE 成像在增强导航和治疗监测方面得到了更广泛的应用。在本节中，我们将回顾几项图像处理和机器学习算法的研究（包括解剖分割、导管监测、并发症评估等），并指出了该领域的一些未来发展方向。

导管头端可以通过图像处理，进行实时定位。Guo 等人[28]提出了一种新方法，即通过监测和跟踪附着在导管头端的无源标记物，来实时识别二维超声图像中导管头端的位置和方向。同时测量标记物的长度变化来估计导管和组织的接触力。他们使用高反射率的线圈弹簧，在超声图像中可视化和定位导管头端。此外，人们可选择支持超声波的机器人导管跟踪系统，与使用 3D 超声探头进行头端定位不同，该系统使用 2D 超声探头和有源压电元件来跟踪导管的头端。Ma 等人[29]证实了这个想法，在他们的研究中，配备了 2D 超声探头的机器臂，可在多静脉仿真模型中跟踪导管。基于跟踪技术的导管导航系统的另一个优点，是可以利用跟踪过程中收集的数据来虚拟重建静脉的 3D 结构。

Shi 等人[30]在一篇综述文章中调查了基于血管内超声的 3D 血管重建技术。这个综述的动机是血管内超声本身并不为其生成的图像提供空间形态信息，从而难以构建 3D 血管内可视化。目前的研究工作集中在开发混合型导管，通过将血管内超声与导管光学相干断层扫描（OCT）或血管内超声与电磁跟踪成像相结合。这种组合有望克服每种技术的限制，实现更高的空间分辨率和穿透深度以及实时性。

此外，Zettinig 等人[31]提出了一种新颖的视觉伺服框架，首次将全基于图像的 3D 超声标记与实时伺服控制方案相结合。该框架可在术前整合多项影像数据建模，并制订手术方案，例如在特定解剖部位插入一根针，术前在整合的影像模型中可以标记针插入的路径和部位。术中，通过 3D 超声跟踪目标解剖结构，并随着移动不断更新运动轨迹，最终确保针导向器与术前标记的针插入位置一致，精准地插入。

深度学习是近年来被广泛使用的另一种工具，例如，在介入术中检测光声图像中点状源（如导管头端）的方法。Allman 等人[32]早期的工作表明，深度神经网络能够在模拟、模型和体内数据中检测光声源。在他们最近的论文中，他们直接比较了使用线性和相控阵超声接收器阵列获得的体内结果。为此，他们训练了两个卷积神经网络（CNN）来检测模拟光声通道数据中的点源，并用来自猪介入术中的在体图像进行测试。结果显示，同使用线性阵列接收器模型训练的 CNN 相比，使用相控阵接收器模型训练的 CNN 性能更好。因此，他们提出的方法有望成为光声机器人视觉伺服算法中分割步骤的替代方法。

Chen 等人[33]研发了一种使用超声成像技术精准估算导管 3D 形态的方法，从而降低血管内导航导管的 X 线暴露风险。该技术通过三个方面实现其精准性：①通过调整状态向量和添加方向信息，来提高超声图像中的导管跟踪精度；②在导管跟踪的基础上，使用高质量的采样技术，优化导管 3D 点的采集，从而进一步优化导管的 3D 形态；③通过将超声图像中估算的三维导管形态，与术前三维组织结构叠加，实现直观的血管内导航。上述技术可直接应用于经导管心血管介入治疗，例如经导管主动脉瓣修复和经导管主动脉弓狭窄治疗。

使用 CARTO 3 系统（Biosense Webster）可以通过标测导管建模和 ICE 建模，对左心房和肺静脉进行三维解剖重建，以便在房颤消融术中，实时导航消融导管的操作。Khan 等人[34]进行了标测导管建模和 ICE 建模，实时重建左心房容积的比较研究，并评估了呼吸门控的价值。研究结果显示：在缺乏呼吸门控的情况下，通过标测导管建模确定的左心房容积比 ICE 建模的大。然而，加入呼吸门控后，标测导管建模和 ICE 建模，提供了相似的实时左心房容积。

虽然 ICE 作为房颤消融手术，以及可视化和重建 LA 解剖结构的有力工具，但现有的、基于超声的方法，都只能粗略地描述食管与左心房后壁之间的动态接触。在术中，术者必须通过繁琐的过程，手动跟踪 ICE 图像中的左心房后壁轮廓。Angeletti 等人[35]在消融术中，能够通过 ICE 自动、准确地检测到左心房后壁的位置。为此，他们通过应用水平集方法和像素聚类步骤来识别左心房边界。他们的研究开启了未来发展的新方向，包括动态量化食管的实时位置变化，以及其与左心房后壁的距离，以防止食管损伤。

Janjic 等人[36]展示了根据稀疏数据重建心脏容积图像的可行性，该稀疏数据取自集成在多通道 ICE 导管头端的前视超声换能器以及光学形状传感（OSS）光纤。在微创心内介入术中，人们可以从 3D 前视成像中受益，因为它提供了工作区的信息，从而提高复杂手术（如瓣膜置换或房间隔穿刺术）的成功率。此外，Danilov 等人[37]提出了一种工作流程算法，用于自动处理 2D 超声心脏图像，以实现对右心的分割。他们比较了 2D 超声心脏图像处理的三个步骤：过滤、锐化和分割。他们提出了一种称为全局指数的指标，它是几个精度系数、指数和平均处理时间的加权平均值。该指标允许估计处理每个图像的速度和准确性。他们描述的工作流程，可能有助于精确诊断右心室相关疾病和其他心血管疾病。

为了实现对心脏超声图像的全自动心脏功能评估，Khamis 等人[38]提出了一种用于自动心尖视图分类的工作流程算法。为了提高心脏超声图像的自动识别和分类准确性，他们独特的多级分类算法采用了时空特征提取（Cuboid Detector）和监督字典学习（LC-KSVD）方法。根据他们的结果，自动分类心脏超声图像的视图似乎是有希望的，尽管存在类别之间的视图相似性，以及同一类别的剪辑之间的视图内变异性。他们算法的局限性可以视为未来的发展方向，即监督字典学习，其中优化形式不允许不经历完整的训练过程即可添加新类别。此外，由于使用了线性分类器，他们的算法可能无法准确地对非线性可分离示例进行分类。

ICE 是一种新兴的成像模式，无需像经食管超声那样进行全身麻醉。Ralovich 等人[39] 介绍了一种新颖的、仅需单次 X 线透视的 6 自由度导管姿态估计方法（需配备不透 X 线的球形标记），并研究了该方法在 ICE 导管原型机中的应用。在他们的方法中，基于机器学习的导管检测在贝叶斯假设融合框架中实现，然后通过模板匹配细化球形标记的位置（**图 20.5**）。

最后，在心脏消融手术中，准确识别关键解剖位置和标志需要使用整合多种影像技术，特别是在患有复杂心脏畸形的患者中。在这方面，Forleo 等人[40] 实现了 ICE 和 EAM 的实时整合，这有助于在右心房内进行导管导航，特别是对于患有先天性心脏病的患者，其中涉及心脏和大血管的异常可能会影响消融手术的结果（**图 20.6**）。

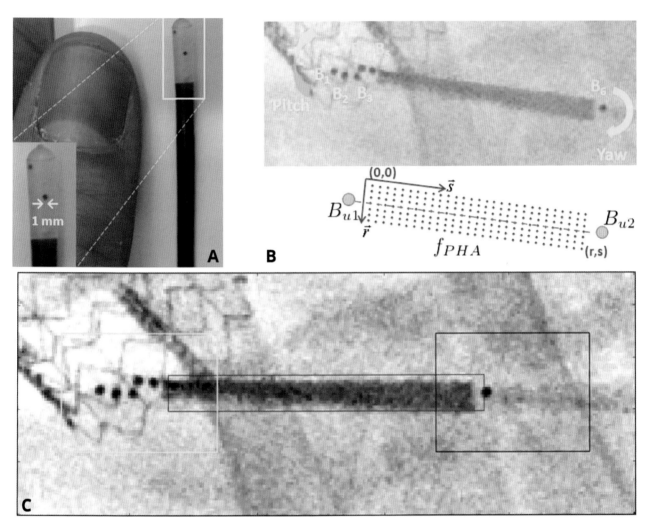

图 20.5　**A.** ICE 导管原型机中的球形标记尺寸。**B.** C 型臂 X 射线透视中 ICE 原型机的典型视图，随后是用于 2D 定位的模型。**C.** 红框的近似定位结果，以及黄色和蓝色框的基准球标记的预测搜索范围（图片由参考文献 [39] 提供）。

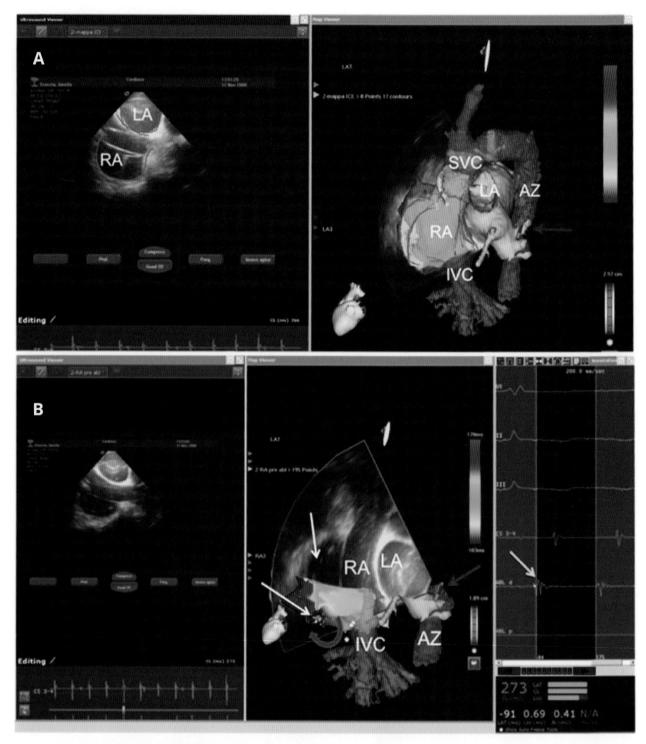

图 20.6 EAM 和 ICE 左侧位影像的整合。SOUNDSTAR 导管头端位于奇静脉（红色箭头）中，可以看到超声扇面穿过左、右心房，与 CT 图像整合后实现可视化。将 ICE 图像叠加在峡部区域的电解剖图上，以在解剖学上指导消融过程（图片由参考文献［40］提供）。

参考文献

1. Kesner SB, Howe RD. Position control of motion compensation cardiac catheters. *IEEE Trans Robotics*. 2011;27(6):1045–1055.

2. Loschak PM, Degirmenci A, Tschabrunn CM, Anter E, Howe RD. Automatically steering cardiac catheters in vivo with respiratory motion compensation. *Int J Robotics Res*. 2020;39(5):586–597.

3. Kim Y-H, Collins J, Li Z, Chinnadurai P, Kapoor A, Lin CH, Mansi T. Towards automatic manipulation of intracardiac echocardiography catheter. Preprint work in progress available on arXiv:2009.05859 [updated 29 January 2021].

4. Yu B, de Gea Fernández J, Tan T. Probabilistic kinematic model of a robotic catheter for 3D position control. *Soft Robotics* 2019;6(2):184–194.

5. Ganji Y, Janabi-Sharifi F, Cheema AN. Robot-assisted catheter manipulation for intracardiac navigation. *Int J Comp Assist Radiol Surg* 2009;4(4):307–315.

6. Rucker DC, Webster RJ III. Statics and dynamics of continuum robots with general tendon routing and external loading. *IEEE Trans Robotics*. 2011;27(6):1033–1044.

7. Yang H, Pourtaherian A, Shan C, Kolen AF, de With PHN. Feature study on catheter detection in three-dimensional ultrasound. *Medical Imaging 2018: Image-Guided Procedures, Robotic Interventions, and Modeling*. Vol. 10576. International Society for Optics and Photonics, 2018. https://doi.org/10.1117/12.2293099

8. Brij Koolwal A, Barbagli F, Carlson C, Liang D. An ultrasound-based localization algorithm for catheter ablation guidance in the left atrium. *Int J Robotics Res*. 2010;29(6):643–665.

9. Boskma KJ, Scheggi S, Misra S. Closed-loop control of a magnetically-actuated catheter using two-dimensional ultrasound images. 2016 6th IEEE International Conference on Biomedical Robotics and Biomechatronics (BioRob), 2016: 61–66. doi:10.1109/BIOROB.2016.7523599

10. Lim A, Schonewille A, Forbrigger C, Looi T, Drake J, Diller E. Design and comparison of magnetically-actuated dexterous forceps instruments for neuroendoscopy. *IEEE Trans Biomed Eng*. 2020;68(3):846–856.

11. Whitman J, Fronheiser MP, Smith SW. 3-D ultrasound guidance of surgical robotics using catheter transducers: Feasibility study. *IEEE Trans Ultrason Ferroelectr Freq Control*. 2008;55(5):1143–1145.

12. Ren H, Anuraj B, Dupont PE. Varying ultrasound power level to distinguish surgical instruments and tissue. *Med Biol Eng Comput*. 2018;56(3):453–467.

13. Yastrebov K, Brunel L, Paterson HS, Williams ZA, Bannon PG. Three-dimensional intracardiac echocardiography and pulmonary embolism. *Cardiovasc Ultrasound*. 2020;18(1):1–4.

14. Lee W, Griffin W, Wildes D, et al. A 10-Fr ultrasound catheter with integrated micromotor for 4-D intracardiac echocardiography. *IEEE Trans Ultrason Ferroelectr Freq Control*. 2011;58(7):1478–1491. doi:10.1109/TUFFC.2011.1967

15. Wildes D, Lee W, Haider B, et al. 4-D ICE: A 2-D array transducer with integrated ASIC in a 10-Fr catheter for real-time 3-D intracardiac echocardiography. *IEEE Trans Ultrason Ferroelectr Freq Control*. 2016;63(12):2159–2173.

16. Wigen MS, Fadnes S, Rodriguez-Morales A, et al. 4-D intracardiac ultrasound vector flow imaging–feasibility and comparison to phase-contrast MRI. *IEEE Trans Med Imaging*. 2018;37(12):2619–2629.

17. Graham MT, Assis F, Allman D, et al. Photoacoustic image guidance and robotic visual servoing to mitigate fluoroscopy during cardiac catheter interventions. *Advanced Biomedical and Clinical Diagnostic and Surgical Guidance Systems XVIII*. Vol. 11229. International Society for Optics and Photonics, 2020.

18. Rashid MW, Carpenter T, Tekes C, et al. Front-end electronics for cable reduction in intracardiac echocardiography (ICE) catheters. 2016 IEEE International Ultrasonics Symposium (IUS). 2016:1–4. doi:10.1109/ULTSYM.2016.7728506

19. Jung G, Rashid MW, Carpenter T, et al. Single-chip reduced-wire active catheter system with programmable transmit beamforming and receive time-division multiplexing for intracardiac echocardiography. 2018 IEEE International Solid-State Circuits Conference (ISSCC). 2018: 188–190. doi:10.1109/ISSCC.2018.8310247

20. Stephens D, Truong UT, Nikoozadeh A, et al. First in vivo use of a capacitive micromachined ultrasound transducer array–based imaging and ablation catheter. *J Ultrasound Med*. 2012;31(2):247–256.

21. Grondin J, Wan E, Gambhir A, Garan H, Konofagou E. Intracardiac myocardial elastography in canines and humans in vivo. *IEEE Trans Ultrason Ferroelectr Freq Control*. 2015;62(2):337–349.

22. Bunting E, Papadacci C, Wan E, Sayseng V, Grondin J, Konofagou EE. Cardiac lesion mapping in vivo using intracardiac myocardial elastography. *IEEE Trans Ultrason Ferroelectr Freq Control*. 2017;65(1):14–20.

23. Van Sloun RJG, Belt H, Janse K, Mischi M. Learning Doppler with deep neural networks and its application to intra-cardiac echography. 2018 IEEE International Ultrasonics Symposium (IUS). IEEE, 2018. doi:10.1109/ULTSYM.2018.8579722

24. Kim Y-J. *Volumetric Acoustic Radiation Force Impulse Imaging Using Intracardiac Echocardiography*. Diss. Duke University, 2020. https://dukespace.lib.duke.edu/dspace/bitstream/handle/10161/21531/Kim_duke_0066D_15890.pdf

25. Hollender PJ, Wolf PD, Goswami R, Trahey GE. Intracardiac echocardiography measurement of dynamic myocardial stiffness with shear wave velocimetry. *Ultrasound Med Biol*. 2012;38(7):1271–1283.

26. Hollender P, Noor S, Bradway D, Trahey G. Force-map normalization for ARFI imaging. 2019 IEEE International Ultrasonics Symposium (IUS). IEEE, 2019.
doi:10.1109/ULTSYM.2019.8926049

27. Smorgon A, Usenkov SYU, Lebedev DI, Archakov EA. Intracardiac echocardiographic speckle tracking imaging as method for the evaluation of catheter treatment efficacy in patients with atrial fibrillation. *EP Europace* 2017; 19(Suppl 3):iii52.

28. Guo J, Shi C, Ren H. Ultrasound-assisted guidance with force cues for intravascular interventions. *IEEE Trans Automat Sci Eng.* 2018;16(1):253–260.

29. Ma Q, Davis JD, Cheng A, Kim Y, Chirikjian GS, Boctor EM. A new robotic ultrasound system for tracking a catheter with an active piezoelectric element. 2016 IEEE/RSJ International Conference on Intelligent Robots and Systems (IROS). IEEE, 2016: 2321–2328.
doi:10.1109/IROS.2016.7759362

30. Shi C, Luo X, Guo J, Najdovski Z, Fukuda T, Ren H. Three-dimensional intravascular reconstruction techniques based on intravascular ultrasound: a technical review. *IEEE J Biomed Health Informatics.* 2017;22(3):806–817.

31. Zettinig O, Fuerst B, Kojcev R, et al. Toward real-time 3D ultrasound registration-based visual servoing for interventional navigation. 2016 IEEE International Conference on Robotics and Automation (ICRA). IEEE, 2016: 945–950.
doi:10.1109/ICRA.2016.7487226

32. Allman D, Assis F, Chrispin J, Lediju Bell MA. Deep learning to detect catheter tips in vivo during photoacoustic-guided catheter interventions: Invited presentation. 2019 53rd Annual Conference on Information Sciences and Systems (CISS). IEEE, 2019.

33. Chen F, Liu J, Zhang X, Zhang D, Liao H. Improved 3D catheter shape estimation using ultrasound imaging for endovascular navigation: A further study. *IEEE J Biomed Health Informatics.* 2020;24(12):3616–3629.

34. Khan F, Banchs JE, Skibba JB, Grando-Ting J, Kelleman J, Singh H, Gonzalez MD. Determination of left atrium volume by fast anatomical mapping and intracardiac echocardiography. The contribution of respiratory gating. *J Interv Card Electrophysiol.* 2015;42(2):129–134.

35. Angeletti R, Tomasi C, Zimmitti M, Corsi C. Automated detection of left atrium boundary in intracardiac echocardiography during atrial fibrillation ablation. 2015 Computing in Cardiology Conference (CinC). IEEE, 2015: 93–96.
doi:10.1109/CIC.2015.7408594

36. Janjic J, Ali A, Mastic F, et al. Volumetric ultrasound image reconstruction from a single-element forward-looking intracardiac steerable catheter using 3D adaptive normalized convolution. 2018 IEEE International Ultrasonics Symposium (IUS). IEEE, 2018: 1–9.
doi:10.1109/ULTSYM.2018.8580024

37. Danilov VV, Skirnevskiy IP, Gerget OM, Shelomentcev EE, Kolpashchikov DY, Vasilyev NV. Efficient workflow for automatic segmentation of the right heart based on 2D echocardiography. *Int J Cardiovasc Imaging* 2018;34(7): 1041–1055.

38. Khamis H, Zurakhov G, Azar V, Raz A, Friedman Z, Adam D. Automatic apical view classification of echocardiograms using a discriminative learning dictionary. *Med Image Anal.* 2017;36:15–21.

39. Ralovich K, John M, Camus E, Navab N, Heimann T. 6DoF catheter detection, application to intracardiac echocardiography. *Med Image Comput Comput Assist Interv.* 2014;17(Pt 2):635–642.
doi:10.1007/978-3-319-10470-6_79

40. Forleo GB, Pappalardo A, Avella A, Visigalli L, Dello Russo A, Tondo C. Real-time integration of intracardiac echocardiography and 3D electroanatomical mapping to guide catheter ablation of isthmus-dependent atrial flutter in a patient with complete situs inversus and interruption of the inferior vena cava with azygos continuation. *J Interv Card Electrophysiol.* 2011;30(3):273–277.

作者利益声明

Daniel Alyesh － Biosense Webster 公司和 Abbott 公司的顾问

Samuel J. Asirvatham －

与厂家的相关财务关系

◆ 我通过梅奥诊所向一家私人控股公司收取特许权使用费，因在利用神经信号调制治疗中枢神经、自主神经和周围神经系统疾病（包括疼痛）方面做出了贡献。梅奥诊所收取特许权使用费，并拥有该公司的股权。该公司目前没有授权或生产医疗领域的任何药物或设备。

◆ 共同专利持有者：射频消融中尽量减少焦痂形成的技术专利。

◆ 本作品不讨论与上述披露相关的产品或技术。

◆ 涉及的发明 / 初创公司包括 Nevro、Aegis、the Phoenix Corp。

演讲酬金

◆ Abiomed，Atricure，Biotronik，Blackwell Futura，Boston Scientific，Medtronic，Medtelligence Sanofi-aventis，Spectranetics，St. Jude，Zoll（上述均为公司名字）

顾问

◆ Aegis，ATP，Nevro，Sanovas，Sorin Medical，FocusStart（上述均为公司名字）

Georgios Christopoulos － 无

Andre d'Avila － 无

Oliver D'Silva － 无

Akanibon Da-Wariboko － 无

Sorin C. Danciu － 无

Hany Demo － Abbott 公司顾问。Medtronic 和 Baylis Medical 两家公司的讲者。

Ashkan Ehdaie － 无

Jayender Jagadeesan － 这项工作得到了美国国立卫生研究院国家生物医学成像和生物工程研究所的资助，资助编号为 R01EB028278 和 P41EB028741。与本书章节无关，Jayender Jagadeesan 拥有美国导航科学公司（Navigation Sciences，Inc.）股权。他是用于辅助外科医生进行肿瘤切除术的导航设备的共同发明人，该设备已授权给 Navigation Sciences 公司使用。Jagadeesan 博士的利益已由 BWH 和 Partners Health Care 根据其利益冲突政策进行审查和管理。

Divya Korpu － 无

Joshua D. Kurtz － 无

Gustavo X. Morales － Biosense Webster 公司提供研究补助金和咨询费用。

Charles Ogdon － 无

Jose Osorio － Biosense Webster 公司提供研究补助金和咨询费用。

Nicholas Palmeri － 无

Apoor Patel － 无

Pierre C. Qian － 无

Mansour Razminia － Abbott 和 Baylis Medical 两家公司顾问。